KNAUR
MENSSANA

Wighard Strehlow

Die Psychotherapie der Hildegard von Bingen

Heilen mit der Kraft der Seele

KNAUR
MENSSANA

Besuchen Sie uns im Internet:
www.droemer-knaur.de

MIX
Papier | Fördert gute Waldnutzung
FSC® C014496

Völlig überarbeitete Neuausgabe 2010

Ein Imprint der Verlagsgruppe
Droemer Knaur GmbH & Co. KG
Landsberger Straße 346, 80687 München

Covergestaltung: ZERO Werbeagentur, München
Coverabbildung: FinePic®, München
Illustrationen Textteil: Hans Meyers
Illustrationen Farbbildteil: Miniaturen aus dem Rupertsberger SCIVIAS-Kodex der hl. Hildegard von Bingen (um 1180), Original verschollen, Handkopie Abtei St. Hildegard (um 1930), mit freundlicher Genehmigung der Benediktinerinnenabtei St. Hildegard, Rüdesheim am Rhein
Satz: Daniela Schulz, Stockdorf
Druck und Bindung: GGP Media GmbH, Pößneck
ISBN 978-3-426-65673-0

Kontaktadresse nach EU-Produktsicherheitsverordnung:
produktsicherheit@droemer-knaur.de

12 14 15 13 11

Wichtiger Hinweis

Die in diesem Buch beschriebenen Mittel und Ratschläge dienen ausschließlich der Erhaltung Ihrer Gesundheit und beruhen auf den Lehren der Hildegard von Bingen und meiner über 25-jährigen Erfahrung mit dieser Heilkunde, die nicht unbedingt mit der heutigen Schulmedizin übereinstimmt. Jeder Leser ist selber verantwortlich zu entscheiden, ob und inwieweit die in diesem Buch vorgestellte Hildegard-Heilkunde für ihn eine Alternative zur »Schulmedizin« darstellt.

Meiner Frau Karin und meinen vier Kindern George, Stefanie, Sofia und Harry in Liebe und Dankbarkeit gewidmet

Inhalt

Vorwort zur Neuausgabe

In diesem Buch erleben wir atemberaubende Visionen der Prophetin Hildegard von Bingen über den Zustand unserer Seele. Für Hildegard öffnete sich vor 850 Jahren der Himmel, und sie sah und hörte Geheimnisse, die zuvor noch niemand in dieser Klarheit erkannt hatte: Musik und Medizin, Kosmos und Theologie waren zu einer Einheit verbunden. Obwohl sie ihr ganzes Leben lang mit dieser göttlichen Visionsquelle verbunden war, hat die Hildegard-Forschung lange Zeit nicht gesehen, dass alle ihre Werke zum Heil und zur Heilung des Menschen führen. Mit jedem Hymnus, jedem Visionsbild, jeder Rezeptur und all ihren Texten sind wir mit der Lebens- und Heilungsenergie verbunden, die durchs Universum fließt. Diese heilende Kraft wirkt weiter in den Herzen der Menschen, weil sie in den unergründlichen Tiefen unserer Seele verwurzelt ist. Der kosmische Baumeister gewährte Hildegard einen Blick in deren Bauplan.

Durch Hildegard sehen wir den allmächtigen Schöpfer auf seinem mit Edelsteinen geschmückten Thron (siehe Abb. 1 im Bildteil). Unter seinen Füßen treibt ein feuriges Rad unseren blauen Planeten: in blauer Farbe, so wie ihn unsere Astronauten heutzutage vom Weltall aus sehen. Blau ist gleichzeitig ein Signal für die göttliche Welt und die Gegenwart Gottes. Er ist der Baumeister des Universums, aber auch der Baumeister, Richter und Heiler, der in der ganzen Schöpfung beheimatet ist.

Hildegard beschreibt das Innere unserer Seelenstadt und betrachtet die Türme, Mauern, Häuser und Paläste, in denen dreißig göttliche Lebens- und fünf Führungskräfte unermüdlich ihre Arbeit tun. Es sind die 35 spirituellen Kräfte bzw. Stärken unserer Seele, sogenannte »Tugenden«. Sie stehen in ständiger Auseinandersetzung mit den 35 lebenszerstörenden Gegenkräften aus der materiellen Welt, den Schwächen oder »Lastern«.

Vor unseren Augen und Ohren inszeniert Hildegard ein faszinierendes Schauspiel. Wir selbst sind dabei Publikum und Akteure zugleich. Unsere täglichen Gedanken, Entscheidungen, Argumente und Gefühle treten als personifizierte »Tugenden« und »Laster« auf und entscheiden im Verlauf unseres Lebens maßgeblich über unsere Gesundheit, über Glück oder Unglück, Freude oder Weltschmerz. Hautnah erleben wir, wie die 35 »psychosozialen Fehler« der materiellen Welt für Krankheiten verantwortlich sind, die die ganze Menschheit infizieren und letztlich in den Abgrund stürzen können. Dem gegenüber steht aber eine völlig andere Welt: Die Kraft der sogenannten 35 »Tugenden« veredelt die menschliche in ihre göttliche Natur. Sie nehmen uns an der Hand und führen uns an einen ganz anderen Platz, in unsere eigene Seelenstadt: das göttliche Reich, in dem die Menschen nach ihrer eigentlichen Natur leben und handeln können. Hier öffnet sich eine Welt, in der sich alle wohl fühlen können, in der wir fähig sind, die Blockaden beiseitezuräumen, die uns bisher behindert haben. Jene 35 Paare werden in diesem Buch ausführlich beschrieben.

Langjährige Studien Hunderter Wissenschaftler auf allen fünf Kontinenten haben längst bestätigt, was Hildegard bereits wusste: Ein vernünftiger Lebensstil und eine gesunde Ernährung beeinflussen zu gut achtzig Prozent unsere Gesundheit. Nur je zehn Prozent aller Faktoren, die unsere Gesundheit zerstören, sind umwelt- und genetisch bedingt. Mit anderen Worten, rein rechnerisch gesehen könnte man mit einem sinnvollen Lebensstil und einer sinnvollen Ernährung die Krebsrate genauso wie die der Autoaggressionskrankheiten um gut achtzig Prozent senken! Ganz abgesehen von der gesteigerten Lebensqualität, die man dadurch erhielte, liegt hier die größte und wohl einzige Möglichkeit, die Volksgesundheit nachhaltig zu optimieren und damit letztlich auch Kosten im Gesundheitswesen zu reduzieren. Das Hildegard-Wissen über die richtige Ernährung und einen dem Menschen sowie der Umwelt zuträglichen Lebensstil ist also der Schlüssel für eine wahrhaft wirkungsvolle Gesundheitsreform.

Jeder Mensch hat eine tiefe Sehnsucht nach einem sinnvollen Leben, nach Liebe und »Unsterblichkeit« sowie nach dem Gefühl, einmalig und wertvoll zu sein. Dennoch empfinden viele ihr Dasein als »normal«, bedeutungs- oder gar sinnlos. Sie leben »einfach so in den Tag hinein«. Andere beklagen sich, dass sich keiner um sie kümmert und es keinen Unterschied macht, ob sie leben oder sterben. Das Gefühl, wertlos, überflüssig und ungeliebt zu sein, macht sie schwach und krank. Einige können die Leere in ihrem Leben nicht ertragen und gehen auf die Suche nach irgendeinem Ersatz, um dieses Vakuum zu kompensieren: Arbeitswut, Alkohol, Drogen, exzessiven Sex oder irgendein anderes Ersatzmittel, nicht wenige wählen den Freitod. Im ersten Jahrzehnt des neuen Jahrtausends waren es doppelt so viele, wie im Straßenverkehr ums Leben kamen. Experten gehen davon aus, dass die wirkliche Zahl viel höher ist.

Sie werden in diesem Buch erfahren, wie das Gefühl, geliebt zu sein und andere Menschen lieben zu können, das ganze Leben kraftvoll verändern kann. Hildegards bahnbrechendes Original *Liber vitae meritorum*, das Buch von den Werten im Leben, erscheint hier in einer vollständig neu überarbeiteten, zeitgemäßen Form in zwei Teilen. Im ersten treten die seelischen Schwächen und Stärken detailliert in Wort und Bild auf. Und im zweiten Teil geben wir Ihnen praktische Tipps für eine effektive Hildegard-Therapie an die Hand, die Praxis des Fastens.

Bei der Lektüre und der Umsetzung der tiefen Einsichten Hildegards sowie der mannigfach bewährten Methoden wünschen wir Ihnen viel Vergnügen und vor allem viel Erfolg.

Dr. Wighard Strehlow
Hildegard-Zentrum
Allensbach am Bodensee im Sommer 2010

Einleitung: Spirituelle Gesundheit

In der Gesundheit liegt die Zukunft

Das Wissen um die Erhaltung der körperlichen, geistigen und seelischen Gesundheit sowie der Umgang mit einer gesunden Ernährung werden in den nächsten Jahrzehnten eine gewaltige Innovationskraft auslösen und für das Wohlergehen der Menschheit alles bisher Dagewesene in den Schatten stellen. Keine Technologie, Forschung und Entwicklung ist in der Lage, die Zukunft so kraftvoll zu beeinflussen, wie das Bedürfnis und der Wunsch der Bevölkerung in der gesamten Welt nach Gesundheit, Wohlfühlen, Prävention und natürlicher Ernährung. Auf dem Weg in ein neues Leben werden Sie Kräfte kennenlernen, die Sie dazu befähigen, Ihr bisheriges »normales« Leben hinter sich zu lassen und mit Zuversicht in die Zukunft zu blicken, eine Zukunft, für die es sich lohnt, zu leben, und die Sie befähigt, grenzenlos zu lieben, Menschen zu gewinnen und mit sich und der Welt in Harmonie zu sein. Sie werden erkennen, dass diese außergewöhnlichen Kräfte von Anfang an in der tiefsten Tiefe Ihrer Seele vorhanden waren und nur darauf gewartet haben, von Ihnen entdeckt zu werden. Wenn Sie den Staub wegblasen, der Sie im Laufe Ihrer Entwicklung müde, erschöpft und kraftlos gemacht hat, werden Sie die Heilkräfte Ihrer Seele wahrnehmen, von denen die Gesundheit und das Glück Ihres Lebens abhängen. Diese neue Energie wird Ihnen dabei helfen, die Schwierigkeiten in Ihrem Alltag zu meistern, auch und gerade in den dunkelsten und bittersten Stunden Ihres Daseins. Auf der anderen Seite werden Sie die Blockaden kennenlernen, die Sie bisher daran gehindert haben, ein glückliches und außerordentliches Leben zu führen. Hildegard beschreibt insgesamt 35 Lebenskonflikte, -lügen und Fallen, die das Leben blockieren und beherrschen können. Sie haben bisher vielleicht vergeblich versucht, durch den Wunsch nach materiellem Reichtum glücklich zu werden. Sie haben möglicherweise auch erlebt, dass Ihnen Wohlstand und Geld eine Fülle von Luxus, Essen und Trinken, Zeitvertreib, Vergnügen, Spaß und Sex ermöglichte, aber dass Sie dafür einen sehr hohen Preis bezahlen mussten: Das sinnvolle Leben ist spurlos an Ihnen vorübergezogen. Zu viel Stress, sinnlose Überarbeitung und Zeitdruck haben Ihre Gesundheit belastet. Sie sind müde und kraftlos geworden, reagieren zynisch und resigniert und merken hoffentlich noch vor dem ersten Herzinfarkt, dass Sie sich selbst kaputtgemacht haben, bevor Sie sich am wirklichen Leben erfreuen konnten. Dieses Buch bringt Licht in Ihren Alltag und ermöglicht Ihnen, ab sofort ein befreites Leben ohne die Lasten der Vergangenheit zu führen. Ein Dasein, das Ihrer würdig ist und für das es sich lohnt zu leben.

Entdecken Sie die heilenden Kräfte Ihrer Seele

In diesem Buch werden Sie entdecken, wie Sie durch die Spiritualität Ihr eigenes Leben liebevoll und kraftvoll verändern können. Wenn Sie sich nach Liebe, Mitgefühl, Frieden und Lebensfreude sehnen, sollten Sie zuvor in Ihrem eigenen Inneren die Feinde, Widerstände und Fehler entlarven, die Sie daran hindern, gesund und glücklich zu sein. Indem Sie Ihre Schwächen und Fehler erkennen und beim Namen nennen, verlieren diese ihre Kraft und ihren Einfluss auf Sie, und Sie werden erfahren, dass hinter jedem Feind ein Freund steckt, dass Sie hinter dem sogenannten Bösen das Gute erkennen können und dass hinter der Krankheit die Kraft steht, gesund und glücklich zu werden. Das Böse lässt sich nicht vernichten, das haben Generationen vor Ihnen schon vergeblich versucht, weil es ein Teil unserer Existenz ist, um das Gute ans Licht zu bringen.

Hildegard von Bingen verband in ihren Werken Musik, Theologie, Medizin und Kosmologie zu einer Einheit und entdeckte dadurch ein bahnbrechendes Konzept für ganzheitliches Heilen und Denken. Es geht dabei nicht nur um Gott und die Welt, sondern immer auch um unsere Gesundheit und unser Wohlbefinden. Sie wusste, dass Gesundheit durch ein Gleichgewicht aus allen körperlichen, seelischen, kosmischen und spirituellen Kräften entsteht. Ihre Visionen sind heute die Antwort auf unsere Fragen nach einem sinnvollen und glücklichen Leben. Hildegard beschrieb in ihrem Buch *Liber vitae meritorum* – dem Buch von den Werten im Leben – eine unvergängliche Psychosynthese über die 35 Werte, die unser Leben wertvoll machen, und die 35 destruktiven Kräfte, die es blockieren und zerstören. Bei jeder Entscheidung zum Guten oder Bösen ändert sich der Energiehaushalt durch Gewinn oder Verlust, was den Menschen entweder stark macht oder schwächt. Mit anderen Worten: Gute Entscheidungen führen zu einem Energiegewinn, stärken unsere Vitalität, das Immunsystem und unsere Gesundheit. Entscheidungen, in denen ein Verlust von Werten sichtbar wird, führen zu einem Energieabfall und zum Verlust von Vitalität und Gesundheit, angefangen von der Raffgier als größtem Energieräuber bis hin zum totalen Energieabsturz bei Traurigkeit oder Depression. Diese psychosozialen Fehler unserer westlichen Risikogesellschaft verursachen nach Berechnungen des Wirtschaftswissenschaftlers Leo A. Nefiodow (siehe Literaturverzeichnis) einen Verlust von weltweit 14 Billionen Euro pro Jahr – Kosten, die wir uns in Zukunft nicht mehr lange leisten können. Das Weltbruttosozialprodukt beträgt jährlich ca. 70 Billionen Euro. Dabei ist jedem klar, dass es Menschen gibt, die an den Fehlern, Schwächen, Ängsten und Krankheiten der Menschen kräftig verdienen, allen voran die Waffenindustrie und das Krankensystem, die beide von den Nöten der

Menschen profitieren. Insbesondere das Krankensystem hat sich bisher jeder Reform widersetzt, weil es von den Krankheiten der Menschen lebt. In der Überwindung der 35 destruktiven Kräfte durch die 35 Werte schlummern gewaltige Produktivitätskräfte, die in den kommenden Jahren die treibende Kraft für das Wirtschaftswachstum und Wohlbefinden aller Menschen sein werden. Der Ökonom Leo Nefiodow hat in seinen Untersuchungen den Wunsch der Bevölkerung nach Gesundheit und Wellness als Innovationslokomotive für den wirtschaftlichen Aufschwung der nächsten fünfzig Jahre erkannt.

Was wir dringend brauchen, ist ein Gesundheitsprogramm und das Wissen um die spirituelle Gesundheit. Hier kann die Heilkunde Hildegard von Bingens Bahnbrechendes leisten, weil sie die Kernfragen des Lebens thematisiert. Gesundheit ist nur durch eine gesunde Ernährung und einen harmonischen Lebensstil zu erreichen.

Dieses Buch ist das Ergebnis meiner 25-jährigen Erfahrung mit der Hildegard-Psychotherapie im Rahmen von Fasten- und Aufbauwochen. Viele tausend Menschen haben in dieser Zeit das Hildegard-Fasten schätzen und lieben gelernt und möchten es in ihrem Leben nicht mehr missen. Mit dem Hildegard-Fasten beginnt der Transfer unserer Schwächen in unsere Stärken, der innere Feind wird zum Stern, der uns den Weg in ein außergewöhnlich schönes und vitales Leben weist. Wenn Sie gesund bleiben wollen, sollten Sie die Verantwortung für Ihre Gesundheit in die eigenen Hände nehmen und die in diesem Buch gewonnenen Erkenntnisse kraftvoll in die Tat umsetzen.

Die Vereinigung von Leib und Seele

Wer die Seele heilen will, muss auch ihren Ursprung, ihre Kräfte und Wirkungen kennen. Nur der Schöpfer kennt den Bauplan der Seele sowie die Energien und Informationen, die von ihr ausgehen und mit denen sie den Körper steuert. Hildegard war ganz von diesem Wissen durchdrungen und hat dadurch wie nur wenige Menschen die Autorität und Macht, Gültiges über die Kraft der Seele zu schreiben.

Eine ihrer schönsten Visionen aus ihrem *Scivias*-Buch (»Wisse die Wege«) beschreibt die innige Vereinigung der Seele mit dem Leib und die göttlichen und kosmischen Kräfte, die jedem Menschen aufgrund seiner Herkunft zur Verfügung stehen. Dieses Wissen wird von nun an Ihr Bewusstsein radikal verändern, denn durch die enge Vereinigung von Gott, Mensch und Universum werden Ihnen Kräfte zur Verfügung stehen, die Sie in Ihren kühnsten Träumen nicht für möglich gehalten haben. Diese Kräfte werden Ihr Leben verändern und Sie für Liebestaten aktivieren, die Ihrem Leben den lang ersehnten Sinn geben. »Der Mensch hat nämlich Himmel und Erde und alles, was geschaffen ist, in sich vereinigt, und alles liegt in ihm verborgen … Also sind Gott und Mensch eins wie Seele und Leib …« *(Causae et curae)*.

Haben Sie schon einmal eine Seele gesehen? Nein. Dann schauen Sie doch mal in den Spiegel oder Ihrem Freund oder Ihrer Freundin in die Augen, denn »… mächtig ist der Blick der Seele in den Augen eines solchen Menschen, dessen Augen klar und durchsichtig sind, weil die Seele in seinem Körper kraftvoll wohnt, um noch viele gute Werke mit ihm zu vollbringen, denn die Augen sind die Fenster der Seele«.

Für Hildegard von Bingen besteht vollkommene Klarheit darüber, dass der Mensch von Natur aus eine vollendete Einheit ist, eine Schönheit mit Form und Inhalt, die dadurch entsteht, dass sich in ihm Himmlisches und Irdisches verbunden hat.

In ihrem visionären Buch *Scivias* beschreibt sie die Vereinigung von Leib und Seele als Beginn des Lebens in dem Moment, wo die Mutter die ersten Kindsbewegungen spürt. Mit dieser Zeitangabe unterscheidet sie sich nicht nur von den Angaben der damaligen Tradition, sondern auch von der heutigen Schultheologie. Aber es geht hier um zwei getrennte wichtige Vorgänge, die Zeugung durch den irdischen und die Beseelung durch den himmlischen Vater. In jedem Menschen vereinigen sich zwei Naturen, eine sichtbare irdische, die sich im Körper zeigt, und die unsichtbare göttliche Natur seiner Seele. In ihrer Vision von Leib und Seele hat Hildegard diesen komplexen Vorgang der menschlichen Seele sehr anschaulich sichtbar gemacht (siehe Abb. 2 im Bildteil).

Wir sehen auf der linken Seite dieses Bildes ein Rechteck mit einem eiförmigen Oval, Symbol der Fruchtbarkeit. Im Vordergrund ist eine schwangere Frau. Darüber sieht man drei Männergruppen mit jeweils einer Schale, in der sich runde Käse befinden, die männliche Hoden repräsentieren. Auf der rechten Seite erkennen wir starke Männer, ihr Samen ist hart wie guter Käse. Sie zeugen gesunde Kinder mit einem zur Fröhlichkeit neigenden Naturell. Die Männer auf der linken Seite zeugen Kinder, die von Geburt an zur Melancholie und zum Weltschmerz neigen. Ihr Samen ist weich wie Käse. Im Hintergrund sieht man, wie ein Teufelchen sein Gift unter den Samen der dritten Männergruppe mischt. Kinder, die aus diesem Samen gezeugt werden, nennt Hildegard *debilitates*, das heißt von Anfang an behindert. Ihnen widmet Gott seine besondere Aufmerksamkeit und Liebe, denn behinderte Kinder neigen von Natur aus zu Zufriedenheit und Freude.

Mit der Zeugung des Menschen ist das Werk der Männer mehr oder weniger abgeschlossen. Zur Schwangerschaft sind allein die Frauen fähig, weil nur eine Frau in der Lage ist, Leben zu empfangen und weiterzugeben.

Im Vordergrund ruht eine schwangere Frau. Wir sehen ein Baby in ihrem geöffneten Schoß, das mit einer goldenen Nabelschnur mit dem blauen Himmel verbunden ist. Die Nabelschnur gehört zu einem goldenen Viereck, das aus lichtblauer Höhe kommt. Die beiden Farben Gold und Blau repräsentieren auch in der Sprache der Ikonenmalerei die Anwesenheit Gottes und des Himmels, ein Ausdruck dafür, dass die Seele göttlicher Natur ist und im Himmel ihre Heimat hat.

Überraschenderweise finden wir auch in den großen Weisheitsreligionen, zum Beispiel bei den australischen Aborigines, die gleiche Vorstellung, dass der Mensch zwei Väter hat, einen natürlichen und einen spirituellen, göttlichen.

Die goldene Seele hat vier Ecken und drei Teile. Die vier Ecken symbolisieren die vier kosmischen Elemente. Die vier Lebenselemente – natürliche Energie, frische Luft, reines Wasser und saubere Erde – sind die Grundlage für jedes gesunde Leben: »Auch die Elemente der Welt hat Gott geschaffen. Sie sind im Menschen, und der Mensch wirkt in ihnen. Es sind dies das Feuer, die Luft, das Wasser und die Erde, und diese vier Elemente sind untrennbar so eng miteinander verknüpft und verbunden, dass keines vom anderen getrennt werden kann …«

Die Elemente sind bei Hildegard der Schlüssel für das Verständnis der gesamten Heilkunde. Die vier Elemente entscheiden über den Säftehaushalt des Menschen, Gesundheit und Krankheit. Keiner existiert ohne dieses kosmische Prinzip. Alles wirkt zusammen in dieser Ordnung, im Gleichgewicht und in der Harmonie, und so wird der Mensch gesund und bleibt am Leben: »Ebenso erhalten die Elemente im Menschen die Gesundheit, wenn sie in ihm ordentlich wirken. Sobald sie aber von dieser Ordnung abgehen, machen sie ihn krank und töten ihn. Solange die Säfte, die im Menschen von der Wärme, Feuchtigkeit, vom Blut und vom Fleisch abhängig sind, in Ruhe und im richtigen Verhältnis wirken, hat der Mensch seine Gesundheit. Sobald sie aber alle auf einmal unvorsichtig und im Übermaß über ihn herfallen, machen sie ihn krank und töten ihn.«

Neben den vier kosmischen Elementen stehen dem Menschen noch drei weitere starke Heilkräfte zur Verfügung, die wir im Inneren des Vierecks erkennen. Diese drei heiligen und heilenden Kräfte bilden das eigentliche Heilzentrum des Menschen:

die Kraft des Vaters, des Sohnes und des Geistes Gottes. Kein Mensch kann heilen, kein Arzt und keine Ärztin hat je eine Heilung zustande gebracht. Was heilt, liegt im Tiefsten der Seele verborgen und kann durch die Heilkunde aktiviert oder durch Gift blockiert werden. In allen Geschöpfen sind die gleichen Heilkräfte vorhanden, denn der Körper ist der »Tempel der menschlichen Seele, und Gott wirkt in ihm«.

Die Schule des Lebens: Aufstieg zum goldenen Zelt

Unsere spirituelle Reise beginnt mit der Schule des Lebens. Das Leben ist ein unentbehrlicher Lehrmeister. Das hebräische Wort für »Schule« lautet *sheoul*, was gleichzeitig »Hölle« und »Schule« bedeutet. Wir sehen in der Abbildung (siehe Abb. 3 im Bildteil) unseren Weg durchs Leben mit fünf Stationen, die jeder Mensch durchläuft, bis er sein Ziel im goldenen Zelt erreicht hat.

1. Lebensstation: Der Saustall

Hildegard verwendet kräftige Symbole, damit wir klarsehen. Sie vergleicht unsere erste Lebensstation mit einem Saustall, in dem wir mit zahllosen Konflikten unsere ersten Erfahrungen machen.

Kaum ist der Mensch geboren, schon wird er von tausend Teufelchen an Ketten gelegt und über Wildsauen gezogen. Viele Menschen fühlen sich sehr wohl im Saustall und verbringen hier am liebsten ihr ganzes Leben. Die meisten Menschen drängen jedoch danach, ihn so rasch wie möglich zu verlassen. Sie selbst entscheiden, ob wir den Schweinestall verlassen wollen oder nicht.

2. Lebensstation: Die Weinpresse

Kaum ist der Mensch aus dem Saustall befreit, schon wird er von acht neuen Lastern gefangen genommen und in die Weinpresse gesteckt. Hier setzt er sich durch sein eigenes Lügen und Betrügen derart unter Druck und Stress, dass ihm Hören und Sehen vergeht. Durch seine Gefräßigkeit stopft er sich mit Essen und Trinken dermaßen voll, dass er meint, beinah platzen zu müssen. Von den Teufelchen wird ihm der letzte Tropfen Blut ausgepresst, Symbol für Steuern und Abgaben. Aber selbst die Qualen der Weinpresse übersteht der Mensch mit Hilfe der acht Tugenden dieser zweiten Gruppe und gelangt in die dritte Lebensstation: die Drachen- und Schlangengrube.

3. Lebensstation: Die Drachen- und Schlangengrube

An diesem Ort wird der Mensch durch die sieben Übel zwischen Hochmut und Luxus mit gefährlichen Krankheiten konfrontiert, die ihn wie Schlangen und Drachen anfallen und vernichten. Es hat keinen Sinn, Drachen zu enthaupten, weil aus jeder Wunde zehn neue Köpfe nachwachsen. Die Gegenkräfte heißen Demut und Liebe sowie die Hoffnung bzw. Zuversicht, dass auch die schwärzesten Stunden ein Ende haben werden. Der Weg aus der Drachen- und Schlangengrube führt ins Gebirge, zum Aufstieg an der Steilwand.

4. Lebensstation: Der Aufstieg zum Gipfel

Jetzt nimmt der Mensch sein Schicksal in die eigene Hand, er steckt sich ein hohes Ziel, den Aufstieg zum Gipfel, bekanntlich eine schwere Anforderung. Diesmal möchte er alle Hindernisse aus dem Weg räumen und den Gipfel erreichen. Doch auch hier tummeln sich tausend Teufelchen. Es sind diese acht neuen schweren Plagen der vierten Gruppe von der Ungerechtigkeit bis zur Streitsucht, die den Weg verbauen. Aber mit Hilfe von acht Gegenkräften gelingt der Sprung in die letzte und rettende Station: das goldene Zelt.

5. Lebensstation: Im goldenen Zelt

Auf der Abenteuerreise durchs Leben erreicht der Mensch im Alter die letzte und schönste Station: das goldene Zelt (siehe Abb. 4 im Bildteil). Die sinnlichen Ausschweifungen aus dem Saustall sind weitgehend unter Kontrolle, der Stress in der Weinpresse hat nachgelassen, die Verletzungen und Wunden aus der Drachenburg sind verheilt, und der Gipfel ist mit Gottes Hilfe erklommen. Der Aufenthalt im goldenen Zelt ermöglicht ein Leben in der Nähe Gottes. Irdische Verletzungen kümmern einen nur noch wenig: »Von nun an regen wir uns über nichts mehr auf!« Es wird zwar immer noch geschossen, aber wir sehen auf Hildegards Visionsbild, wie die Pfeile des Teufels in der goldenen Zeltwand stecken bleiben. Gott hält seine schützende Hand, das goldene Zelt, über uns. Ein Schutzengel ist uns zur Seite gestellt, der uns durch die Schwierigkeiten dieser Lebensabschnitte begleitet. Nun können wir unserem geistigen Höhepunkt entgegengehen. Alles, was wir an Lebenserfahrungen angesammelt haben, können wir nun in Spiritualität und Weisheit umwandeln. Wer einmal unter dem Schutz des Zeltes eine stürmische Nacht am Meer oder in der Einsamkeit der Wüste zugebracht hat, weiß: Ein Zelt ist zugleich Schutz und größtmögliche Nähe zum Sternenhimmel. Hildegard gebraucht dieses Zeltsymbol für die schützende Hand Gottes, die sich über jeden Menschen legt, wenn er ihn darum bittet. Mit ihm wird selbst das Unmöglichste möglich. Dazu hilft das Goldtopas-Gebet als Schlüsselgebet. Drücken Sie daher morgens einen Goldtopas auf Ihr Herz und sprechen Sie (Goldtopas-Gebet):

»Gott, der du in allem und von allen verherrlicht wirst.
In deiner großen Ehre verwirf mich nicht,
sondern in deiner großen Güte kräftige, stütze und erhalte mich mit deinem Segen.«

Sooft Sie dies sagen, legt sich die Hand Gottes auf Sie, und das Böse meidet Sie an diesem Tag. Es macht uns einfach nichts mehr aus, wenn uns Verletzungen und Gemeinheiten begegnen, wir lassen sie einfach abprallen. Es ist nicht mehr unser Problem, wenn sich einer nicht benehmen kann. Wir wünschen ihm einfach alles Gute, schütteln den Staub von unseren Schuhen und gehen weiter.

Das vegetative oder autonome Nervensystem: Brücke zwischen Seele und Körper

Das sogenannte autonome, auch vegetative Nervensystem (ANS) ist für die gesamte Regelung und alle Lebensfunktionen des Menschen verantwortlich. Dieses Nervensystem arbeitet »automatisch« – unwillkürlich, ohne den Einfluss von unserem Willen im Gegensatz zum willkürlichen, animalischen Nervensystem, das auf unsere Sinneseindrücke reagiert.

Das autonome Nervensystem innerhalb der Wirbelsäule kommuniziert mit sämtlichen Organen und Systemen des Körpers, indem es seine Impulse vom zentralen Nervensystem (ZNS) durch den ganzen Körper sendet. Es kontrolliert sämtliche Funktionen des Herz-Kreislauf-Systems, des Atem-, Verdauungs- und Urogenitalsystems. Es kontrolliert den Blutdruck, die Durchblutung, den Herzschlag, die Körpertemperatur und das Magen-Darm-System, ganz besonders die Funktion der Mikroflora des Darms mit dem Abwehrsystem, den Säurehaushalt, die Enzyme, die Schleimhautsekretion und den Hormonhaushalt. Darüber hinaus stimuliert das ANS auch das gesamte

Immunsystem, um eine komplexe Armee von über hundert Abwehrwaffen zur Verfügung zu stellen, unter anderem freie Radikale, Fress-, Killerzellen oder Entzündungsfaktoren, die in der Lage sind, Bakterien, Viren, Pilze und andere Feinde unserer Umwelt wirksam zu bekämpfen. Gesundheit und Heilung hängen daher sehr stark von der richtigen Funktion dieses Systems ab.

Das ANS arbeitet mit zwei Nervenpaaren unterschiedlicher Wirkung. Das sympathische Nervensystem regt durch Adrenalin das Herz an, öffnet die Bronchien, verengt die Arterien und verlangsamt die Verdauung im Falle einer »Flucht-oder-Kampf-Situation«. Das parasympathische Nervensystem verursacht besonders im Schlaf und in der Ruhephase genau das Gegenteil.

In der Vergangenheit wurde oft angenommen, dass das ANS vollkommen automatisch ohne unser Zutun wie ein Roboter arbeitet. Heute wissen wir, was Hildegard von Bingen bereits vor über 800 Jahren berichtete, dass der Lebensstil und unsere Gefühle sehr wohl das ANS beeinflussen können. Negative Gefühle wie Hass, Angst, Zorn und Traurigkeit können genauso wie positive Emotionen, etwa Liebe, Mitgefühl, Hoffnung und Freude, einen starken Einfluss auf das ANS ausüben und dadurch Gesundheit oder Krankheit auslösen.

Das ANS ist die Brücke zwischen Körper und Seele, wobei die Nervenleitungen durch die 35 Wirbel der Wirbelsäule verlaufen. Aus jedem Wirbel tritt ein Nervenpaar aus und sucht seinen Weg zu den einzelnen Organen, um sie anzuregen (Sympathikus) oder zu beruhigen (Parasympathikus).

Durch Abtasten aller 35 Wirbelkörper lassen sich Schmerzpunkte finden, die gleichzeitig auf eine Störung der Organe wie auch auf innere seelische Defekte schließen lassen.

Die 35 spirituellen Kräfte der menschlichen Seele, bei Hildegard von Bingen wie gesagt »Tugenden« und »Laster« genannt, stehen mit allen Organen des Körpers in enger Verbindung.

Man kann mit dieser Methode einen einzigartigen Zugang zu Defekten von Leib und Seele entdecken. Eine Schmerzstelle weist auf die Fehlfunktion der dazugehörigen Organe und führt gleichzeitig zu den entsprechenden seelischen Ursachen in der folgenden Tabelle der Stärken und Schwächen (»Tugenden« und »Laster«). Für eine ganzheitliche Heilung im Sinne der Hildegard-Heilkunde ist infolgedessen immer auch eine Erkennung der seelischen Blockaden und Schwächen notwendig, um die Ursachen zu beseitigen, die zu dieser Krankheit geführt haben. Die Vernachlässigung der spirituellen Heilung führt zu Unheilbarkeit und Misserfolgen und hilft nur der Krankenindustrie, die von den Krankheiten der Menschen lebt. Lernen Sie aus den Fehlern Ihres Lebens, wachsen Sie an Ihren eigenen Nöten, Misserfolgen und Katastrophen, sie werden der notwendige Antrieb für ein außergewöhnlich schönes und glückliches Leben sein. Was Sie in diesem Buch erfahren, wird Ihnen aus der Weisheit Hildegard von Bingens das Herz und die Augen für die großartigen Möglichkeiten öffnen, die das Leben für Sie bereithält.

In der folgenden Tabelle sind aufgrund des Zusammenspiels des Nervensystems mit dem Körper über die Wirbelsäule die Auswirkungen seelischer Risikofaktoren auf die Organe und die Entstehung von Krankheiten zusammengefasst. Diese Übersicht kann sowohl zur Diagnose von seelischen Risikofaktoren als auch zur Therapie von Krankheiten herangezogen werden. Dabei werden bei der Untersuchung der Wirbelsäule alle Wirbel auf ihre Schmerzempfindlichkeit geprüft, um Störungen im seelischen und organischen Bereich zu finden. Der Patient kann auch selber aufgrund der Tabelle seine eigenen Beschwerden herausfinden. Auch hierzu ist die Tabelle der Tugenden und Laster hilfreich, wobei es bereits ausreicht, mit einem einzigen Problem anzufangen.

Stärken und Schwächen sowie ihre psychosomatischen Entsprechungen

Nr.	Wirbel	Schwächen	Stärken
1	C 1	Irdische Liebe (Amor saeculi)	Himmlische Liebe (Amor caelestis)
2	C 2	Ausgelassenheit (Petulantia)	Disziplin (Disciplina)
3	C 3	Vergnügungssucht (Joculatrix)	Bescheidenheit (Verecundia)
4	C 4	Unbarmherzigkeit (Obduratio)	Mitgefühl (Misericordia)
5	C 5	Feigheit (Ignavia)	Gottvertrauen (Divina victoria)
6	C 6	Zorn (Ira)	Geduld (Patientia)
7	C 7	Zynismus (Ineptia laetitia)	Sehnsucht zum Leben (Gemitus ad Deum)

Zugehörige Organe	Auswirkungen der seelischen Risikofaktoren auf den Körper
Augen, Sehnerven überregional für alle Organe, Gehirn	Augenleiden, Kopfschmerzen, Nervosität, Schlaflosigkeit, Grippe, Bluthochdruck, Migräne, Nervenzusammenbruch, Gedächtnisschwund, chronische Müdigkeit, Schwindel
Ohren, Augen, Nebenhöhlen	Ohrenschmerzen, Taubheit, Gehörverlust, Tinnitus, Polypen, Nebenhöhlenbeschwerden, Allergien, Ohnmachtsanfälle, Blindheit
Nase, Eustachische Röhre, Nervus trigeminus	HNO-Probleme, Dauerschnupfen, Asthma, Neuralgie, Trigeminusneuralgie, Zahnschmerzen, Akne, Ekzem
Mundregion, Stimmbänder, Rachen	Sinusitis, Angina, Kehlkopfentzündung, Heiserkeit, Halsschmerzen, Zahnschmerzen, Heuschnupfen, Katarrh, Polypen
Haut, Hals, Nackenmuskulatur, Schultern, Mandeln	Hautleiden, Ekzem, Kehlkopfentzündung, Angina, Halsschmerzen, Mandelentzündung, Keuchhusten, Krupp-Husten, Schulterschmerzen, steifes Genick, Oberarmschmerzen, Tennisarm
Schulter, Arm und seine Muskeln, Daumen, Herz, Lunge, Magen und Darm	Schulterschmerzen, steifes Genick, Oberarmschmerzen, Tennisarm, Autoaggressionskrankheiten
Schilddrüse, Milz	Schilddrüsenerkrankungen, Depressionen, Ängste, chronische Erkältungen, Störungen am lymphatischen System, Milzschwäche, Milzschwellungen, Erkrankungen beim Auf- und Abbau von Blutkörperchen in der Milz

Nr.	Wirbel	Schwächen	Stärken
8	Th 1	Genusssucht (Ingluvies ventri)	Genügsamkeit (Abstinentia)
9	Th 2	Verbitterung (Acerbitas)	Großherzigkeit (Vera largitas)
10	Th 3	Gottlosigkeit (Impietas)	Güte (Pietas)
11	Th 4	Lüge (Fallacitas)	Wahrheit (Veritas)
12	Th 5	Streitsucht (Contentio)	Friedfertigkeit (Pax)
13	Th 6	Schwermut (Infelicitas)	Glückseligkeit (Beatitudo)
14	Th 7	Maßlosigkeit (Immoderatio)	Maßhalten (Discretio)

Zugehörige Organe	Auswirkungen der seelischen Risikofaktoren auf den Körper
Unterarme, Handgelenke, Hände, Finger, Speiseröhre, Luftröhre, Herzkranzgefäße	Erkrankungen der Schulter, Schmerzen und Taubheit in Unterarmen und Händen, Handgelenk und Fingern, Schulterschmerzen, Herzschmerzen, Angina pectoris
Herz einschließlich seiner Klappen und Muskeln, Herzkranzgefäße	Herzschmerzen, Herzschwäche, Herzschwindel, Angina pectoris, Herzrhythmusstörungen, Herzflimmern, funktionelle Herzbeschwerden, Rhythmusstörungen, Herz-Kreislauf-Erkrankungen
Lungen, Bronchien, Rippenfell, Brustkorb, Brüste	Lunge und ihre Erkrankungen: Brustleiden, Bronchitis, Rippenfellentzündung, Lungenentzündung, Grippe, Asthma, Allergie
Galle, Gallenblase, Gallengänge	Gallenleiden, Gallenstein, Gallenkolik, Gallensäure, übersäuertes Blut durch Gallensäure, Gastritis, Colitis, Sodbrennen
Leber, Solar plexus, Blut	Gelbsucht, Hepatitis, Leberzirrhose, Gelbsucht, Magen-Darm-Entzündungen, Gastritis, Colitis, Morbus Crohn, Colon irritabile, Durchfall oder Verstopfung, Blähungen, Verdauungsstörungen, Gürtelrose
Magen	Magen-Darm-Entzündungen, Gastritis, Colitis, Morbus Crohn, Colon irritabile, Durchfall oder Verstopfung, Blähungen, Verdauungsstörungen
Bauchspeicheldrüse, Zwölffingerdarm	Erkrankungen der Bauchspeicheldrüse, Leber, Galle, Milz, Magen-Darm-Entzündungen, Gastritis, Colitis, Morbus Crohn, Colon irritabile, Durchfall oder Verstopfung, Blähungen

Nr.	Wirbel	Schwächen	Stärken
15	Th 8	Seelenkälte (Perditio animarum)	Seelische Ausstrahlung (Salvatio animarum)
16	Th 9	Hochmut (Superbia)	Demut (Humilitas)
17	Th 10	Neid (Invidia)	Nächstenliebe (Caritas)
18	Th 11	Ruhmsucht (Inanis gloria)	Verehrung der Schöpfung (Timor Domini)
19	Th 12	Ungehorsam (Inoboedientia)	Gehorsam (Oboedientia)
20	L 1	Unglaube (Infidelitas)	Glaube (Fides)

Zugehörige Organe	Auswirkungen der seelischen Risikofaktoren auf den Körper
Milz	Erkrankungen der Milz, Magen-Darm-Entzündungen, Gastritis, Colitis, Morbus Crohn, Colon irritabile, Durchfall oder Verstopfung, Blähungen, Verdauungsstörungen, Zwölffingerdarm-Geschwüre, Migräne, Schwäche, Erschöpfung
Nebennieren, Hüft- und Oberschenkelbereich Funktion der Ausscheidungs- und Sexualorgane	Nebennieren, Hormonregulationsstörungen, Bluthochdruck, Menstruationsstörungen, Migräne, hormonabhängige Krebsarten, wie Brustkrebs oder Prostatakrebs
Nieren	Nierenbeschwerden, Nierensteine, Blutdruckschwankungen, Allergien, Nesselausschläge, Migräne sowie hormonabhängige Krebsarten, wie Brustkrebs oder Prostatakrebs
Nieren, Harnleiter	Harnleiterentzündung, Blasenleiden, Nierenbeschwerden, Nieren(becken)-entzündung, Nierenkoliken, Bluthochdruck
Dünndarm, Ausscheidungs- und Sexualorgane, Hüft- und Oberschenkelbereich	Zwölffingerdarmgeschwüre, Dysbakterie, Pilzinfektionen, Nierenentzündung, Bluthochdruck, Menstruationsstörungen, Migräne, unruhige Beine, Venenentzündungen, Beingeschwüre
Dickdarm, Leistenpforte	Autoaggressionskrankheiten, Colitis, Darmkrebs, Hämorrhoiden, Bruchleiden, (Hernien), Leistenschmerzen, unruhige Beine, Venenentzündungen, Beingeschwüre

Nr.	Wirbel	Schwächen	Stärken
21	L 2	Verzweiflung (Desperatio)	Hoffnung (Spes)
22	L 3	Ausschweifung (Luxuria)	Einfachheit (Castitas)
23	L 4	Ungerechtigkeit (Iniustitia)	Gerechtigkeit (Iustitia)
24	L 5	Antriebslosigkeit (Torpor)	Tatkraft (Fortitudo)
25	S 1	Gottesvergessenheit (Oblivio)	Ganzheit (Sanctitas)

Zugehörige Organe	Auswirkungen der seelischen Risikofaktoren auf den Körper
Blinddarm, Bauch, Oberschenkel	Blinddarmentzündung, Dickdarmstörungen, Verstopfung, Durchfall, Colitis, Oberbauchbeschwerden, Krämpfe, unruhige Beine, Venenentzündungen, Beingeschwüre
Blase, Unterleib, Geschlechtsorgane, Gebärmutter, Hoden, Hüfte, Knie	Blasenfunktionsstörungen, Harnwegsinfektionen, Hormonregulationsstörungen, Unterleibskrebs, Hodenkrebs, Krankheiten im Urogenitalbereich, Menstruationsbeschwerden, Arthritis in Hüft- und Kniegelenken
Prostata, Uterus, Colon, Ischias	Prostataleiden, Ischialgie, Hormonschwäche, Sexualitätsverlust, Colitis, Rheuma, Krampfaderleiden, Hämorrhoiden, Arthritis oder Arthrose in Hüft- und Kniegelenken, Menstruationsbeschwerden, Fehlgeburten, unerfüllter Kinderwunsch, Bettnässen, Impotenz, Wechseljahrbeschwerden
Iliosakralgelenk, Enddarm, After, Uterus, Prostata, Unterschenkel, Sprunggelenke, Füße	Ischialgie, Suchtkrankheiten, Krebs, AIDS, Rheuma, Hormonschwäche, Krampfaderleiden, Hämorrhoiden, Arthritis oder Arthrose in Hüft- und Kniegelenken, Ischialgie, Hexenschuss, Verstopfung, schmerzhaftes oder zu häufiges Harnlassen, Rückenbeschwerden
Iliosakralgelenk, Knie bis zu den Füßen, Hoden, Ovarien, Uterus, Hüftknochen, Gesäß	Ischialgie, Arthrose in Hüft- und Kniegelenken, Krebs, Immunschwäche, Infektionsanfälligkeit, Rheuma, Hormonschwäche, Sexualitätsverlust, Impotenz, Krampfaderleiden, Hämorrhoiden, geschwollene Knöchel, schwache Sprunggelenke, kalte Füße, Wadenkrämpfe, Durchblutungsstörungen, Arthritis oder Rheuma, Thrombose- und Emboliegefahr

Nr.	Wirbel	Schwächen	Stärken
26	S 2	Unbeständigkeit (Inconstantia)	Beständigkeit (Constantia)
27	S 3	Sorge um das Irdische (Cura terrenorum)	Urvertrauen (Caeleste desiderium)
28	S 4	Sturheit (Obstinatio)	Umkehr (Compunctio cordis)
29	S 5	Sucht (Cupiditas)	Suchtfreiheit (Contemptus mundi)

Zugehörige Organe	Auswirkungen der seelischen Risikofaktoren auf den Körper
Iliosakralgelenk, Knie bis zu den Füßen	Ischialgie, Immunschwäche, Krebs, AIDS, Krampfaderleiden, Hämorrhoiden, Arthritis oder Arthrose in Hüft- und Kniegelenken, Thrombose- und Emboliegefahr
Iliosakralgelenk, Blase, Prostata	Ischialgie, Immunschwäche, Blasenentzündung, Prostataleiden, Krebs, Hormonschwäche, Krampfaderleiden, Hämorrhoiden sowie Arthritis oder Arthrose in Hüft- und Kniegelenken, Thrombose- und Emboliegefahr
Hoden, Iliosakralgelenk	Hodenkrebs, Ischialgie, Hormonschwäche, Krampfaderleiden, Hämorrhoiden, Arthritis oder Arthrose in Hüft- und Kniegelenken, Durchblutungsstörungen sämtlicher Organe, Krankheiten an Händen und Füßen sowie der Sexualorgane, Schlaganfallgefahr, Cerebralsklerose, Gedächtnisschwäche, Verhärtung der Nerven (Multiple Sklerose) und des Bindegewebes, Fibromyalgie, Sklerotisierung sämtlicher Organe
Hoden, Prostata, Iliosakralgelenk	Ischialgie, Hexenschuss, Verstopfung, Prostataleiden, schmerzhaftes oder zu häufiges Harnlassen, Rückenbeschwerden, Suchtkrankheiten, Krebs, AIDS, Rheuma, Hormonschwäche, Krampfaderleiden, Hämorrhoiden, Arthritis oder Arthrose in Hüft- und Kniegelenken

Nr.	Wirbel	Schwächen	Stärken
30	St 1, Steiß-bein (St 1–5)	Disharmonie (Discordia)	Harmonie (Concordia)
31	St 2	Respektlosigkeit (Scurrilitas)	Ehrfurcht (Reverentia)
32	St 3	Labilität (Vagatio)	Stabilität (Stabilitas)
33	St 4	Magie (Maleficium)	Gottesverehrung (Verus Cultus Dei)
34	St 5	Geiz (Avaritia)	Loslassen (Pura Sufficientia)
35	Kranium oder Schädel	Schwermut (Tristitia)	Lebensfreude (Caeleste gaudium)

Zugehörige Organe	Auswirkungen der seelischen Risikofaktoren auf den Körper
Iliosakralgelenk, Enddarm, Ovarien, Uterus, Hüftknochen, Gesäß, Knie bis zu den Füßen	Ischialgie, Autoaggressionskrankheiten, Krebs, Immunschwäche, Infektionsanfälligkeit, Rheuma, Hormonschwäche, Krampfaderleiden, Hämorrhoiden, geschwollene Knöchel, schwache Sprunggelenke, kalte Füße, schwache Beine, Wadenkrämpfe, Durchblutungsstörungen, Arthritis oder Arthrose in Hüft- und Kniegelenken
Die anderen Nerven berühren keine weiteren Organe oder Körpersegmente, sondern sind den bisherigen Organen zugeordnet.	Ischialgie, Autoaggressionskrankheiten, Infektionsanfälligkeit, chronische Verstopfung, Immunschwäche, Präkanzerose, Krebs, Pilzinfektionen, Rheuma, Krampfaderleiden, Schmerzen im Bereich der Hüft- und Kniegelenke, Hämorrhoiden sowie Arthritis oder Arthrose in Hüft- und Kniegelenken
Allen anderen Wirbeln und Organen übergeordnet	Einfluss auf alle Krankheiten

Teil 1: Die 35 »Tugenden« und »Laster« der Seele

Spiritualität und Heilung

Tugenden und Laster haben heute eher einen altmodischen bis moralinsauren Beigeschmack. In Wirklichkeit aber kommt das deutsche Wort »Tugend« vom Begriff »taugen«, es geht also um Werte, die zum Leben dienen, die es wert- und sinnvoll gestalten. Im Lateinischen verwendet Hildegard die Begriffe *virtutis* und *vices*, wobei *virtutis (virtus)* für »Tüchtigkeit, Manneskraft« steht, von *vir* (der »echte Mann, Tatkraft, Kraft, Macht und Heilkraft«), und das lateinische Wort *vicem* oder *vitium* für »Fehler, Mangel, Vergehen, Laster, Belastung oder medizinische Gebrechen«.

In der obigen Übersicht sind die Stärken und Schwächen zusammengefasst, die über Glück und Unglück der Menschen entscheiden. Auf den ersten Blick kann man leicht erkennen, dass fast alle negativen Risikofaktoren das Zusammenleben unserer Gesellschaft belasten. Wir leben heute in einer Risikogesellschaft, die sich den »Luxus« leistet, sich auf Kosten der Gemeinschaft durch Lügen und Betrügen zu bereichern. Dennoch haben wir alle eine große Sehnsucht zu den positiven Werten, die die Liebe, das Glück und das Leben voranbringen. Die Transformation der Risikofaktoren in spirituelle lebensbejahende Werte findet beispielsweise im Hildegard-Fasten statt. Das Hildegard-Fasten ist ein Universalheilmittel für die Seele, weil wir durch diese Methode meistens schneller und gründlicher unser eigenes Leben verändern können und zu spiritueller Gesundheit gelangen.

Sämtliche spirituellen Kräfte fördern das Leben und erhalten die Gesundheit; sie sind als Potenzial in jedem Menschen verborgen. Sie sind für die geistige Entfaltung der Persönlichkeit notwendig und schenken die Möglichkeit, das Leben zu meistern. Wir können nur glücklich werden, wenn wir im Einklang mit unserer göttlichen Natur leben, die uns als spiritueller Reichtum zur Verfügung steht.

Den Menschen schwächen die Gegenkräfte; sie zerstören das Leben und lösen Krankheiten aus. Sie blockieren uns, an der Fülle des Lebens teilzunehmen. Wenn wir lügen und betrügen, resigniert, wütend oder zynisch sind, verlieren wir Kraft. Umso erstaunlicher, dass sich so viele Menschen freiwillig dafür entscheiden, auf der Schattenseite des Seins durchs Leben zu gehen, und sich damit dem Risiko aussetzen, krank zu werden. Fast alle Krankheiten haben eine seelische Ursache, und es ist unverzichtbar, die Risikofaktoren zu finden und zu beseitigen, um eine vollständige Heilung zu erreichen.

Zehn praktische Schritte in die göttliche Welt

Jedes einzelne der nun folgenden 35 Kapitel ist in zehn Schritte gegliedert, die uns helfen, unser Ziel zu erreichen und unsere Standpunkte zu finden: den Zugang zur göttlichen Welt, der einzigen Welt, in der wir nach unserer göttlichen Natur souverän und glücklich werden können.

Jeder, der das Leben sucht, braucht diese 35 Seelenkräfte, die unsere menschliche in unsere göttliche Natur verwandeln. Hildegard schaut in den Himmel und sieht unsere Seele wie eine himmlische Stadt (siehe Abb. 5 im Bildteil). Die Stadt, die Hildegard beschreibt, hat vier Ecken mit vielen Mauern, Türmen und Palästen, in denen Jesus mit seinen 35 allegorischen Tugenden wohnt. Die Tugenden wohnen in fünf Wohngemeinschaften entsprechend den fünf Stationen unseres Lebens. Die Lebenskräfte, die hier wohnen, gestalten unser Leben, sie heilen und schützen vor dem Unheil der materiellen Welt.

1. Schritt: Hier wird der lateinische Begriff der »Tugenden« und »Laster« ins Deutsche übertragen und mit verschiedenen anderen Vorstellungen in Zusammenhang gebracht. 25 Jahre lang habe ich mit Hunderten von Fastern über diese Begriffe nachgedacht und meditiert.

2. Schritt: Was ist mein Problem? Es hat sich bewährt, sich selbst ehrlich und offen für einen dieser 35 Werte zu entscheiden. Betrachtet man die linke Seite der Tabelle, kann man sich etwa fragen: »Ist die Liebe zum materiellen Reichtum (Nr. 1) mein Problem?« oder »Bin ich ein Fall von Resignation (Nr. 5)?« Ebenso kann man sein Problem finden, indem man in der Spalte rechts daneben sucht und sich etwa fragt: »Fehlt mir das Mitgefühl für mich oder andere (Nr. 4) oder Geduld (Nr. 6)?« Es genügt, wenn Sie sich für ein Kräftepaar entscheiden. Unter jedem Thema finden Sie eine Kurzfassung über die Transformationsmethode, den Schwierigkeitsgrad des Fastens, die seelischen und körperlichen Folgen und den zugehörigen Edelstein.

3. Schritt: Es folgt eine kurze meditative Betrachtung über das Wesen des Kräftepaars, das geeignet ist, die Heilkräfte in Ihrer eigenen Seele freizusetzen.

4. Schritt: Destruktive und heilende Worte und Bilder des Kräftepaares werden von Hildegard personifiziert und in einem Dialog gegenübergestellt. Während die Schwächezustände mit wenigen Ausnahmen von Männern dargestellt werden, deren Körperteile in charakteristische Tierkörper übergehen, werden die Tugenden von schön gekleideten Frauen repräsentiert. Die Bilder sind zum ersten Mal von Prof. Hans Meyers, einem Frankfurter Künstler, nach dem Hildegard-Text gezeichnet worden.

Nicht weil Hildegard eine Frau war, sondern weil jeder Mensch eine mehr oder weniger ausgeprägte weibliche und männliche Stärke in sich vereinigt, wobei die weibliche spirituelle Seite die Tugendkräfte und der männliche Gegenpol die mehr weltliche Position darstellt, die überwiegend mit materiellen Belangen beschäftigt ist.

Beide Seiten liefern sich ein heftiges Wortgefecht, wobei die negative, zerstörende Kraft geradezu vernünftig und logisch argumentiert, so wie es doch jedermann dahersagt oder tut. Die spirituelle heilende Kraft tritt dem »Laster« mutig entgegen, teilweise in kämpferischer und forscher Wortwahl, der aber meistens ein heilendes, tröstendes Wort folgt. Wir benutzen diese kurzen, starken Worte als heilendes Gebet, das man wie ein Mantra wiederholt, bis es in Fleisch und Blut übergegangen ist. Diese Worte haben heilende Kräfte und öffnen unsere seelischen Blockaden.

Die beiden Ärzte Dr. Larry Dossey und Dr. Herbert Benson haben durch klinische Studien die heilende Kraft von Worten und Gebeten bewiesen. Hildegard wusste, dass Gebete und Meditationen sowie stille Betrachtungen die Heilung positiv beeinflussen können. Gebet und Worte beeinflussen auch körperliche Vorgänge:

- Man hat weniger Schmerzen.
- Es geschieht eine schnellere unkomplizierte Wundheilung.
- Der Bluthochdruck wie auch der schädliche Fettspiegel (LDL-Cholesterin) sinkt.
- Das gute (HDL-)Cholesterin erhöht sich.
- Der Herzrhythmus normalisiert sich.
- Das Immunsystem mobilisiert seine Abwehrkräfte.
- Der Heilungsverlauf nach Operationen ist unkomplizierter.

Dreimal wiederholten kalifornische Ärzte eine Doppelblindstudie bei 393 Herzpatienten in der Herzklinik von San Francisco, um den Einfluss des Gebets auf den Heilungsvorgang nachzuweisen, und dreimal erhielten sie dasselbe erstaunliche Ergebnis: Die Patienten, für die gebetet wurde, benötigten weniger Medikamente und Herzoperationen; und sie konnten das Krankenhaus früher verlassen als die Patienten, für die nicht gebetet wurde. Der Leiter der Studie, Dr. Randolph Byrd, hatte große Schwierigkeiten, seine Ergebnisse in medizinischen Fachzeitschriften zu veröffentlichen. Inzwischen gibt es mehrere hundert wissenschaftliche Studien, die beweisen, dass ein tief empfundener Glaube die spirituelle Gesundheit fördert. Spirituelle Menschen neigen bedeutend weniger zu Depressionen, Drogenmissbrauch, Selbstmord und Ehescheidungen als solche ohne eine derartige Orientierung. Hildegards Heilkunst unterstützt uns in unseren Bemühungen, seelisch und körperlich gesund zu bleiben.

5. Schritt: Jedes der 35 Kräftepaare ist wie gesagt einem der 35 Wirbel der Wirbelsäule zugeordnet, aus dem ein Nervenpaar zu einem bestimmten Organ oder Körpersegment führt. Auf diese Weise werden seelische Informationen auf den Körper oder vom Körper ins zentrale Nervensystem übertragen. Beim Abtasten des Rückens kann man an bestimmten Wirbelpositionen Schmerzen oder Verspannungen feststellen, wodurch sich ein einfaches diagnostisches Verfahren zur Ermittlung von seelischen und organischen Beschwerden ergibt. Diese einzigartige neue Diagnostik ist eine ausgezeichnete Möglichkeit, seelische Schwächen zu entdecken und organische Auswirkungen aufzudecken.

6. Schritt: Hier geht es um den Ursprung und die Motivation seelischer Fehler: Warum begehen kluge und gute Menschen furchtbare Fehler und Gemeinheiten? Menschen sind Menschen und haben die Möglichkeit, sich durch ihren eigenen freien Willen so oder so zu entscheiden. Wir sind alle immer wieder über uns selbst oder andere Menschen schwer enttäuscht, wenn wir falsche Entscheidungen treffen, lügen oder betrügen oder mit großer Phantasie gegen unsere Mitmenschen Rachepläne schmieden, um ein erlittenes Unrecht heimzuzahlen. Unser sogenannter freier Wille unterliegt vielfältigen Einflüssen, so dass unsere Entscheidungen vom »Zufall«, von »Freunden« oder vom Zeitgeist beeinflusst werden. Heute sprechen wir vom »Mainstream« und meinen damit die Anpassung an die gesellschaftlichen Konventionen. Wir verlieren aber unsere Authentizität und Energie, wenn wir Dinge tun, die unserem eigenen Gewissen widersprechen und unserer Seele weh tun. »Stell dich nicht so an, so machen es doch alle«, »Wer nicht schmiert, der verliert« und ähnlich dumme Sprüche verleiten uns dazu, etwas zu tun, was wir innerlich bereuen und was uns seelisch quält.

Hildegard führt die psychosozialen Fehler der Menschen auf dämonische Einflüsse zurück. Dämonen sind Kräfte, die unsere guten Absichten und Taten zerstören oder beeinflussen. Alle Weisheitsreligionen kennen den Kampf des Guten gegen das Böse. Die Hochkultur der kambodschanischen Khmer-Kaiser besetzte die Zugangsstraßen zu ihren Urwaldtempeln in Angkor Watt mit Göttern und Dämonen aus Stein. Die Götter ziehen gemeinsam an einer Schlange, um den Menschen zu helfen, die Dämonen ziehen in die entgegengesetzte Richtung, um den Menschen zu schaden. Heute kehren die Dämonen in vielfältiger Form wieder, um uns zu beeinflussen. Was auch immer wir unter Dämonen verstehen, in dem Augenblick, wo wir sie bemerken und beim Namen nennen, verlieren sie ihre Macht über uns.

7. Schritt: Hier geht es um Symbole und Symptome der seelischen Belastungen. Bei Hildegard werden die Folgen der »Laster« durch Visionssymbole sichtbar gemacht. Jede seelische Schwäche ist einem Symbol zugeordnet, das zu uns in Bildern spricht. Dadurch erschließen sich Sinn und Bedeutung der Krankheiten. Hildegard beschreibt die Krankheitsherde als Orte des Grauens, in denen es von schrecklichen Würmern und Schlangen wimmelt. Sümpfe, Abgründe, Brunnenlöcher, Gräben, Kanäle und Meerengen symbolisieren einzelne kranke Organe, die von der kranken Seele wie Zielscheiben beschossen werden. Der Kriegsschauplatz ist meistens der Darm. Feuer symbolisiert Entzündungen und Fieber mit einer reinigenden Wirkung, um Krankheiten zu beseitigen. Im Fieber verbrennen Bakterien und Viren:

- Würmer werden in der Symbolsprache gebraucht, um Fäulnis und Zerfall sichtbar zu machen, um negative Risikofaktoren in positive Werte zu verwandeln.
- Schwefel und Gestank sind Symbole für Blähungen und Fäulniszustände, die durch eine bessere Diät und Darmsanierung verschwinden.
- Dunkelheit, Nebel oder Rauch sind negative Symbole, um Autoaggression oder Atemnot zu beschreiben.
- Der Drache ist die Personifikation unserer eigenen schlechten Gewohnheiten, Süchte und Obsessionen. Die Enthauptung des Drachen durch die Engel rettet die gefangene Seele aus ihren Süchten und befreit die spirituelle Personalität von ihren Obsessionen.
- Die Schlange symbolisiert die Erneuerung durch den Häutungsprozess, wobei die neue Haut auf den Heilungsprozess nach einer schweren Hautkrankheit hinweist. Der griechische Arzt Asklepios, der Gott der Ärzte und Heiler, benutzte die Schlange bei seinen Patienten zur Schocktherapie, indem er ihnen plötzlich zur Läuterung eine Schlange unter die Nase hielt.

Hinter jedem Übel verbirgt sich eine gute Botschaft, um Böses in Gutes, Krankes in Gesundes, Schwaches in Starkes und Feinde in Freunde zu verwandeln.

8. Schritt: Das Hildegard-Fasten ist der einfachste und schnellste Weg, um Schwächen in spirituelle Heilkräfte zu verwandeln, allerdings mit sieben Ausnahmen:

- Liebe zum materiellen Reichtum bzw. irdische Liebe (Nummer 1),
- Schwermut (Nummer 13),
- Maßlosigkeit (Nummer 14),
- Seelenkälte (Nummer 15),
- Hochmut (Nummer 16),
- Gottesvergessenheit (Nummer 25) und
- Weltschmerz bzw. Sinnlosigkeit (Nummer 35).

Für diese »Laster« empfiehlt Hildegard kein Fasten, sondern spirituelle Übungen: Gebet, Rückzug in die Einsamkeit, Naturverbundenheit und Meditation.

Wie in allen anderen Religionen kennt auch Hildegard das Gebet mit dem Körper: »Falle auf die Knie und bitte Gott um Hilfe. Strecke Gott die Hand entgegen.« Die meisten Asiaten sind sehr religiöse Menschen und verbringen die Meditation im Lotussitz, die Moslems fallen fünfmal täglich vor Gott auf die Knie, die Juden beugen sich und schlagen sich auf die Brust. Warum sollten nicht die Christen vor ihrem Gott auf die Knie fallen dürfen?

Das Gebet ist eine kostbare Naturarznei und bewirkt einen sofortigen Stressabbau und eine Harmonisierung von Leib und Seele. Dabei werden im limbischen System nicht nur Glückshormone und Neurotransmitter aktiviert, sondern auch im EEG sichtbare Betawellen ausgelöst, die zu innerem Frieden und Ruhe führen.

Der innere Dialog mit Gott steigert die Konzentrationskraft und die Gedächtnisleistung, senkt Bluthochdruck durch den Abbau der Stresshormone Adrenalin und Noradrenalin, senkt erhöhte Cholesterinwerte und den erhöhten Blutzuckerspiegel.

Alle Formen von Gebeten helfen. Sie können allein zu Hause, in der freien Natur oder in der Kirche beten. Verschaffen Sie sich zum Beten Ruhe und meiden Sie Ablenkungen. Es hat sich bewährt, mindestens zwei- bis dreimal täglich zu beten, vor allem aber vor dem Einschlafen.

Kein Geld dieser Welt, kein Besitz und kein Mensch kann Sie glücklicher machen als die Transformation der Laster in Tugenden durch das Hildegard-Fasten.

Die Wiederherstellung der Gesundheit ist nur eine wohltuende Begleiterscheinung des Hildegard-Fastens:

Der Bluthochdruck normalisiert sich, das Blut fließt besser, Schlackenstoffe werden beseitigt und erhöhte Cholesterin-, Glukose-, Harnsäure- und Leberwerte fallen. Viele Menschen konnten sich im Hildegard-Fasten von Zigaretten, Kaffee, Alkohol und Drogen verabschieden. Wer das Hildegard-Fasten aus dieser ganzheitlichen Sicht kennengelernt hat, möchte es nie mehr in seinem Leben missen.

9. Schritt: Die »Tugend« tritt in Aktion. Am Ende eines jeden Kapitels wird die spirituelle heilende Kraft im praktischen Leben angewandt. Wir werden nur glücklich sein, wenn wir bedingungslos andere Menschen glücklich machen, und nur geliebt, wenn wir andere absichtslos lieben, ja noch vielmehr unsere »Feinde« lieben. Hildegard macht auch hier keine Ausnahme.

Jedes Kapitel schließt mit Hinweisen auf die Bibel. Die Bibel hat die Menschheit über fünftausend bzw. das Neue Testament zweitausend Jahre lang durch alle Höhen und Tiefen begleitet. Jedes Wort Gottes hat eine heilende Wirkung, die das tägliche Leben kraftvoll verändert.

10. Schritt: Da Edelsteine aufgrund ihrer Schwingungsenergie mehr als alle anderen materiellen Heilmittel in der Lage sind, in den immateriellen Bereich unserer Seele einzudringen, kann die Edelsteintherapie auch besser als alle anderen chemischen oder natürlichen Heilmittel die Seele kurieren.

1. Lebensstation: Das Leben vor dem Leben

Der kosmische Christus in Hildegards Vision schaut ins Universum und sieht im Osten die ersten sieben Kräfte. Er dreht sich im Universum zu den vier Himmelsrichtungen und erblickt im Osten die aufgehende Sonne. Mit dem Sonnenaufgang steigen sieben starke spirituelle Kräfte auf. Die erste lebensstärkende Kraft ist die Liebe, ihr folgt die Disziplin, die das Universum in Ordnung hält. Die dritte Kraft ist Respekt, Freundschaft und Bewunderung dafür, dass der lebendige Organismus des Universums harmonisch zusammenarbeitet. Das vierte Fundament ist das gegenseitige Mitgefühl, die Kraft, die gegenseitige Liebe und Verständnis erzeugt. Die fünfte Säule ist der Sieg Gottes, eine Kraft, mit der man Wunder vollbringen kann. Die sechste Kraft ist die Geduld, mit der Zorn, Aggressionen und Gewalt vermieden werden können. Die siebente Säule ist schließlich die Sehnsucht nach Gott, nach dem Leben, eine Visionskraft, mit der wir unseren Traum verwirklichen: auf Erden, nicht erst in der Ewigkeit, wie im Himmel zu leben.

Nichts in der Welt, kein Geld und Besitz, weder Technik noch Wissenschaft, können Ihr Leben so rasch und radikal verändern wie diese sieben spirituellen Kräfte im Osten des Universums. Tag für Tag geht die Sonne auf, jeder Tag ist ein neuer Anfang im Reich Gottes, und jedem Anfang wohnt ein neuer Zauber inne, wie es einst Hermann Hesse formulierte.

Der »Ostmann« ist für den Kopfbereich, die sieben Sinnesorgane und das zentrale Nervensystem zuständig. Im »Kopfteil« sind die ersten sieben »Tugenden« über das vegetative Nervensystem mit dem Körper verbunden. Diese Stärken repräsentieren die ersten sieben Sinnesorgane.

Fünf Tugenden der ersten Gruppe errichten in der Symbolik einen Turm mit fünf Bögen, die übrigen zwei Tugenden bewohnen ein Häuschen gegenüber. Hildegard tritt ins Innere unserer Seele und sieht die ersten sieben Tugenden bei ihrer Arbeit (siehe Abb. 6 im Bildteil).

Das Leben vor dem Leben

Noch bevor wir geboren werden, entsteht unser Leben aus dem »Amor caritatis«, einer Liebeskraft aus erotischer Liebe und gegenseitiger Wertschätzung, die beim Orgasmus ausgelöst wird. Eine gewaltige Kraft, die im Moment unserer Zeugung für die Befruchtung, unsere spätere geistige, seelische und körperliche Gesundheit verantwortlich zeichnet. Wenn die Zeugung in gegenseitiger Liebe erfolgt, wird das einen Einfluss darauf haben, dass gesunde und optimistische Kinder geboren werden, wobei alle Hormone und biochemischen Prozesse optimal zur Verfügung gestellt werden.

Eltern, die ihre Kinder ohne »Amor caritatis« zeugen oder sich sogar gegenseitig hassen, zeugen Nachkommen mit der Anlage zu den sieben Schwächen der ersten Gruppe. Obwohl oder gerade weil diese Kinder einen schweren Start haben, können sie sich durch die Transformationskraft der Tugenden zu wunderbaren Menschen entwickeln.

Die Tugendkräfte werden von wunderschön gekleideten Frauengestalten repräsentiert, während alle Laster von grauenhaften Männern dargestellt werden, die teilweise in Tiergestalt übergehen. Hildegard wählt diese Beschreibung nicht, weil sie eine Frau war, sondern weil jeder Mensch gleichzeitig weibliche und männliche Anteile in sich vereinigt. Die weiblichen Anteile repräsentieren unsere spirituellen Kräfte, während die männlichen die irdischen Belastungen vertreten.

Die ersten sieben Kräfte sind für die Gesundheit und das harmonische Zusammenspiel aller sieben Sinnesorgane verantwortlich. Sie wirken über das autonome Nervensystem an den ersten sieben Halswirbeln auf den Organismus ein und umgekehrt.

1. Irdische Liebe – Himmlische Liebe

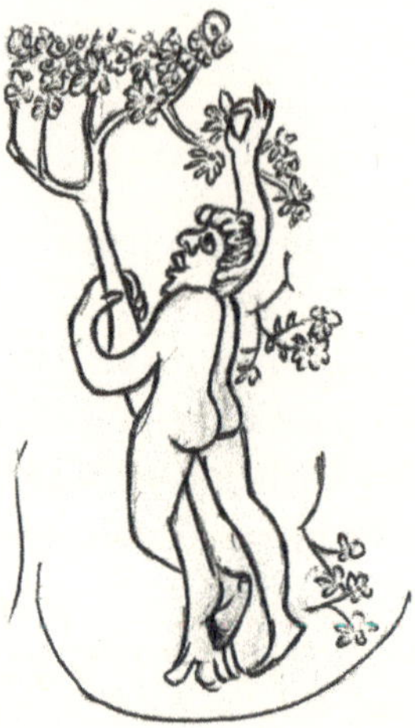

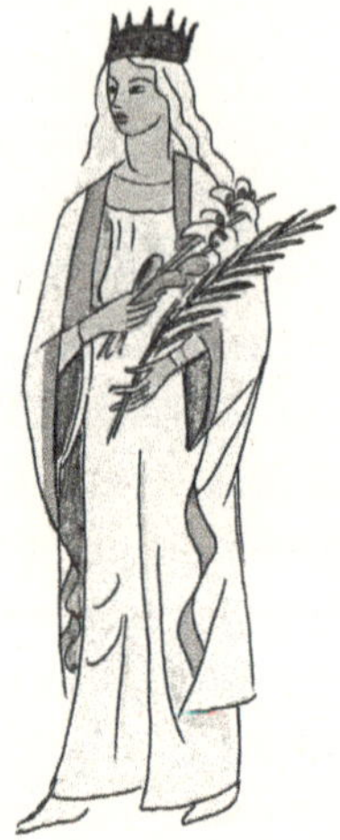

Amor saeculi	Amor caelestis
Liebe zum materiellen Reichtum	Liebe zu spirituellen Schätzen
Äußerer Reichtum	Innerer Reichtum
Selbstsüchtige Liebe	Selbstlose Liebe

Körperliche Störungen: Alle 35 Kräftepaare stehen mit den 35 Wirbeln der Wirbelsäule in Verbindung. Das erste Kräftepaar, lokalisiert im 1. Halswirbel »Atlas«, ist mit dem Augensinn verbunden. Durch eine falsche Weltanschauung können Augenleiden entstehen, Grauer oder Grüner Star, Netzhautablösung, Entzündungen, Infektionen, Kopfschmerzen, Nervosität, Schlaflosigkeit, Bluthochdruck, Migräne, Nervenzusammenbruch, Gedächtnisschwund, chronische Müdigkeit oder Schwindel.

Alle Störungen im geistig-seelischen Bereich können zu Erkrankungen im Körper führen. Wie in einer russischen Babuschkapuppe geht ein Laster aus dem anderen hervor. Die Gier nach Geld, Besitz und Status (Nummer 1) ist der Ursprung, aus dem alle anderen Laster hervorkommen und schließlich im Weltschmerz (Nummer 35) landen.

Psychotherapie: einfaches Fasten mit Dinkelbrot und Fencheltee.

Edelsteintherapie: Goldtopas.

Was ist himmlische Liebe?

Alle Menschen sehnen sich nach Liebe. Die Liebe ist die Quelle des Lebens. Ohne Liebe gibt es kein Leben. Jeder spürt unmittelbar, ob er geliebt wird oder nicht. Echte Liebe kann man nicht besitzen, kaufen oder erzwingen, sie ist unsichtbar. In dem Moment, wo Liebe mit Besitz verwechselt wird, stirbt die Liebe und geht in ein Konsumgut über. Unsere Welt hat Liebe mit Ware verwechselt, daher ist Liebe auch eine Mangelware. Die Menschen hungern an Liebe und leiden an Lieblosigkeit, am meisten leidet das Herz. Wen wundert es, dass die Herzkrankheiten den ersten Platz in unserer Gesellschaft einnehmen? Sie sind ein Symbol für ihre Liebesunfähigkeit.

Niemanden kann man zur Liebe zwingen, aber man kann selbst lieben und damit Menschen gewinnen. Darin liegt der Sinn des Lebens. Je mehr liebende Beziehungen wir in Aktion bringen, umso stärker verbreitet sich Liebe. Kein Mensch kann sich der Liebe entziehen, wenn man ihn mit Liebe beschenkt. Das geschieht immer, wenn die Zauberworte ausgesprochen werden: »Ich liebe dich.« Mit diesen Worten verändert sich die ganze Welt, Wunden heilen, Tränen fließen, und das Leben wird kraftvoll, außergewöhnlich schön und glücklich.

Kein Mensch kann ohne diese Liebe leben. Sie ist das stärkste Heilmittel, sie schenkt uns Lebensenergie und stärkt unsere körpereigenen Abwehrkräfte. Allein davon hängt es ab, ob wir gesund bleiben, krank werden oder sterben. Deshalb sollte man sich täglich immer wieder neu »verlieben«, in einen Menschen (auch immer in ein und denselben) oder in Gott, in Jesus, in die Schöpfung, eine Blume oder einen Schmetterling.

Auf den Punkt gebracht, besteht diese Liebe aus der Gottes-, der Nächsten- und der Selbstliebe, kurz zusammengefasst im Gebot »Liebe deinen Gott von ganzem Herzen, von ganzem Gemüte und deinen Nächsten wie dich selbst«.

Liebe ist aber nicht gleich Liebe. »Liebe« ist ein wunderschönes, aber auch ein geheimnisvolles Wort, das man nicht kurz und bündig beschreiben kann.

Die Griechen hatten für die Liebe deshalb gleich drei Wörter: *éros* (»Liebe[sverlangen]«), *philía* (»Liebe, Freundschaft«) und *agape* (»[Nächsten]liebe«). Die Römer kannten zwei: *amor* (»Liebe, Lust«) und *caritas* (»Hochachtung, Liebe«). Die deutsche Sprache hat nur noch ein einziges Wort für Liebe.

Das zentrale Thema aller Menschen ist Liebe. Das menschliche Dasein ist auf Liebe angewiesen.

Die Kraft der Liebe kann ein ganzes Leben ausfüllen. Dazu helfen Rituale. Eines mit der allergrößten Transformationskraft ist das Trauungsritual:

»Vor Gottes Angesicht nehme ich dich an als meine Frau/meinen Mann. Ich verspreche dir Treue in guten und in bösen Tagen, in Gesundheit und Krankheit, bis der Tod uns scheidet. Ich will dich lieben, achten und ehren alle Tage meines Lebens.«

Dieses Versprechen löst in den meisten Menschen ein Hochgefühl von Einmaligkeit und Einzigartigkeit aus: »Ich liebe dich mehr als jeden anderen.«

Doch selbst die stärkste romantische Liebe kann nachlassen, wenn »die Chemie« irgendwann nicht mehr stimmt. Im Gegensatz dazu ist die göttliche Liebe bedingungslos, sie nimmt nie ab, sie ist immer da und kann die menschliche Liebe neu entzünden. Deshalb braucht Letztere stets wieder die göttliche Energie zum »Auftanken«.

Jeder Ehebruch führt zu einem gewaltigen Energieverlust,

der bei dem einen zum Verlust der Glaubwürdigkeit, beim anderen zum Absturz des Immunsystems führen kann. Nach einer Studie der Universität Köln ist Ehebruch eine der stärksten Kräfte, die eine Ehe zerstören können. Ein Ehebruch vermittelt die Botschaft: »Du bist auswechselbar, ein anderer/eine andere ist in meinem Leben wichtiger als du.«

Eine Partnerschaft, die ohne ein derartiges Ritual zustande kommt, kann kaum das Hochgefühl der Einmaligkeit und Einzigartigkeit vermitteln, weil sie impliziert, zeitlich begrenzt zu sein. Sie vermittelt vielfach die unterschwellige Botschaft: »Ich liebe dich so lange, bis ich etwas Besseres finde.«

Ganz anders sind die Beziehungen in einer Freundschaft. Freunde bereichern unser Leben und öffnen uns Möglichkeiten, die manchmal für Ehepaare und Familienangehörige verschlossen bleiben. Wir brauchen Freunde für die stürmischsten Zeiten in unserem Leben, zum Zuhören und zum »Pferdestehlen«. Besonders im Alter sind wir auf Freunde angewiesen.

Wir können jeden Tag neue Freunde gewinnen. Dazu braucht man nur Mut und Phantasie. Versuchen Sie's mal, Sie werden staunen, wie reich Ihr Leben durch Freunde werden kann!

Oder sprechen Sie zu Gott ganz ungezwungen wie mit einem Freund. Er ist immer für Sie da! Hildegard vergleicht die Liebe zu Gott mit der Liebe zwischen Mann und Frau. Für sie hat diese Liebe eine erotische Beziehung. Gott will uns umarmen und küssen. Lesen Sie dazu über die Glut dieser Liebe im Hohen Lied der Liebe in der Bibel.

Destruktive Worte und Bild der irdischen Liebe

Wie eine Seuche hat die Gier nach materiellem Reichtum die gesamte westliche Welt infiziert und eine Massenpsychose ausgelöst, wodurch die Welt in zwei Lager gespalten wurde: in Arme und Reiche. Die Reichen missbrauchen ihre Überlegenheit, um die restliche Welt auszubeuten, anstatt ihren Wohlstand für das Werk der Barmherzigkeit einzusetzen: gegen den Hunger, die Armut, die Krankheiten und die Unwissenheit. Die Liebe zum materiellen Reichtum ist nach Hildegard die Quelle aller Leiden. In ihrer Vision sah sie weitere 34 Schwächen als Folge des Materialismus. Wenn der Mensch den Sinn des Lebens nur noch im Geld, Besitz und Status sieht, entsteht ein Teufelskreis, der im Elend, in der Depression oder im Weltschmerz endet.

Der Materialismus ist der »Stoff«, der verhindert, dass der Mensch nach seiner göttlichen Natur zu leben und Wunder zu erleben wagt. Ja, noch viel schlimmer, der Mensch entfernt sich von seiner göttlichen Natur und geht in ein Monster über, dem Nächstenliebe und Mitgefühl fehlen. Er ist ein Egoist, der nur seinen eigenen Vorteil auf Kosten von allen anderen sieht.

Die Gier nach Geld organisiert Szenarien, die dazu dienen, mit der Angst und Schrecken viel Geld zu verdienen: Weltkriege, Terror, Finanzkrise, Vogel- oder Schweinegrippe oder AIDS. Immer sind es geldgierige Menschen, die Derartiges in die Welt setzen, um sich auf Kosten aller anderen persönlich zu bereichern.

Die Geldgier beherrscht fast völlig das Denken und Handeln der westlichen Welt in der falschen Annahme, dass wir durch materiellen Wohlstand glücklich werden könnten. Das Glück suchen wir vergeblich unter den Lastern, es steht an 13. Stelle in der Reihe der Tugenden. Die Geldgier landet schlussendlich nach weiteren 34 folgeschweren Fehlern im Weltschmerz und in der Katastrophe.

Der Reigen der Laster wird von der Besitzgier angeführt. Durch die Gier nach äußerem Besitz entfernt sich der Mensch vom Sinn seines Lebens. Erst am Ende des Lebens merkt die Gier vielleicht, dass sie ihr ganzes Leben mit der Ansammlung von Geld, Besitz und Status verbracht hat.

Hildegard sieht die Besitzgier durch einen kaltblütigen Raffgierigen verkörpert, der begehrlich die Früchte an sich reißt und schließlich selbst in den Abgrund stürzt. Nackt steht er da, völlig verstrickt in seiner Gier, wobei Arme und Beine den Baum umklammern. Er reißt alle Früchte nur für sich selber ab. Der Baum verdorrt bis auf die Wurzeln und stürzt mit ihm in den Abgrund.

Er spricht: »Ich bin doch noch so jung und strotze vor Tatendrang und Unternehmungslust. Warum sollte ich auf den materiellen Reichtum verzichten? Daher möchte ich so schnell wie möglich reich werden. Solange ich kann, will ich den Reichtum der Welt genießen. Ich kenne nur dieses materielle Leben, alles andere ist Illusion.«

Doch darin liegt der große Fehler. Die Geldgier kennt nur den äußeren materiellen Reichtum und nicht die unsichtbaren inneren Werte wie Liebe, Zufriedenheit und Lebensfreude.

Sobald die äußeren materiellen Werte verschwinden, bricht sein egoistisches Leben zusammen.

Hildegards Vision vom nackten reichen Mann erinnert an bestimmte Formen des zeitgenössischen »Global Players« und seine unersättliche Sucht nach Geld und Wohlstand. Mit Geld kann man vermeintlich alles kaufen, Sex, Politik und Wissenschaft, aber keine echte Liebe oder Gesundheit. Die materielle Gier kennt keine Grenze. Ein Wunsch erzeugt den nächsten, er ist unersättlich.

Was ist der Mensch? Sein Haus, sein Auto, sein Geld, seine Aktien oder sein Status? Seine größte Angst besteht darin, alles zu verlieren, aber Gott ist weit von uns entfernt, wenn wir mit Angst durchs Leben gehen. Er scheint gar nicht zuzuhören, wenn unsere Probleme im Leben nur aus Geld, Besitz und Status bestehen. Diese materiellen Äußerlichkeiten sind die Widerstände, die die Transformation der materiellen in die göttliche Welt blockieren. Erst die Liebe kann den Platz der Angst besetzen. Die Liebe verbindet Menschen, sie ist die Grundlage für das Leben, für die Gesundheit, Vitalität, das Glück und die Lebensfreude.

Heilende Worte und Bild der himmlischen Liebe

Erst in der Auseinandersetzung mit der himmlischen Liebe werden dem Ego die Augen geöffnet, und der Mensch lernt seine Seele kennen. Dabei fallen unter Umständen harte und deutliche Worte, ohne die eine Wende zum Besseren unmöglich ist. Aber auch heilende und liebende, die sein Herz erreichen, bewegen und motivieren.

»Glaubst du wirklich, dass materieller Reichtum glücklich macht? Du suchst nicht das wahre und schöne Leben, das in seiner Frische und Jugendkraft niemals vergeht und selbst im hohen Alter nicht stirbt. Du lebst im Dunkeln, weil dir die Erleuchtung fehlt! Wie eine Seuche weckst du die Geldgier im Menschen. Du stolperst in die finstere Nacht und wühlst dich wie ein Wurm in die Menschen. Du lebst wie Heu von einem Augenblick zum anderen. So stürzt du in den See des Verderbens …

Ich aber bin das Fundament für das harmonische Zusammenleben. Ich bin mit der echten Lebensfreude verbunden, die das Universum durchströmt. Ich liebe das wahre Leben und verachte alles, was das Leben zerstört. Ich bin der Spiegel aller spirituellen Kräfte …

Keine Kraft dieser Welt, kein Reichtum und kein Mensch kann dein Leben so kraftvoll verändern und glücklich machen wie die Liebe, die in der tiefsten Tiefe deines Herzens und der höchsten Höhe des Universums vorhanden ist.«

Unser Lebensziel erreichen wir, wenn wir wie Hildegard grenzenlos lieben: »Die Liebe überflutet das All, von den tiefsten Tiefen bis hoch zu den Sternen. Allen ist sie liebend zugetan, da sie dem höchsten König den Friedensgruß gab.«

Organische Auswirkungen der irdischen Liebe

Alle Gedanken, Gefühle und Geisteshaltungen haben Kräfte und beeinflussen unser Nervensystem. Das zentrale Nervensystem steuert über das vegetative Nervensystem alle körperlichen Funktionen und Organe. Durch negative Einflüsse und Stress sinkt zum Beispiel der Interferonspiegel, wodurch die körpereigene Abwehrkraft geschwächt wird. Es liegt auf der Hand, zwischen seelischen Belastungen und körperlichen Krankheiten einen Zusammenhang herzustellen.

In diesem Buch werden zum ersten Mal die von Hildegard beschriebenen Symbole als Krankheiten interpretiert und zugeordnet. Dadurch bekommt der Begriff Lebensstil eine klare und eindeutige Aussage, was und womit eine ganzheitliche Heilung stattfinden kann. Hildegard von Bingen war die Erste, die systematisch die Krankheiten als Folge eines krankmachenden Lebensstils beschrieben hat.

Materieller Reichtum und spiritueller Blackout sind mit der Erkrankung des autonomen Nervensystems in der Region der Halswirbelsäule verbunden, ganz speziell mit Schäden am ersten Halswirbel, dem Atlas. Diese Nervenregion kontrolliert alle fünf Sinnesorgane, speziell die Augen, die Gesichtsmuskeln sowie die Durchblutung von beiden Armen und des Herzens. Bei Fehlstellung können Sehstörungen, Entzündungen, Infektionen, Kopfschmerzen, Migräne, Nervenzusammenbruch, Gedächtnisschwund, chronische Müdigkeit, Nervosität, Schlaflosigkeit, Schwindel, Herzschmerzen, Herzschwindel, Herz-Kreislauf-Schwäche, Bluthochdruck und Taubheitsgefühl ausgelöst werden.

Vom Ursprung der irdischen Liebe

Das Reden und Nachdenken über den Einfluss des Bösen auf den Menschen wurde realsymbolisch bisher mit dem Bild des

Teufels und der Dämonen in Zusammenhang gebracht: Die Erfahrungen aus den schrecklichen Ereignissen unserer Zeit zeigen deutlich, dass wir immer noch von den gleichen materiellen Mächten beeinflusst werden. Das Dämonische ist nach wie vor daran interessiert, uns zu beherrschen und zu manipulieren. Heute werden die Menschen durch das Dauerbombardement der Werbung so lange einer Gehirnwäsche unterzogen, bis sie Dinge tun, die sie normalerweise nicht tun würden. Diese Art von raffinierter Massensuggestion führt wie jede Propaganda nicht nur zur Volksverdummung, sondern auch zu einer Kettenreaktion aller möglichen Ängste, Schrecken und deren Folgen. Eine der stärksten Süchte ist die Geldgier, die sich wie eine Seuche über die ganze Welt ausbreitet. Die Menschen sind irrigerweise fest davon überzeugt, dass materieller Reichtum glücklich macht. Diesem Einfluss kann sich kaum einer entziehen, weil er wie eine Massenpsychose um sich greift. Die Besitzgier gehört zu den modernen Dämonen, die im Menschen eine Dauerstimme erzeugen, die ständig neue Wünsche gebiert. Diese Grundstimme sitzt auf der Grenze vom Bewusstsein zum Unterbewusstsein, und der Mensch handelt danach, ob er es weiß oder nicht. Dämonen treten immer in Massen auf:

»Ich sah eine große Zahl böser Seelenverkäufer, die aus der göttlichen Welt vertrieben wurden. Sie wurden vom Bösen auf die Erde gelockt und mischten sich unter die Menschen. Unendlich ist ihre Zahl, die nur Gott kennt. Mit vielen Gemeinheiten bearbeiten sie jeden einzelnen Menschen. Sie verführen die Menschen zur materiellen Weltliebe und dazu, diese Leidenschaft auszuführen.«

Dämonen verlieren aber ihre Macht, wenn man ihre geheimen Kräfte aufdeckt und sie wie im Märchen »Rumpelstilzchen« beim Namen nennt: »Formulierte Sorgen sind nur halbe Sorgen« (Dale Carnegie). Wenn man das Negative formuliert, verliert es seine Macht.

Symbol und Symptom der irdischen Liebe

Hildegards visionäre Schau sieht die Krankheitsfolgen des Materialismus in den Symbolen von kaltem und glühendem Feuer verborgen, die als Symptom bei allen Entzündungen und Infektionen auftreten.

Durch die Autoaggression produziert das körpereigene Immunsystem zu viele Abwehrstoffe, die alle Zellen und Organe angreifen und vernichten können. Der Körper beginnt unfreiwillig »inneren Selbstmord«. Grundsätzlich kann jedes Organ und jedes Gewebe angegriffen werden, entzünden und zerfallen. Sogar der Zellkern, Sitz des Erbgutes, wird von diesen Abwehrstoffen autoaggressiv zerstört, wodurch die Körperzellen krebsartig entarten.

Hildegard von Bingen hat als erste Frau bereits vor Hunderten Jahren über die Entstehung von Krebs unter der Beteiligung von *pediculi* (»Tausendfüßlern«) gesprochen. Heute würde man die winzigen Erreger »Viren« nennen ... Sie war somit die Erste, die Viren für die Auslösung von Krebs verantwortlich machte, eine Tatsache, die erst in unseren Tagen wissenschaftlich bestätigt wurde. 2008 erhielt Dr. Harald zur Hausen den Nobelpreis für Medizin. Er hatte entdeckt, dass humane Papillomviren (HPV) Gebärmutterhalskrebs auslösen können, eine Hypothese, die wieder einmal die schulmedizinische Lehrmeinung zur Entstehung von Krebs revolutioniert. Dennoch: Die Viren sind es nicht allein, derentwegen Krebs entsteht oder nicht. Bei 90 Prozent aller Infizierten heilt die Infektion wieder aus, wenn sie ein starkes Immunsystem haben. Bei nur 10 Prozent entwickelt sich eine prämaligne Vorstufe (Dysplasie), die Hildegard als »Vicht« oder »Präkanzerose« beschrieben hat, aus der dann durch den Krebssprung Krebs entstehen kann: Zervix-, Vulva-, Vagina- und Peniskarzinom.

Fast alle Krankheiten haben eine geistig-seelische Ursache.

Daher muss die Heilung auch im seelischen Bereich erfolgen,

sonst kommen die Krankheiten immer wieder oder werden chronisch, das heißt unheilbar. Wenn diese Ursachen nicht beseitigt werden, kann eine ganzheitliche Heilung gar nicht stattfinden. Diese Tatsache wird von der Schulmedizin weder zur Kenntnis genommen noch praktiziert und so muss man sich nicht wundern, wenn 80 Prozent aller Autoaggressionskrankheiten unheilbar sind. Auch der Krebs lässt sich nicht herausschneiden und kommt so lange wieder zurück, bis die geistig-seelische Ursache beseitigt wird. Aber Gott sei Dank kann jeder seelisch geheilt werden, wenn er will und für sich selbst Verantwortung übernimmt.

Spirituelle Heilung

Schon beim einfachen Fasten können wir den Übergang von der materiellen in die spirituelle Welt sehen, um himmlische Liebe zu tanken. Dazu genügt einfaches Fasten mit Fencheltee und Dinkelbrot nach der Reduktionskost. Tragen Sie großzügige Bekleidung aus Naturfasern oder Leinen. Hilfreich sind Saunatherapie, kalte Kneipp-Wassergüsse und Anregung der Hautdurchblutung mit Bürstenmassage zur körperlichen Abhärtung. Diese Maßnahmen können lebenslang durchgeführt werden.

Beschäftigen Sie sich immer wieder mit den heilenden Worten der himmlischen Liebe (Hildegard-Gebet der himmlischen Liebe):

»Ich aber bin das Fundament für das harmonische Zusammenleben. Ich bin mit der echten Lebensfreude verbunden, die das Universum durchströmt. Ich liebe das wahre Leben und verachte alles, was das Leben zerstört. Ich bin der Spiegel aller spirituellen Kräfte ...«

Himmlische Liebe in Aktion

Ohne Geld kann man nicht leben, zu viel Geld hat eine destruktive Energie, weil es zu Manipulation, Propaganda, Gewalt und Krieg missbraucht werden kann. Materieller Reichtum macht nur Sinn, wenn er in großherzige Taten der Liebe, der Mitmenschlichkeit und Schönheit transformiert wird.

Falls aber Geldgier Ihr Problem ist, suchen Sie einen der schönsten Plätze in der Natur auf und werden Sie still, beobachten Sie den Sonnenuntergang. Spüren Sie im Feuer der Sonne die Gegenwart Gottes! Lassen Sie sich von den letzten Sonnenstrahlen umarmen. Schließen Sie die Augen und lassen Sie die Wärme durch den ganzen Körper ziehen. Beginnen Sie in Ihrem Herzen und lassen Sie die Wärme in die Hände strömen. Spüren Sie das angenehme Prickeln in Ihren Fingern! Füllen Sie den ganzen Körper mit Wärme aus. Denken Sie über die Tatsache nach, dass Wärme und Liebe grenzenlos sind und von hier aus im Raum bis an die Grenzen des Universums reichen. Fühlen Sie sich umarmt und geborgen und spüren Sie, wie die Liebeswellen von hier auf Sie zurückfallen! Baden Sie in dieser wärmenden Kraft der Liebe. Strahlen Sie Liebe und Wärme aus und fühlen Sie sich eins mit dem Universum, das Liebe und Wärme ausstrahlt. Vergessen Sie niemals, dass die Sonne immer und für alle scheint, auch wenn sie mal nicht zu sehen ist.

Stellen Sie sich nun vor, Sie müssten den Rest Ihres Lebens in Saus und Braus mit Geld verbringen. Sie können sich nicht wehren, Sie schwimmen im Geld. Sie haben so viel Geld, dass Ihnen der Kopf brummt und machen sich Tag und Nacht Gedanken, was Sie mit dem vielen Geld machen sollen, inklusive der Angst, dass Sie es alles auch wieder verlieren könnten. Lassen Sie Ihre ganze Abneigung gegenüber diesem Gefühl in Ihnen hochsteigen. Wehren Sie sich nicht und lassen Sie sie einfach heraus. Packen Sie alle Abneigung auf ein Boot und verabschieden Sie sich davon. Wenn die negativen Gedanken zurückkommen, wiederholen Sie das so lange, bis in Ihnen diese negative Energie 100%ig verschwunden ist. In dem Moment, wo sich Ihr Unterbewusstsein von dieser Gier getrennt hat, sind Sie für ein liebevolles, neues und freies Leben offen, ein Leben, das Ihrer würdig ist.

Andererseits können Sie aus der Geldgier aussteigen, wenn Sie sich vorstellen, dass Sie für den Rest Ihres Lebens nie wieder genügend Geld haben werden. Sie werden nie wieder genug Geld besitzen, immer nur leere Taschen. Sie können sich nichts mehr kaufen und arm sein wie eine Kirchenmaus. Diese Vorstellung weckt in Ihrem Unterbewusstsein starke Angst und Abwehr. Sie werden sich gegen diese Vorstellung wehren. Sie fühlen sich sehr unangenehm und hilflos. Die negative Energie steigt in Ihnen hoch. Die Vorstellung – nie genügend Geld zu haben – hat Sie bisher daran gehindert, ein glückliches und zufriedenes Leben zu führen. Trennen Sie sich nun von allen Widerständen und Gefühlen, die diese Vorstellung in Ihnen auslöst. Geben Sie die negativen Gefühle an den Himmel ab, die die Vorstellung vom permanenten Geldmangel bei Ihnen auslösen. Suchen Sie wieder Ihren Lieblingsplatz in der Natur auf und werden Sie still. Verabschieden Sie sich von allen negativen Gedanken, indem Sie Ihre negativen Gefühle wieder auf Ihr virtuelles Boot oder die virtuelle Wolke packen. Wiederholen Sie diesen Vorgang so lange, bis die Geldgier nicht mehr Ihre Gedanken beherrscht. Die angstvolle Vorstellung, nie wieder Geld zu haben, kehrt in Ihnen so lange zurück, wie Sie ihr Ihre Aufmerksamkeit geben. Erst wenn Sie felsenfest davon überzeugt sind, wird die Geldgier keine Macht mehr über Sie haben.

»Wer nicht liebt, hat Gott nicht erkannt, denn Gott ist die Liebe«, heißt es in der Bibel (1. Joh. 4, 8). Weitere Weisheiten über die Liebe finden Sie in Prediger 5, 9–14 oder Lukas 12, 16–21.

Edelsteintherapie

Der Goldtopas ist Hildegards bestes Mittel für die Augen, das Organ, welches mit der Weltliebe verbunden ist. Er hilft bei Sehschwäche, Linsentrübung wie beginnendem Grauen und Grünen Star.

Einen echten Goldtopas drei Tage und drei Nächte in ein Likörglas Bio-Weißwein legen und dann fünf Tage lang mit dem feuchten Stein mehrmals am Tag die Augenlider befeuchten. Nicht ins Auge geben. Anschließend neuen Wein zubereiten und für drei Monate in gleicher Weise wiederholen.

2. *Ausgelassenheit – Disziplin*

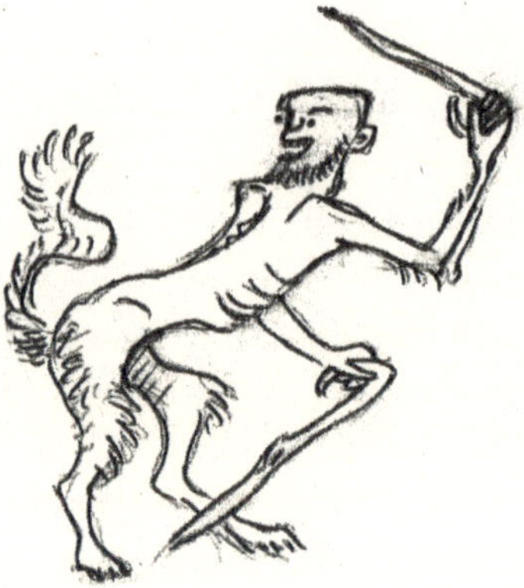

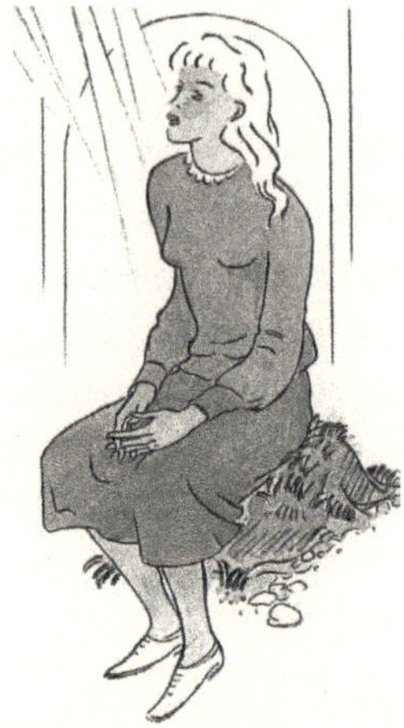

Petulantia	Disciplina
Unausgeglichenheit	Ausgeglichenheit
Unordnung	Ordnung
Launenhaftigkeit	Ausgewogenheit

Körperliche Störungen: Das zweite Kräftepaar, lokalisiert im 2. Halswirbelknochen, ist mit dem Ohrensinn – dem Chaos – verbunden. Durch Disziplinlosigkeit können Ohrenprobleme entstehen: Ohrenleiden, Tinnitus, Hörsturz, Ohrenschmerzen, Taubheit, Polypen, Nebenhöhlenbeschwerden, Allergien, Schwindel und Leberkrankheiten, die durch Ohrenleiden ausgelöst werden können.

Psychotherapie: Fasten, Massage mit Iris-Peeling/Orangenblütenöl, Sauna.

Edelsteintherapie: Jaspis- und Sarder-Ohr-Olive.

Was ist Disziplin?

Das griechische Wort für »Disziplin« heißt *kósmos*, »die [Welt] ordnung, das Universum«; so betont es auch Hildegard: »Alles nämlich, was in der Ordnung Gottes steht, antwortet einander. Die Sterne funkeln vom Licht des Mondes, der Mond leuchtet vom Feuer der Sonne, alles dient einem Höheren, und nichts überschreitet sein Maß.«

Hildegard stellt den Menschen nicht nur ins Zentrum des Universums, sondern betrachtet *ihn* als dessen Zentrum. Diese Sicht ermöglicht es, die kraftvolle Position im Leben einzunehmen, für die wir bestimmt sind. Wir sehen den Menschen bei Hildegard im Weltennetz. Kopf, Füße und beide Arme öffnen sich kreuzweise in die vier Himmelsrichtungen. Alle vier Lebenselemente stehen dem Menschen zur Verfügung und durchdringen seinen Körper: Das Feuer spendet Lebensenergie, die Luft den Atem, das Wasser ist für den Stoffwechsel zuständig und für die Körpersäfte, die Erde schließlich enthält alle Mineralien und Spurenelemente für die Nervenleitung und die Knochen.

Im Kosmos ist jede Kraft durch eine dagegen wirkende Kraft ausbalanciert. Jede Konfrontation wird durch eine Kompensation in Waage gehalten und ermöglicht erst so die Stabilität des Universums. Dieses Gesetz von Konfrontation und Kompensation durchdringt den ganzen Kosmos. Auch alle körperlichen Funktionen stehen im Gleichgewicht, und nur der konstanten Zusammensetzung aller Inhaltsstoffe im Blut ist unsere Gesundheit zu verdanken. Jede unserer 50 Milliarden Körperzellen steht mit jeder anderen in ständiger Verbindung und tauscht Informationen aus, sogar mit dem Universum. Mikro- und Makrokosmos sind im permanenten Informationsfluss.

Die Erfahrungen mit dem kosmischen Gesetz von Konfrontation und Kompensation lassen sich sehr gut auf das tägliche Leben übertragen. Auch wir werden immer wieder mit Kräften und Gegenkräften wie Ordnung und Unordnung, Hass und Liebe, Angriff und Gegenangriff konfrontiert. Es ist sehr hilfreich, zu wissen, dass jede Kraft von einer Gegenkraft ausbalanciert werden kann und es für das eigene Leben und Überleben vollkommen belanglos ist, ob andere Menschen das auch tun oder nicht. Was einzig und allein entscheidet, ist die eigene kraftvolle Ausrichtung zu den Ordnungs- und Heilungskräften im Universum.

Die große Kunst für ein glückliches Leben besteht darin, tagtäglich Ordnung zu halten, denn nur wir allein sind für unsere Ernährung und unseren Ernährungsstil zuständig. Die Griechen nannten diese Kunst *díaita* (»Diät, Einteilung [der Speisen]«): Essen und Trinken, Schlafen und Wachen, Bewegung und Ruhe, Reinigung von Körper und Seele – alles nach den weiter unten beschriebenen sechs goldenen Lebensregeln in einem harmonischen Gleichgewicht.

Disziplin entsteht durch Hinhören und Einordnen, dazu brauchen wir gute Ohren. Die Ohren sind das Gesundheitszentrum des Menschen, und dieses ist mit der Leber verbunden. Somit regelt das Gehör die Feinabstimmung des Stoffwechsels, das biochemische Gleichgewicht der körpereigenen Eiweißsynthese und des Energiehaushaltes, die alle in der Leber stattfinden. Jede Disharmonie bringt diese feinen biochemischen Vorgänge aus dem Gleichgewicht. Daher ist es so wichtig, was wir in unser Ohr eindringen lassen und wem wir »unser Ohr leihen«. Jeder hat nur ein gewisses Maß an Hörfähigkeit. Wer dieses Maß durch Krach, Disharmonie, Disco und Lärm zu früh überlastet, schädigt sein Gehör mit den möglichen Folgen von Schwerhörigkeit, Hörsturz, Tinnitus oder Durchblutungsstörungen. Alle diese Symptome sind eine Folge des Lärms unserer Zeit, dem unser Ohr ausgesetzt ist. Die optimale Lautstärke für unser Ohr ist der Vogelgesang.

Die Musik verbindet uns unmittelbar mit der Harmonie des Universums. Hildegard schreibt dazu: »Die ganze himmlische

Harmonie ist ein Spiegel der Gottheit und der Mensch ein Spiegel aller Wunder Gottes. Der ganze Kosmos ist harmonisch gestimmt.«

Die passende Musik kann wie ein Gebet sein und eine große Stille erzeugen, das Herz schlägt langsamer, die Atmung geht ruhiger, und der Körper tankt wieder auf. Wenn Ihre Lieblingsmusik Sie geradezu überwältigt, bricht plötzlich der Himmel auf, so wie wenn an einem trüben Tag die Sonne wieder scheint. Sie lieben diese Musik, weil Sie etwas Großartiges, Wunderbares berührt hat. Ihr Herz schlägt im Einklang mit dem Kosmos. Sie fühlen sich, als ob Sie ein spirituelles Bad genommen hätten. Eine große Freude steigt in Ihnen auf, diese Freude ist ein »Götterfunke«.

Sie können auch Urlaute, Worte oder Klänge in irgendeiner Sprache verwenden, die andere Menschen im Gebet zum Heilen und Reinigen oder zur Andacht verwenden: A und O oder die vielen Lieder, die Hildegard in lateinischer Sprache gesungen hat und die alle mit »O« beginnen. »O splendissima gemma. O strahlender Edelstein.«

Destruktive Worte und Bild der Ausgelassenheit

Viele Krankheiten entstehen durch einen chaotischen Lebensstil. Die schöne Frauengestalt der »Disziplin« verwandelt sich durch die Unordnung in einen Hund mit Männerkopf, der sich »ausgelassen« herumtreibt. Er steht auf seinen Hinterpfoten und hat die Vorderpfoten auf einen Stock gelegt, wobei sich sein Schwanz spielerisch hin und her bewegt. Der Hund symbolisiert Ausgelassenheit, Launenhaftigkeit und das Wirrwarr eines chaotischen Lebensstils, wie er für unsere heutige Zeit kennzeichnend ist.

Der Hund ist wie ein schlechter Clown, der sich mit dummen Sprüchen, Lärm oder klamaukigen Witzen bemerkbar machen will. Seine Späße sind dem Zeitgeschmack angepasst. Er nennt sich »Meister des Universums«. In Wirklichkeit aber schwätzt er viel Unsinn. Ganz nach seiner Art fasst er bald gute, bald verrückte Pläne. Er richtet sich ganz und gar nach dem Geschmack seiner Zuschauer, um sich beliebt zu machen. Rock, Pop und Techno beweisen, dass Musik eine Droge ist, die die Menschen zum Wahnsinn treiben kann oder zu Aggressionen, wie die Marschmusik, die häufig zu Kriegszwecken missbraucht wird. Heute werden Musik und Rhythmus benutzt, um »high« zu werden, wobei die letzten Moleküle Adrenalin abgefeuert werden. Die Häufigkeit von Hörsturz und Tinnitus bei Jugendlichen bestätigt, dass wir ein Volk von Schwerhörigen und Neurotikern werden. Das Chaos provoziert die Sehnsucht nach der Lebensordnung. Harmonie und Frieden können mitten im Chaos entstehen. Alles ist möglich.

Heilende Worte und Bild der Disziplin

»Mit deinen schmutzigen Witzen gleichst du einem üblen Gestank, der um die Ecke zieht. Wie ein Wurm wühlst du im Dreck. Die Menschen lieben dich, weil du ihnen ausgelassen entgegeneilst, so wie es die Hunde eben tun. Du zeigst auf niedrigstem Niveau genau das, was sich die neugierigen Menschen gerade wünschen. Mit deinen hässlichen und frechen Worten verletzt du die Herzen. Du übertreibst von einem Extrem zum anderen, damit du die Menschen besser manipulieren kannst.

Ich aber bin die Heilkraft, mit der das Leben gelingt. Ich bin ein Freund, auf den man sich verlassen kann. In mir haben sich die Lebensfreude und die schöne Gerechtigkeit zu einem königlichen Paar verbunden.«

Organische Auswirkungen der Ausgelassenheit

Ein chaotischer Lebensstil und ein unordentliches Leben sind mit der Erkrankung des autonomen Nervensystems in der Region der Halswirbelsäule verbunden, ganz speziell mit Schäden am zweiten Halswirbel. Diese Nervenregion kontrolliert das Hörorgan und den Gleichgewichtssinn sowie die Durchblutung des Kopfes. Bei Fehlstellung können Schwindel, Schwerhörigkeit, Ohrgeräusche, Tinnitus, Hörsturz und Durchblutungsstörungen ausgelöst werden. Ebenso treten häufig Katarrhe in der Eustachischen Röhre und den Nebenhöhlen auf. Störungen im Ohrenbereich können durch eine Leberschwäche ausgelöst werden.

Vom Ursprung der Ausgelassenheit

Sind wir nicht einzigartige Königskinder des allerhöchsten Königs? Müsste nicht auch diese göttliche Kraft in unserem Leben hier und jetzt spürbar werden? Wer dieses Leben von den göttlichen und kosmischen Kräften trennt, verliert auch seine Lebenskraft, die aus diesen Quellen fließt. Das schwächt auch unsere Abwehrkraft und wir werden anfällig für alle möglichen Autoaggressionskrankheiten, die schulmedizinisch alle unheilbar sind. Nun bekommen auch die Viren, Bakterien und Pilze ihre Chance. Die Angst, krank zu werden, macht krank. Daher werden heute die Menschen in Angst und Schrecken versetzt, sich durch Impfungen zu schützen oder Medikamente zu nehmen, die oft noch viel gefährlicher sind als die Krankheiten selber.

Wir verkürzen unser Leben auf den Genuss und Verbrauch toter materieller Güter. Die Menschen werden zum Käufer oder zur Ware:

»Darauf sah ich unter der Menschenmenge andere Zeitgenossen, die mit großer Macht ihre aufdringliche Meinung herausschrien. Nur durch Bosheit kann man etwas im Leben erreichen: Das sind diejenigen Verführer, die die Menschen zum chaotischen Lebensstil ermuntern, um sie besser auszunutzen.«

Symbol und Symptom der Ausgelassenheit

Hildegard sieht in ihrer visionären Schau die Krankheitsfolgen der Menschen, die am chaotischen Lebensstil leiden, wobei sich hinter den Symbolen Feuer, Flamme und Würmern symptomatische Krankheiten mit Entzündungen und Infektionen verbergen.

Dazu gehören viele »Autoaggressionskrankheiten«, bei denen sich der eigene Körper selbst mit Krebs, Herzinfarkt, Schlaganfall oder Rheuma zerstört, wenn das Leben zur Hölle geworden ist.

Spirituelle Heilung

Eine gesunde Lebensordnung kann man am besten im Fasten lernen sowie durch das Hinhören auf Gottes Wort.

Durch das Fasten werden wir leichter und steigen für eine kurze Zeit aus der materiellen in die spirituelle Welt, um von dort mit neuer kosmischer Energie zurückzukehren.

Die Therapie für ein chaotisches Leben kombiniert das Fasten mit Reinigungen durch Bäder und Sauna sowie Bürstenmassagen.

Beschäftigen Sie sich immer wieder mit den heilenden Worten der Disziplin (Hildegard-Gebet für die Disziplin):

»Ich aber bin die Heilkraft, mit der das Leben gelingt. Ich bin ein Freund der Zuverlässigkeit. In mir haben sich die Lebensfreude und die Schönheit der Gerechtigkeit zu einem königlichen Paar verbunden.«

Disziplin in Aktion und die sechs goldenen Lebensregeln

Wir haben gesehen, wie durch die Ordnungskräfte der Disziplin aus Chaos ein Kosmos entsteht, und brauchen jetzt nur noch dieselben Kräfte in unserem Leben anzuwenden, um unser eigenes Leben in den Griff zu bekommen. Das gelingt umso besser, je mehr wir uns unserer eigenen spirituellen Natur bewusst werden und damit beginnen, unser Handeln und Denken mit dem Leben in Einklang zu bringen. Aus dieser Sicht sind die sechs goldenen Lebensregeln hilfreich und notwendig, um das Leben zu meistern.

Jeder Mensch wird im Laufe seines Lebens mit verschiedenen Schwierigkeiten konfrontiert, die ihn stärken oder schwächen können. Wer seine Gesundheit, Vitalität und Lebensfreude trotz dieser Konfrontationen bis ins hohe Alter erhalten möchte, braucht eine ausgeglichene Lebensordnung. Erinnern wir uns an die göttlichen und kosmischen Kräfte unserer Seele, und wir entdecken genau dieselben übernatürlichen Kräfte, mit denen das Leben und das Universum funktionieren. Wir sind wieder zentriert und handeln und denken im Einklang mit der Natur und dem Leben. Die Hälfte aller Deutschen, das sind 40 Millionen Menschen, achtet heute mehr auf ihre Gesundheit als je zuvor und will gesund bleiben. Hier sind die entscheidenden Maßnahmen:

Die sechs goldenen Lebensregeln

Das Wissen um die Erhaltung und Wiederherstellung unserer leiblichen und seelischen Gesundheit können wir in sechs goldenen Lebensregeln zusammenfassen. Diese sechs Lebensregeln – *sex reis non naturales* – sind dem Menschen nicht von Natur aus mitgegeben und gehören zur Kunst der Lebensführung. Sie erinnern uns täglich daran, uns für diese Ordnung zu entscheiden, um gesund zu bleiben:

1. Ihre Lebensmittel sollen Ihre Heilmittel sein: Treffen Sie mit den Hildegard-Angaben die richtige Auswahl der Lebensmittel. Nur die natürlichen Lebensmittel enthalten die Kräfte, um unsere Gesundheit zu erhalten oder wiederherzustellen. Künstlich produzierte Nahrungsmittel und Zubereitungstechniken wie zum Beispiel Mikrowellen machen uns krank, weil sie nicht dieselben natürlichen Kräfte enthalten, die in den natürlichen Lebensmitteln vorhanden sind.
2. Verwenden Sie zur Wiederherstellung und zur Erhaltung Ihrer Gesundheit zunächst die Heilmittel aus der Natur.
3. Bringen Sie Bewegung und Ruhe, Gebet und Meditation in ein gesundes Gleichgewicht gemäß der Benediktinerweisheit »Ora, lege et labora«: »Bete, lese und arbeite.«
4. Bringen Sie Schlafen und Wachen zur Regeneration überstrapazierter Nerven in ein Gleichgewicht.
5. Fördern Sie die Ausleitung von Gift- und Schlackenstoffen aus dem Blut, der Lymphe und dem Bindegewebe durch Aderlass, Schröpfen, Moxibustion, Bäder, Sauna und Massagen.
6. Fördern Sie Ihre spirituelle Gesundheit und damit Ihre Abwehrkräfte, indem Sie Ihre seelischen Schwächen, Sorgen, Nöte und Süchte in die dahinterliegenden 35 positiven Heilungskräfte transformieren.

Weitere Weisheiten zur Disziplin findet man in der Bibel: Psalm 34; Johannes 5, 24–34; Römer 10, 14–18; Sprüche 1, 7; 10, 17; 12, 1; 15, 32; Hebräer 12, 5–11.

Edelsteintherapie

Jaspis und Sarder helfen bei Schwerhörigkeit, Ohrensausen und Tinnitus. Die Steine werden zu sog. Ohroliven geschliffen und an einer Silberkette befestigt. Ohrolive mit Speichel befeuchten und täglich 10–15 Minuten im Ohr tragen.

3. Vergnügungssucht – Bescheidenheit

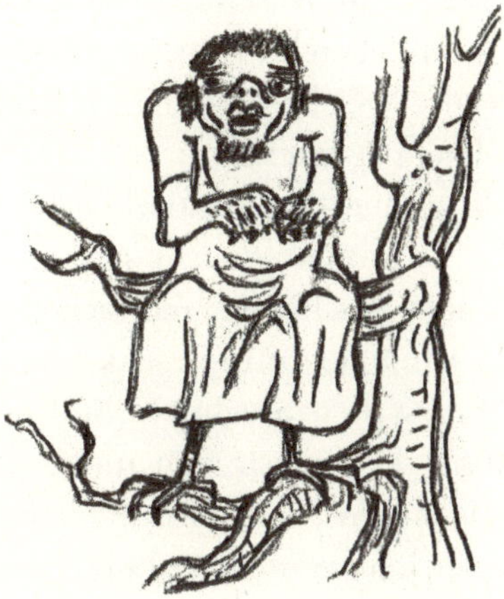

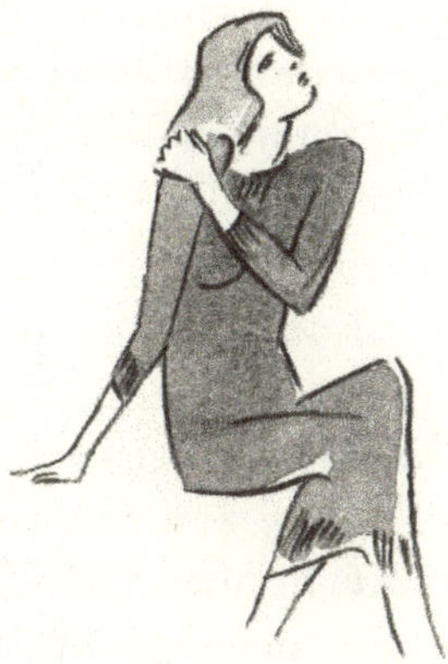

Joculatrix	Verecundia
Gemeinheit	Freundlichkeit
Rücksichtslosigkeit	Respekt
Unhöflichkeit	Höflichkeit
Instinktlosigkeit	Takt

Körperliche Störungen: Das dritte Kräftepaar, lokalisiert im 3. Halswirbelknochen, ist mit dem Geruchssinn – der Vergnügungssucht – verbunden. Durch Vergnügungssucht können HNO-Probleme entstehen: Geruchsverlust, Sinusitis, Polypen, Zysten oder Trigeminusneuralgien, Katarrhe der Eustachischen Röhre.

Psychotherapie: Fasten, Verzicht auf Wein und Spirituosen.

Edelsteintherapie: Jaspis-Nasen-Olive.

Was ist Bescheidenheit?

Bescheidenheit ist der kürzeste Weg zum Wesentlichen im Leben. Nur das, was man wirklich zum Leben braucht, ist wichtig, alles andere ist überflüssig. Diese alte Weisheit aus dem Lateinunterricht hat mich mein Leben lang begleitet.

Wir leben auf den ersten Blick in einer hedonistischen Welt und verlieren uns in konstanter Vergnügungssucht und Zerstreuung. Kein Wunder, dass einige abschalten und sich beispielsweise mit Aufmerksamkeitsdefizitstörung ausklinken. Besonders in Ländern wie den USA ist diese psychische Störung weit verbreitet, weil eine Sensation die nächste jagt und zum Beispiel drei Fernseher gleichzeitig laufen. Diese Störung kennzeichnet die materielle Welt, in der keiner mehr zuhört, es sei denn, es gibt ein Sensation und immer etwas ganz Neues.

Die Nase ist symbolisch ein Tummelplatz dieser Vergnügungssucht. Viele Menschen lassen sich von der Parfümindustrie an der Nase herumführen. Parfüms versprechen und assoziieren bereits durch ihren Namen Abenteuer, Exotik und Erotik.

Der Geruchssinn steht sehr eng mit unserem gesamten Denken, Fühlen und Handeln in Verbindung. Schon wenige Duftmoleküle genügen, um in unserem Riechzentrum Gefühle, Erinnerungen und Stimmungen auszulösen. Das Riechen ist unter den Sinnesorganen der einzige Sinn, der einen direkten Zugang zu unserem Gehirn hat. Hier werden im sogenannten Gefühlszentrum Stimmungshormone ausgeschüttet (Serotonin, Endomorphine), die in der Lage sind, dem Menschen ein Glücksgefühl oder Schmerzlosigkeit zu vermitteln. Das Riechzentrum beeinflusst darüber hinaus das vegetative Nervensystem, mit dem die Körperfunktionen, wie zum Beispiel die Atemfrequenz, der Herzrhythmus, die Verdauung, die Körpertemperatur und die Hormonregulation gesteuert werden. Diese Wirkung wird in der Aromatherapie zu Heilzwecken angewendet.

Die Bescheidenheit öffnet unsere Augen für die göttliche Welt. Hier sind wir fähig, unsere Blockaden beiseitezuräumen und uns mit dem Universum zu verbinden, das mit allen Notwendigkeiten zum Leben gefüllt ist. In dieser Welt sind wir nicht mehr allein, und es stehen uns neue Güter zum Leben zur Verfügung, die wir bisher noch nicht entdeckt hatten.

Bescheidenheit befreit den neurotischen Angeber von seinem ständigen Zwang, überall »der Beste, der Stärkste, der Reichste, und Klügste« sein zu müssen, und führt zu innerem Frieden und Schönheit.

Destruktive Worte und Bild der Vergnügungssucht

Die Vergnügungssucht hat die Gestalt eines schamlosen Gauklers, der den Menschen die Zeit stiehlt und sie vom spirituellen Weg abbringt. Hat den Menschen der Ekel vor seinem ausgelassenen Treiben ergriffen, nähert er sich sofort wieder als Possenreißer, um erneut seine Späße zu treiben.

Durch den Verlust der Bescheidenheit verwandelt sich der Mensch in einen Clown mit übergroß verunstalteter Nase als Symbol seines närrischen Treibens. Er jagt von einer Belustigung zur anderen, bis ihn der Ekel überkommt. Der Kampfplatz der Vergnügungssucht ist der Geruchssinn, mit dem die Menschen an der Nase herumgeführt werden.

»Es ist doch viel besser herumzutoben, als Trübsal zu blasen. Spielsucht und Spaß sind doch wohl keine Schande. Der Himmel selbst treibt doch mit der Schöpfung seine Späße. Warum sollte ich nicht lustig sein? Mensch und Tier, Tier und Mensch treiben ihre Scherze miteinander; und das ist gut so.«

Heilende Worte und Bild der Bescheidenheit

»Du bist wie ein Tier, das nur nach seinen Trieben lebt. Ich erröte vor Scham bei all diesem Schmutz und schütze mich mit der heilenden Kraft der Bescheidenheit. Durch dein Verhalten verhöhnst du das Leben, da du nur danach trachtest, die Zeit totzuschlagen.

Mir werden die Reichtümer des Lebens gezeigt, weil Gott mir seine Geheimnisse offenbart. Das Göttliche beeinflusst mein Leben. Ich schaue mit reinen Augen und verstehe, was Gott von mir will, mit anderen Worten, das Gute und Schöne zu entdecken, was du in deiner Blindheit übersiehst.«

Organische Auswirkungen der Vergnügungssucht

Die Vergnügungssucht ist mit der Erkrankung des autonomen Nervensystems in der Region der Halswirbelsäule, ganz speziell mit Schäden am dritten Halswirbel verbunden. Diese Nervenregion kontrolliert das Geruchsorgan und die Nebenhöhlen sowie die Durchblutung des Kopfes. Bei Fehlstellung können Geruchsverlust, Polypen, Sinusitis und Trigeminusneuralgien sowie Zahnschmerzen ausgelöst werden.

Vom Ursprung der Vergnügungssucht

Die Einschaltquoten beweisen, dass es gar nicht dumm genug zugehen kann. Die verrücktesten Moderatoren sind die bestbezahlten Spaßvögel unserer Gesellschaft. Philosophen und Weise sind Seltenheiten. Gottes Weisheit ist Mangelware:

»Ich sah unter den Zeitgenossen Schreihälse, die riefen: ›Nur das Böse soll Macht über uns haben!‹ Die Quatschköpfe sprachen so, als ob sie etwas vom Leben verstünden, und trieben die Menschen an, ein schamloses Dasein zu führen.«

Symbol und Symptom der Vergnügungssucht

Die Krankheitsfolgen vergnügungssüchtiger Menschen sieht Hildegard in ihrer mystischen Schau als einen schwarzen Nebel, in dem ein gewaltiges Feuer brannte, und einem erstickenden Rauch, der einem schier die Luft abschnürte wie bei Heuschnupfen und Asthma. Fieber ohne Infektion findet sich zum Beispiel bei Entzündungen wie Gastritis, Colitis oder Magenfieber und bei verschiedenen Allergien.

Spirituelle Heilung

Es tut immer gut, sich von Zeit zu Zeit vom täglichen Rummel ins Fasten zurückzuziehen oder mit einer Fastengruppe Stille und Ruhe zu suchen. Dabei hilft auch ein einfaches Hildegard-Fasten mit Fencheltee und Dinkelbrühe mit viel Gemüse.

Besonders heilsam sind Fasten und eine anschließende Diät aus Dinkel, Obst und Gemüse bei der Behandlung von allen Haut- und Schleimhauterkrankungen, die durch Allergien oder Aggression ausgelöst werden.

Beschäftigen Sie sich auch immer wieder mit den heilenden Worten der Bescheidenheit des folgenden Hildegard-Gebets: »Mir werden die Reichtümer des Lebens gezeigt, weil Gott mir seine Geheimnisse offenbart. Das Göttliche beeinflusst mein Leben. Ich schaue mit reinen Augen und verstehe, was Gott von mir will, mit anderen Worten, das Gute und Schöne zu entdecken, was du in deiner Blindheit übersiehst.«

Hildegard wurde ihr Wissen in Visionen offenbart, weil sie sich durch Meditation und Gebet darauf vorbereitet hatte, ein offenes Bewusstsein für die Weisheit Gottes zu erlangen. In ihrem letzten Schöpfungsbuch *Welt und Mensch* bekennt sie: »In der ganzen Schöpfung sind geheime Heilkräfte verborgen, die niemand wissen kann, wenn sie nicht von Gott offenbart werden.«

Bescheidenheit in Aktion

Ohne Freude kann man nicht leben, aber die Vergnügungssucht einer Spaßgesellschaft raubt dem Menschen den Verstand und hindert ihn daran, am wahren Leben teilzunehmen, weil er nie Zeit hat. Verzichten Sie bewusst auf sinnlose Unterhaltung wie Fernsehen und Zeitungen. Sie werden merken, dass Sie gar nichts verpassen, und die Flut von negativen Nachrichten über das Grauen der Welt wird Ihnen nicht fehlen. Ich habe es selbst ausprobiert und bewusst sechs Monate auf Fernsehen und Morgenzeitung verzichtet. Dadurch hatte ich mehr Zeit für meine Frau, meine Familie und Freunde. Ich genieße die Sommerabende und freue mich am Gesang der Vögel und Grillen und am nächtlichen Sternenhimmel. Transformieren Sie Ihr manchmal vielleicht sinnloses Treiben, mit dem Sie Ihre Zeit totschlagen, in sinnvolles Tun, das Sie schon immer vorhatten: Klavier spielen, singen, tanzen, Fahrrad fahren, wandern, gärtnern oder Freunde einladen und ein Fest geben. Laden Sie dazu Leute aus Ihrer Nachbarschaft ein, die Sie bisher gemieden haben, und Sie werden überrascht sein, welche Freude Sie auslösen und selbst empfangen. Finden Sie Gefallen an den kleinen Freuden des Lebens. Lernen Sie von den Künstlern, wie sie sich durch die Natur inspirieren ließen, denn »Vergnügungssucht macht blind für das wahre Leben. Du kannst die ganze Welt kennenlernen und hast doch gar nichts gesehen. Das Wesentliche ist im Menschen und in der Natur verborgen. Öffne deine Augen und Ohren für die Schönheit der Natur, die in jedem Geschöpf zu finden ist, in jedem Vogelgesang, jeder Blume, jedem Schmetterling und all den alltäglichen Dingen, die als Vorbilder für viele Künstler, Musiker und Bildhauer wurden.«

Weitere Weisheiten zur Bescheidenheit finden sich in folgenden Bibelpassagen: Psalm 115, 1–13; 139, besonders Vers 1–6; das Hohe Lied 1, 1–4; Prediger 1, 1–18; 2, 1–26; und Philipper 1, 9–11.

Edelsteintherapie

Der Jaspis wird zu einer Nasenolive geschliffen und an einer Silberkette befestigt, damit man ihn leicht wieder aus der Nase entfernen kann. Er hilft bei Dauer-, Heuschnupfen und Sinusitis.

Jaspis-Nasen-Olive mit Speichel befeuchten und mehrmals täglich für 5 bis 10 Minuten am Silberkettchen im Nasenloch tragen.

4. *Unbarmherzigkeit – Mitgefühl*

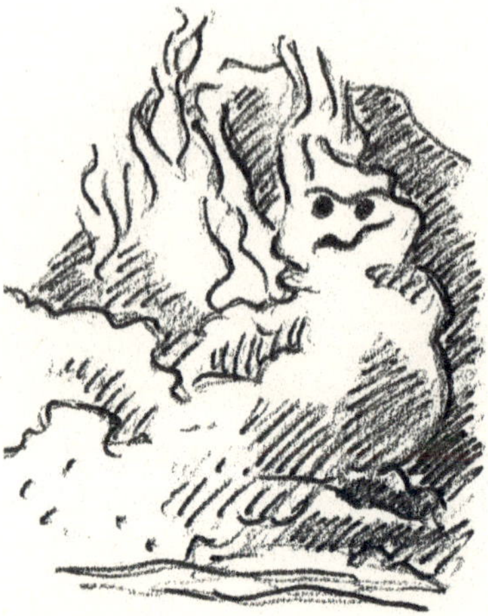

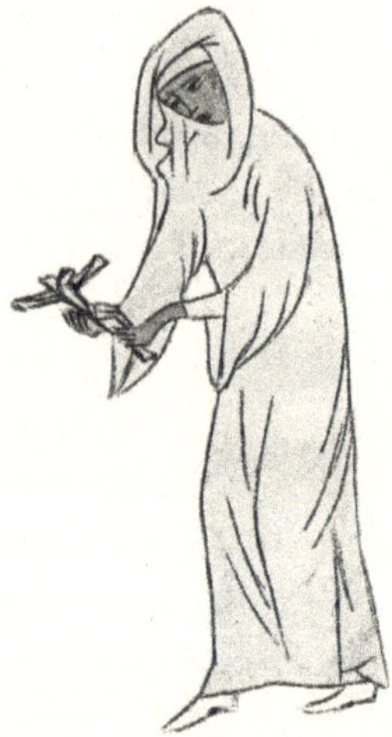

Obduratio	Misericordia
Hartherzigkeit	Barmherzigkeit
Rücksichtslosigkeit	Einfühlungsvermögen
Verhärtung	Weichherzigkeit
Erbarmungslosigkeit	Menschlichkeit

Körperliche Störungen: Das vierte Kräftepaar, lokalisiert im 4. Halswirbelknochen, ist mit dem Mund, der Sprache und dem Geschmackssinn verbunden. Es können Kehlkopfentzündung, Angina, Heiserkeit, Halsschmerzen, Geschmacksverlust, Heuschnupfen, Katarrhe, Zysten und Polypen mit Kopfschmerzen, Zahnschmerzen oder Trigeminus-Neuralgien ausgelöst werden. Durch Hartherzigkeit können Gefäße und Organe versteinern und verstopfen: Sklerose, Sklerodermitis, Arteriosklerose, Verengung der Blutgefäße, Thrombose- und Emboliegefahr.

Psychotherapie: Fasten, Sauna, Bürstenmassage.
Edelsteintherapie: Achat.

Was ist Mitgefühl?

Ohne Mitgefühl gibt es kein menschliches Zusammenleben. Das Glück und die Freude, ein Mensch zu sein, kann auf keinem anderen Weg besser gefunden werden als durch die Fähigkeit, füreinander da zu sein. Hildegard nennt daher das Mitgefühl *quasi medicina*, eine gute Medizin, und meint damit, dass gute Worte und Taten starke Heilmittel sind. Hier liegt der Schlüssel, Unheilbarkeit zu durchbrechen, weil das Mitgefühl neue Möglichkeiten auftut, die man allein nicht sehen kann. Heilende Worte beeinflussen unser Nervensystem und richten das erschöpfte Hormon- und Immunsystem wieder auf, so dass die körpereigene Apotheke Heilung und Umstimmung auslösen kann. Heute wissen wir von vielen Experimenten der Biophysik, wie sich durch gesprochene Worte die Energie des Wasser- bzw. Säftehaushalts im Körper erhöht und zu Heilung und Harmonie führt.

In unserer westlichen Leistungsgesellschaft sind Barmherzigkeit und Mitgefühl leider Mangelware. Ein solcher Zustand, schreibt Hildegard, ist eine Folge der Vergnügungssucht, bei der jeder versucht, sein Leben auf Kosten des anderen rücksichtslos auszuleben. Der Preis ist allerdings sehr hoch, weil manche Menschen dabei innerlich verhärten.

Destruktive Worte und Bild der Unbarmherzigkeit

Der Unbarmherzigkeit fehlt bereits die menschliche Gestalt, sie ist nur noch nebulös vorhanden, ohne Glieder, mit großen schwarzen Augen, die starr vor sich hin glotzen. Alles verhärtet, das Herz, die Adern (Arteriosklerose), das Gehirn (Zerebralsklerose) und schließlich der ganze Mensch (multiple Sklerose). Die Hartherzigkeit kann zu Autoaggressionskrankheiten führen, bei denen sich der Mensch lieber selber zerstört, als den Rest seines Lebens in einer eiskalten Atmosphäre zu leben. Die Hartherzigkeit spricht aus einer Rauchwolke:

»Weshalb soll ich für irgendeinen Verantwortung übernehmen? Da wäre ich doch ganz schön blöd! Ich werde mich für niemanden einsetzen, denn keiner kümmert sich um mich. Soll sich doch Gott selber um seine Geschöpfe kümmern. Warum lässt er so viel Grausamkeit zu? Ich kümmere mich nur um mich, und jeder Einzelne soll doch sehen, wo er bleibt.«

Die Hartherzigkeit blockiert nicht nur liebende Beziehungen zu anderen Menschen, sondern auch die selbstverständliche Fähigkeit, für andere Menschen in Not da zu sein. So verhärten nicht nur die eigenen Gedanken, sondern auch der Körper, alle Organe und Gefäße können hart werden, verkalken und schließlich platzen. Gegen die eiskalte Rücksichtslosigkeit kämpft die Barmherzigkeit.

Heilende Worte und Bild des Mitgefühls

»O du versteinertes Wesen, was schwätzt du da? Die Heilkräuter spenden mit ihren Blüten den anderen Pflanzen einen lieblichen Duft. Ein Edelstein wirft seinen Glanz auf den anderen, die ganze Schöpfung hat nach Gottes Willen eine Sehnsucht nach Umarmung und Liebe … Ich bin mit Luft und Tau und aller Lebenskraft *(viriditas)* ein süßes Heilmittel für alle, und mein Herz ist voller Liebe für jeden Einzelnen, dem ich meine Hilfe anbiete. Ich war schon von Anfang an da, als das große ›Fiat‹ (›Es werde‹) die Schöpfung in Bewegung setzte … Allen Kranken helfe ich, bis sie gesund sind, weil ich für sie ein Heilmittel bin, so gut wie eine milde Salbe.«

Mitgefühl ist eine starke Seelenmedizin. Eine Art Ohrendiagnose, um in den gesprochenen Worten die Ursachen der Krankheit zu ergründen. Daher ist auch eine Sprechstunde eine Gelegenheit, um sein Herz auszuschütten. Wer sich seinen Kummer von der Seele wegreden kann, ist schon halb genesen.

Einfühlungsvermögen heißt das Heilmittel, die Kunst, durch Zuhören heilen zu können. Hildegard vergleicht diese Gabe mit einem Edelstein oder mit dem Duft der Kräuter, der über die Seele weht und heilt.

Organische Auswirkungen der Unbarmherzigkeit

Die Unbarmherzigkeit und Gleichgültigkeit sind mit der Erkrankung des autonomen Nervensystems in der Region der Halswirbelsäule, ganz speziell mit Schäden am vierten Halswirbel verbunden. Diese Nervenregion kontrolliert das Geschmacksorgan, das Sprechen und die Nebenhöhlen sowie die Durchblutung des Kopfes. Bei Fehlstellung können Geschmacksverlust, Heuschnupfen, Katarrhe, Zysten und Polypen mit Kopf-, Zahnschmerzen oder Trigeminusneuralgien ausgelöst werden.

Vom Ursprung der Unbarmherzigkeit

Der Zeitgeist versucht, die Menschen zur Unbarmherzigkeit zu überreden, und treibt sie an, auf Kosten der anderen ihre eigenen Vorteile zu suchen. So zerfällt die Welt in sehr Arme und sehr Reiche. Hartherzigkeit ist eine negative Kraft, die nach innen zielt und schließlich den ganzen Körper autoaggressiv zerstören kann. Es kann das Leben kosten, wenn Hartherzigkeit einen Schlaganfall, Herzinfarkt oder Krebs auslöst.

Symbol und Symptom der Unbarmherzigkeit

Die Schulmedizin kennt über 20 000 Krankheiten, die eine autoaggressive Ursache haben. Es handelt sich hierbei um eine Form von innerem Selbstmord, wenn das Leben zur Hölle geworden ist und der Mensch den Ausweg in einer tödlichen Krankheit sucht.

Wir müssen uns darüber klar sein, dass wir uns durch unsere eigene Reaktion selbst in höchste Gefahr bringen und unsere Gesundheit, Vitalität und Lebensfreude aufs Spiel setzen. Hildegards visionäre Sprache lässt keinen Zweifel an diesem gefährlichen Abenteuer aufkommen.

Erstaunlicherweise hat Hildegard in ihrem medizinischen Lehrbuch *Causae et curae* die ganze Kettenreaktion der Autoaggression als Folge einer Explosion beschrieben, bei der uns der Kragen platzt und die Galle überläuft. Dabei wird in der Leber so viel Galle ausgeschüttet, dass sie den ganzen Körper übersäuert, entzündet und zerstört.

»Wenn die menschliche Seele fühlt, dass sie selber oder ihr Leib verletzt werden (Kränkungen, Verletzungen, Gemeinheiten, Schicksalsschläge), ziehen sich das Herz, die Leber und die Gefäße zusammen.

Dabei erhebt sich um das Herz herum eine Art von Nebel und hüllt das Herz in Dunkelheit. So wird der Mensch traurig. Nach der Trauer aber erhebt sich der Zorn. Lässt der Mensch den Zorn nicht zum Ausbruch kommen, sondern findet sich stillschweigend damit ab, dann beruhigt sich die Galle wieder. Wird er aber zornig, dann dehnt sich der Zorn zur Schwarzgalle aus, bringt sie in Unruhe, so dass sie einen tiefschwarzen Nebel aussendet. Dieser zieht zur Galle und quetscht aus ihr ein äußerst bitteres Gas (Stickstoffoxid) heraus. Beide steigen zum Kopf auf und zerstören die Nerven. Dann ziehen sie sich zum Bauch, durchbohren seine Därme (›poröser Darm‹) und führen ihn in Lebensgefahr (Autoaggression). So kommt der Zorn unbewusst zum Ausbruch, denn durch den Zorn rast der Mensch heftiger wie durch irgendeine andere Geisteskrankheit. Auch verfällt der Mensch durch den Zorn in die Selbstvernichtung.«

Nun kann der Darminhalt mit den Allergenen, Bakterien, Viren und Parasiten ungehindert ins Blut gelangen und eine fürchterliche Selbstzerstörung auslösen. Das Abwehrsystem produziert hochaggressive Waffen, um die eindringenden »Feinde« Tag und Nacht zu beseitigen. Diese Waffen werden ins Blut abgegeben und durch den ganzen Körper transportiert. Es gibt keine einzige Körperzelle, die nicht durchblutet wird und dadurch autoaggressiv zerstört werden kann. Diese Krankheiten gelten in der Schulmedizin als unheilbar, weil man meistens nur die äußerlichen Symptome bekämpft, ohne die zugrundeliegende Ursache zu beseitigen. Ganz abgesehen davon, dass die seelischen Störungen unberücksichtigt bleiben. Dadurch werden die Krankheiten immer gefährlicher, weil unterdrückte Symptome eine starke Kraft haben und an anderer Stelle mit Gewalt wieder aufbrechen können. Noch schlimmer eine Krebsoperation, wobei der Tumor entfernt wird, aber der Brandherd der Seele weiterhin brennt. Kein Wunder, wenn der Tumor so lange zurückkommen muss, bis auch die seelischen Ursachen beseitigt werden. Und so spiegelt sich die Aggression im Körper wider:

Autoaggressionskrankheiten als Folgen von Wut und Zorn sind zum Beispiel die folgenden:

- Zerstörung von Nervengewebe: Schlaganfall, Parkinson, Alzheimer sowie multiple Sklerose, chronische Entzündungen der Sinnesorgane, besonders der Augen.
- Zerstörung von Herzmuskelgewebe und Gefäßen: Herzinfarkt.
- Zerstörung von Gelenken: Arthritis und Polyarthritis.
- Zerstörung von Muskeln und Bindegewebe: Fibromyalgie, Myopathie.
- Zerstörung der Haut und Schleimhaut: Neurodermitis, Psoriasis, Bronchitis, Asthma, Haarausfall, Allergien.

- Zerstörung von Organen: Gastritis, Colitis, Hepatitis, Pankreatitis.
- Zerstörung der Gene im Zellkern: Präkanzerose und Krebs.

Im Prinzip kann jedes Organ selbstmörderisch zerstört werden. Wir können uns aber auch vor Autoaggressionen schützen, indem wir beispielsweise mit uns und unseren Mitmenschen empfindsam und rücksichtsvoll umgehen.

Spirituelle Heilung

Mitgefühl lernt man am besten in einer Fastengruppe, wo jeder in einer vertrauensvollen Atmosphäre seine Leidensgeschichte erzählen und loslassen kann. Hierbei werden Zusammenhänge klar, mit denen man sich bisher vergeblich abgequält hat. Das Mitleid hat aber dort seine Grenzen, wo versucht wird, es mit seiner Leidensgeschichte zu erzwingen. Besonders bei alten Geschichten, die jahrelang zurückliegen, wird es Zeit, endlich einen Schlussstrich zu ziehen. Hier kann falsch verstandenes Mitleid sogar Öl ins Feuer gießen und die Heilung verhindern.

Zusätzlich zum Hildegard-Fasten sollen auch die Saunatherapie sowie eine Iris-Peeling/Orangenöl-Massage angewendet werden.

Beschäftigen Sie sich auch immer wieder mit den bereits zitierten heilenden Worten des Mitgefühls (Hildegard-Gebet des Mitgefühls):

»Ich bin mit aller Kraft *(viriditas)* ein süßes Heilmittel für alle, und mein Herz ist voller Liebe für jeden Einzelnen, dem ich meine Hilfe anbiete. Ich war schon von Anfang an da, als das große ›Fiat‹ (›Es werde‹) die Schöpfung in Bewegung setzte … Allen Kranken helfe ich, bis sie gesund sind, weil ich für sie ein Heilmittel bin, so gut wie eine milde Salbe.«

Eine Gesellschaft, bei der das Geld das Maß aller Dinge ist, zerbricht auf dem Weg der Hartherzigkeit. Als Folge der Hartherzigkeit entstehen die oben beschriebenen Autoaggressionskrankheiten.

Wenn man die seelischen und körperlichen Zusammenhänge kennt, kann man diese Krankheiten sehr wohl verhüten oder auch in den Griff bekommen. Unheilbar ist die Autoaggression nur, wenn man allein die Symptome behandelt, ohne die Ursachen zu beseitigen. Wenn sich der Lebensstil und die Ernährung nicht ändern, kann eine wirkliche Heilung nicht stattfinden. Die Kraft der Barmherzigkeit kann uns aus diesem Teufelskreis befreien.

Mitgefühl in Aktion – die sieben Regeln der Barmherzigkeit

Wir haben uns so an den Sozialstaat gewöhnt, dass unser eigenes Verantwortungsbewusstsein auf ein Minimum zusammengeschmolzen ist. Der Staat soll doch sehen, wie er damit fertig wird: mit den Alten, mit den Kindern, den Arbeitslosen, Ausländern, Kranken, Obdachlosen und Gefangenen. Jedes Naturvolk hat sich um die Schwachen und Kranken gekümmert, nur in unserer modernen Gesellschaft soll alles vom Staat geregelt werden. Damit wird aber die Behandlung viel teurer und am Ende schließlich unbezahlbar. Das Leben läuft am besten mit dem richtigen Denken und Handeln nach den sieben Regeln der Barmherzigkeit, die in der »Lex divina«, dem »göttlichen Gesetz«, zusammengefasst sind:

- Hungrige speisen,
- Durstenden zu trinken geben,
- Nackte kleiden,
- Obdachlose beherbergen,

- Kranke heilen,
- Tote begraben und
- Gefangene befreien.

Lassen wir also die sieben Regeln der Barmherzigkeit in Aktion treten:

1. *Hungrige speisen:* Unsere Lebensmittel enthalten alles, was der Mensch zum Leben braucht, wenn man sie gezielt und natürlich einsetzt. In der Hildegardschen Ernährungstherapie werden alle Lebensmittel nach ihrem Heilwert zur Heilung oder Wiederherstellung der Gesundheit beschrieben. Hildegard hat als Einzige in der westlichen Welt ihr Wissen visionär, das heißt nicht durch Experimente oder menschliches Wissen, erlangt. Dadurch ist dieses Wissen allem menschlichen Wissen und allen Modeströmungen überlegen und zeitlos gültig. Wir haben diese Angaben viele Jahre lang in unserem Kurhaus erprobt und ganz erstaunliche Heilungen selbst nach jahrelangem Kranksein beobachtet. Diese Erfahrungen sind in dem Buch *Die Ernährungstherapie der Hildegard von Bingen* zusammengefasst und mit den besten Rezepten aus der ehemaligen Kurhaus-Küche für jedermann zugänglich gemacht.
2. *Durstigen zu trinken geben:* Der Mensch besteht zu siebzig Prozent aus Wasser. Wasser ist der wichtigste Transporteur unserer Lebensmittel und reinigt den Körper von seinen Stoffwechselendprodukten. Jede Körperzelle ist auf Wasser angewiesen, wir können nicht länger als drei Tage ohne Wasser leben. Aber Wasser ist nicht gleich Wasser. Wasser kann sogar schädlich sein, zum Beispiel Mineral- oder Leitungswasser, das zu viele Umweltgifte enthält. Alle Mineralwässer, die mehr als ein Prozent Mineralien enthalten, können den Körper und die Körperzellen durch Osmose austrocknen. Nach Untersuchungen der Universität Konstanz

können wir im Oberflächenwasser des Bodensees nicht nur sämtliche krebserregenden Agrarpestizide, sondern auch sämtliche chemischen Arzneimittel wiederfinden, die von den Menschen ausgeschieden werden: Kortison, Antibiotika, Aspirin, Rheumamittel, ja sogar Östrogen aus der Antibabypille und krebserregende Chemotherapie.

Hildegard beschreibt in ihrem medizinischen Lehrbuch eine geniale Wasserlehre und zeigt mehrere Möglichkeiten, gesundes Wasser zu beziehen. Besonders gut ist Wasser aus Quellen, die nach Osten oder Norden abfließen, wie zum Beispiel der Rhein. Eines der besten Wässer ist das Tiefenwasser vom Bodensee, das in Konstanz und Sipplingen aus 70 Meter Tiefe gewonnen wird. Dieses Wasser ist so gut, dass es bis nach Stuttgart geleitet wird und vier Millionen Menschen versorgt. Auch Brunnen- und Zisternenwasser kann man verwenden; zuvor sollte man es jedoch in den örtlichen Wasserwerken auf Trinkreinheit untersuchen lassen.

Heilende Wasser kann man selbst herstellen, indem man das Wasser 24 Stunden lang in einer Karaffe lässt, in der entweder ein Rohdiamant oder ein Bergkristall aufbewahrt wird. Edelsteine können aufgrund ihrer Gitterschwingung ihre Strahlung auf das Wasser übertragen, wodurch ein echtes Heilwasser entsteht. Dieses Wasser benutzt man zum Trinken und Kochen. Das Diamantenwasser hat sich zur Verhütung von Arteriosklerose und zur Regeneration nach Schlaganfall besonders bewährt. Bergkristallwasser reinigt die Schilddrüse, verbessert ihre Funktion und regt den Stoffwechsel an.

3. *Nackte kleiden:* Tragen Sie natürliche Textilien aus Baumwolle, Wolle, Hanf, Seide oder Leder. Dachse sind starke Tiere und übertragen ihre Kraft über das Fell auf den Menschen. Dachshaare sorgen durch ihre Mikromassage für eine gute Durchblutung, wodurch schon einige Fußamputatio-

nen bei Raucherbein oder Gangrän vermieden werden konnten. Wir verwenden Dachsfelle für Nierengürtel, Schuhe oder Dachswolle für Socken. Vermeiden Sie allergieauslösende Textilchemikalien in der Kleidung und waschen Sie Ihre Kleidung vor dem Tragen!

4. *Obdachlose beherbergen:* Das Haus sollte ein Kraftort sein mit einer guten Architektur. Dazu gehört das Wissen über die Baubiologie, die von Hildegard beschriebenen Eigenschaften von Holz sowie über natürliche Farben, Anstriche, natürliche Baustoffe und die Ausrichtung des Hauses in der Landschaft. Hildegard empfiehlt vor allem Edelkastanienholz, Birke, Fichte, Buchsbaum und Buche. In Betten aus Hainbuche kann man besonders gut schlafen. Parkettfußböden aus Birkenholz heben die Stimmung. Wer gesund wohnen will, baue sich ein Hildegard-Gesundheitshaus aus diesen Hölzern und achte auf einen störungsfreien Schlafplatz!
5. *Kranke heilen:* Bei Hildegard läuft die Heilung immer auf vier verschiedenen Ebenen gleichzeitig ab: auf der körperlichen, seelischen, kosmischen und spirituellen Dimension. Im Unterschied dazu werden in der Schulmedizin Medikamente eingesetzt, die auf dem jeweiligen Stand der heutigen Wissenschaft stehen geblieben sind. Die heutige Wissenschaft trägt oft dazu bei, an den Krankheiten möglichst viel Geld zu verdienen. Die chemischen Medikamente können nur so weit helfen, wie es die Wissenschaft gerade weiß. Im Gegensatz dazu heilen Naturheilmittel ganzheitlich, weil sie mit den Gesetzen der Natur übereinstimmen. Darüber hinaus haben alle chemischen Medikamente Nebenwirkungen und lösen andere Krankheiten aus oder machen den Patienten chronisch krank.
6. *Tote begraben:* Begraben Sie Ihre alten Süchte, Gewohnheiten, Verhaltensmuster, Fallen, Gewinnformeln und Belastungen, die Sie durch das Leben schleppen und mit denen Sie

sich und Ihren Mitmenschen das Leben zerstören. Führen Sie ein Dasein ohne belastende Vergangenheit, so, als sei jeder Tag ein Geschenk.

7. *Gefangene befreien:* Befreien Sie sich von Zwangsvorstellungen und alten Gewohnheiten. Niemand zwingt Sie, Kaffee zu trinken, fernzusehen, sich mit Arbeit zu überlasten, zu rauchen oder Alkohol zu trinken. Es ist hilfreich, die Zeit mit Freunden oder in der Natur zu verbringen. Die größte Befreiung von unseren Süchten ist das Bewusstsein, unter dem Schutz und an der Seite Gottes zu stehen. Legen Sie den Goldtopas morgens auf Ihr Herz und sprechen Sie das morgendliche Goldtopas-Gebet: »Herr, der du über allem und in allem verherrlicht wirst, in deiner großen Güte verwirf mich nicht. Sondern erhalte mich, verstärke mich und beschenke mich mit deinem Segen!« Durch dieses Gebet sind schon viele Wunder in Familien passiert, die mit Gott nichts mehr anfangen konnten. Sie spüren regelrecht die schützende Hand Gottes und werden sich bewusst, dass Ihnen an diesem Tag nichts begegnen kann, was Sie verletzt.

Weitere Weisheiten zum Mitgefühl in der Bibel finden Sie an folgenden Stellen: Nehemia 9, 5–31; Psalm 51, 103, 116, 145.

Edelsteintherapie

Der Achat macht feinfühlig und geschickt im Umgang mit Menschen. Tragen Sie eine Achatkette oder -scheibe bei sich, sie schützt Ihr Herz vor Situationen, in denen Sie gegen sich oder andere Menschen hartherzig oder ungeschickt reagieren. Besonders hilfreich ist der Achat bei Klaustrophobie und Angst vor Krankheiten, anderen Menschen, Vorgesetzten und Lehrern.

5. *Feigheit – Gottvertrauen*

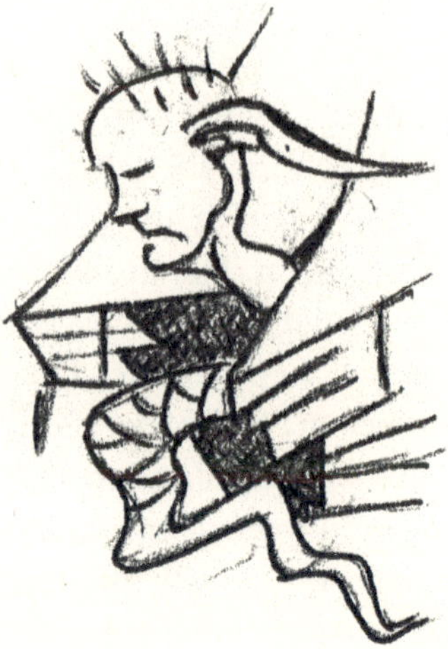 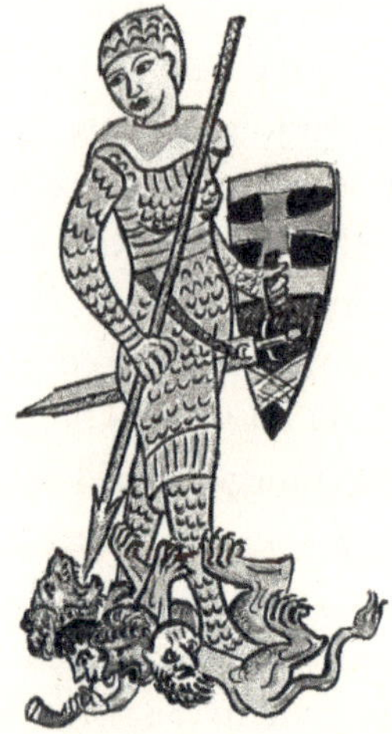

Ignavia	Divina victoria
Verlierermentalität	Siegermentalität
Resignation	Sieg
Frustration	Triumph
Angst	Mut

Körperliche Störungen: Das fünfte Kräftepaar, lokalisiert im 5. Halswirbelknochen, ist mit dem Organ der Haut und dem Tast- und Berührungssinn verbunden. Resignation und Frustration sind die charakteristischen Phänomene von Hautleiden, Neurodermitis, Ekzemen, Allergien, Akne, Schuppenflechte, Rosacea, Couperose oder auch Autoaggressionskrankheiten wie Sklerodermie oder die Schmetterlingsflechte Lupus erythematodes.

Psychotherapie: Fasten, Abhärtung mit kaltem Wasser, Tautreten, Sozialarbeit bei alten, armen oder kranken Menschen.

Edelsteintherapie: Amethyst.

Was ist Gottvertrauen?

Stark und kraftvoll kann man nur im Leben siegen, wenn man einen noch stärkeren Partner hinter sich weiß. Selbstvertrauen und Durchhaltevermögen entstehen im Wissen, dass das Leben in Gottes Hand liegt. Wer einen starken Freund oder Freundin an seiner Seite weiß, braucht sich im Leben vor nichts mehr zu fürchten. So verschwinden Minderwertigkeitskomplexe und Resignation. Wir kennen unsere Schwäche, werden aber wieder starke Partner, wenn wir auf eine noch stärkere Macht vertrauen. Keine andere Kraft der Welt ist in der Lage, eine derartige Verwandlung zu vollbringen und einen Verlierer in einen Sieger zu transformieren.

Der Feigling findet leider oft Menschen, denen es noch viel schlimmer geht. Um aus dieser Schwäche herauszukommen, muss er Wege gehen, die er noch nie gegangen ist, und Taten vollbringen, die er sich in seinen kühnsten Vorstellungen nicht zutrauen würde. Dazu braucht er starke Vorbilder. Die Heilige Schrift ist voller Umgestaltungsgeschichten. Jesus Christus wäre heute vollkommen vergessen, wenn er nicht unheilbar Kranke geheilt und Wunder vollbracht hätte. Selbst einen Mörder verwandelte er im letzten Augenblick seines Lebens in einen heiligen Dismas. Er war der erste Mensch, der das Paradies betreten konnte. Das größte Wunder jedoch besteht darin, Menschen zu transformieren, zum Beispiel einen Feigling in einen Sieger zu verwandeln.

Wer einen Sieg über sich selbst wünscht, muss Dinge tun, die er noch nie getan hat. Vor allem muss er überzeugt sein, dass er wieder gesund wird. Alles ist möglich, und irgendetwas passiert immer!

Destruktive Worte und Bild der Feigheit

Das Laster der Feigheit zeigt einen Menschenkopf mit Hasenohr. Wie ein Sklave lebt der Feigling im Schlupfwinkel seines eigenen Gefängnisses. Nur sein Kopf gleicht noch einem Menschen, der übrige Körper sieht aus wie ein Wurm. Er muss mit Windeln wie ein Säugling gewickelt werden. Sein Leben ist voller fauler Kompromisse:

»Ich werde mich hüten, jemandem mutig meine Meinung zu sagen, um dann verletzt zu werden … Ich habe Angst, dass ich dadurch Nachteile habe. Also bin ich zu allen immer schön nett und freundlich, besonders zu den Reichen. Von den Armen ist sowieso nichts zu erwarten. Allen anderen werde ich schmeicheln, damit es mir gutgeht.

Solange ich hier bin, will ich lieber meine Ruhe haben. Daher werde ich sowohl zu allem Guten als auch zu allem Bösen schweigen.

Ich erreiche in meinem Leben mehr, wenn ich ab und zu lüge und ein bisschen schummele, als immer nur die Wahrheit zu sagen. Lieber flüchte ich vor den Schwierigkeiten, als ihnen mutig entgegenzutreten. Was nützt es mir, mit etwas zu beginnen, was ich sowieso nicht zu Ende bringe? Die Sieger und die Weisen würden sich nur über mich lustig machen. Wer kämpft, geht doch nur unter.«

Heilende Worte und Bild des Gottvertrauens

Solange der Feigling ein krankes Bewusstsein hat, mutlos und resigniert, kann kein chronisches Hautleiden heilen. Hier hilft eine radikale Schocktherapie, um endlich aufzuwachen, dass es so nicht weitergehen kann. In der Realität dieser kranken Welt kommt Gott nicht vor, es ist nach wie vor die Welt voller Angst und Schrecken und die Verzweiflung, nie mehr gesund zu werden. Dieses Bewusstsein kann nur durch eine Radikalkur geändert werden. Radikal kommt aus dem Lateinischen radix – die Wurzel. Die Wurzeln der Frustration müssen ausgezogen werden, damit ein heilendes Bewusstsein entsteht.

»Schon immer hast du gegen Gott geredet und deine Stimme gegen ihn erhoben. Damit stehst du zwangsläufig auf der Verliererseite. Du bist im Laufe deines Lebens zum frustrierten Feigling geworden. Du lebst ständig mit Zittern und Zagen wie ein Angsthase, wobei du den Mitmenschen mit deinen Frustrationen auf die Nerven gehst. Dir fehlt jeglicher Mut.

Ich aber nutze im Leben die allerstärksten Gotteskräfte, mit denen ich meine Feigheit bekämpfe. So werde ich auch dein Kinn zerschmettern. Hart werde ich gegen dich sein, denn du bist Asche von Asche, und was du tust, landet in der Selbstzerstörung.

Ich liebe kein Leben in Asche und eine Welt voller Angst und sinnloser Verzweiflung. Ich eile vielmehr zur starken Quelle des Lebens. Daher kämpfe ich gegen die alten Miesmacher und zerstöre ihre Werke mit den Waffen der Weisheit Gottes. So kämpfe ich auf der Siegerseite und orientiere mein Leben nach den positiven Kräften des Gottessieges.«

In ihrem Buch *Scivias* beschreibt Hildegard den tapferen Sieger, der gegen die Feigheit in der Welt kämpft. Es ist der Kampf gegen die lebenszerstörenden und kranken Blockaden, die uns daran hindern, gesund zu werden: »Ich besiege die starken negativen Mächte und auch euch: Feigheit, Resignation und Frustration, die zu Hass und Wut führen und allem, was das Leben zerstört.«

Wer diese Transformation vollbracht hat, lebt nicht mehr im Gegensatz, sondern in der Einheit mit Gott. Das Bewusstsein, Gott an der Seite zu haben, macht uns stark und mobilisiert auch unsere Abwehrkräfte.

Wer von seiner Heilung überzeugt ist, kann Wunder erwarten, die unter »normalen« Umständen, d.h. in der materiellen Welt undenkbar sind.

Organische Auswirkungen der Feigheit

Die Feigheit, Frustration und Resignation sind mit der Erkrankung des autonomen Nervensystems in der Region der Halswirbelsäule, ganz speziell mit Schäden am fünften Halswirbel verbunden. Diese Nervenregion kontrolliert die Haut und Schleimhäute, besonders die von Nebenhöhlen, Hals und Bronchien. Das Nervensystem dieser Region ist für Erkrankungen an der Haut und Schleimhaut verantwortlich. Resignation ist Gift für die Heilung und daher sind Hautpatienten mit Neurodermitis, Akne, Heuschnupfen und Psoriasis oft chronisch krank, das heißt unheilbar mit der Folge, dass diese Krankheiten das ganze Leben anhalten und in noch schlimmere wie etwa Asthma übergehen können.

Vom Ursprung der Feigheit und Resignation

Feige Menschen sind leicht zu manipulieren und auszunutzen. Jede Diktatur hält sich so lange an der Macht, wie es ihr gelingt, die Menschen mit Angst einzuschüchtern. Intelligente Menschen tun unter diesem Einfluss Dinge, die sie normalerweise verachten würden: morden und töten, foltern oder zum Verräter werden. Das 20. Jahrhundert ist ein Paradebeispiel für diese Verbrechen. Beispiele sind Legion. Resigniert schauen wir weg oder sogar im Fernsehen zu. Wir lassen die größten Grausamkeiten an unseren Mitmenschen zu, weil man »sowieso nichts machen kann«.

Symbol und Symptom der Feigheit

Hildegard sieht in ihrer Schau, wie die feigen Menschen mit großem Getöse in Gewitterstürmen durcheinandergeschüttelt werden. Im Feuer müssen sie ihre Krankheiten aushalten. Das Bild gleicht den Symptomen einer plötzlichen Histaminausschüttung mit brennender und juckender Haut wie Feuer oder einem Asthmaanfall.

Spirituelle Heilung

Feige Menschen können ihr Bewusstsein ändern, indem sie sich körperlich abhärten, einfache Kleidung tragen und fasten. Gottvertrauen geht »unter die Haut«, besonders durch die Saunatherapie und wenn anschließend die Haut mit Iris-Peeling und Orangenblütenöl behandelt wird.

Hildegard empfiehlt dem Feigling darüber hinaus, sich um hilfsbedürftige Menschen zu kümmern. Damit ändert sich die Blickrichtung, und das Leben dreht sich nicht immer nur um die eigenen Belange.

Beschäftigen Sie sich auch immer wieder mit den heilenden Worten (Hildegard-Gebet) des Gottvertrauens:

»Ich liebe kein Leben in Asche und eine Welt voller Angst und sinnloser Verzweiflung. Ich eile vielmehr zur starken Quelle des Lebens. Daher kämpfe ich gegen die alten Machthaber und zerstöre ihre Werke mit den Waffen der Weisheit Gottes. So kämpfe ich auf der Siegerseite und orientiere mein Leben nach den positiven Kräften des Gottessieges.«

Gottvertrauen in Aktion

Lesen und meditieren Sie über Psalm 91 (»Unter dem Schutz des Höchsten«). Mit diesem, dem stärksten Psalm der Bibel konnten schon viele Menschen ihre Angst überwinden und im Angesicht größter Not Mut und Vertrauen schöpfen. Dabei haben sie erfahren, Gott ist immer da, er rettet und schützt uns:

- wenn wir angegriffen und verletzt werden,
- bei schwerster Seuchengefahr,
- bei Angst und Schrecken in den finsteren Stunden unseres Lebens,
- vor tödlichen Angriffen,
- vor den heimtückischen Virusinfektionen,
- selbst in verzweifelten Situationen, wo tausend zu unserer Rechten und zehntausend zu unserer Linken fallen. Das habe ich selbst in den Bombennächten in Berlin miterlebt.

Unzählige Patienten haben mir anvertraut: »Wenn ich nicht so viel Gottvertrauen gehabt hätte, wäre ich schon längst aus dem Fenster gesprungen.« Hunderte von Studien und Berichten, die meisten aus Amerika, haben bestätigt, dass Patienten mit einem starken Gottvertrauen über ein starkes Abwehrsystem verfügen, weniger Schmerzmittel oder Antibiotika brauchen und schneller gesund werden.

Gottvertrauen ist die stärkste Medizin, da sie die Selbstheilungskräfte und das körpereigene Immunsystem anregt. Hier ein Erfolgsbericht, welcher die Kraft der Hildegard-Heilkunde dokumentiert: Die 73-jährige Patientin hatte sich bei der Pflege mit Hepatitis A und C infiziert. Drei Monate danach wurden im Blut Hepatitis-A- und -C-Antikörper nachgewiesen. Die behandelnden Ärzte offenbarten ihr, dass diese Infektion schulmedizinisch unheilbar sei. Von nun an ging die Patientin einen spirituellen Weg mit den entscheidenden Zutaten aus der Hildegard-Heilkunde. Sie war davon überzeugt, dass sich hinter dem Unmöglichen, ja vielleicht sogar Unsinnigen, eine große Weisheit und Kraft verbirgt. Zwei Stunden täglich verbrachte sie täglich im Gebet, um Gott um Hilfe und Führung zu bitten. Im Nachdenken über heilige Texte aus der Bibel und aus der Hildegard-Literatur entdeckte sie, dass Gott in ihr selber tätig ist und ihre Heilung in seine eigenen Hände nimmt. Sie ging in die Stille der Natur, um Ruhe, Frieden und Kraft zu finden.

Außerdem wurden weitere Hildegardsche Aderlässe durchgeführt und täglich Dinkel gegessen. Die stärkste Kraft gegen ihre Leberschwäche brachten ihr aber die Edelkastanien, täglich in irgendeiner Form, entweder als Edelkastanienhonig oder Edelkastaniensuppe. Als Universalheilmittel Hirschzungen-Elixier. Und das Wunder stellte sich tatsächlich ein. Nach drei Monaten fanden sich keine Hepatitis-Antikörper mehr in ihrem Blut, was auch ihr Internist bestätigte.

Weitere Weisheiten zum Gottvertrauen in der Bibel finden Sie an folgenden Stellen: Psalm 21 und 45; 1. Korinther 15, 54–58 und Johannes 5, 1–5.

Edelsteintherapie

Eine Amethystkette oder ein großer Amethystring am Finger hilft zur Stärkung des Selbstvertrauens und gegen Angst vor »Feinden«. Ein mit Speichel befeuchteter Amethyst-Schmeichelstein hilft sofort bei starken Schmerzen durch Schlag oder Stoß, bei Blutergüssen, Anschwellungen, Zysten, Überbeinen, Brustknoten, Schleimbeutelschwellungen, Alterswarzen, Warzen und Altersflecken auf der Haut. Den befeuchteten Stein über alle Hautpartien streichen.

Amethystwasser als Gesichtskosmetikum: Wasser kochen und Amethyst im Sieb über das Wasser halten, damit das Kondenswasser zurücktropfen kann, anschließend Amethyst 3 Minuten im Wasser mitkochen und mit dem abgekühlten Wasser Gesicht waschen. Die Gesichtshaut wird zart und die Gesichtsfarbe schön.

6. *Zorn – Geduld*

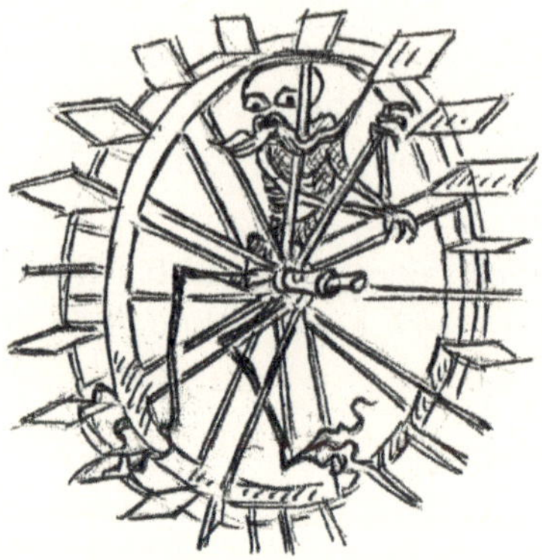

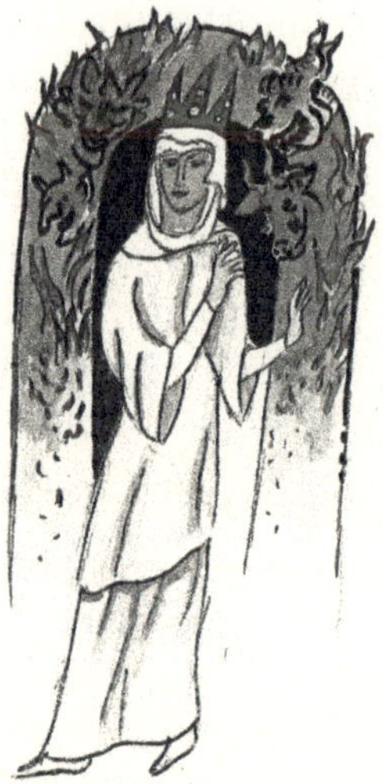

Ira	Patientia
Wut	Hilfsbereitschaft
Aggressivität	Besonnenheit
Ungeduld	Gelassenheit
Kriminalität	Friedfertigkeit

Körperliche Störungen: Das sechste Kräftepaar, lokalisiert im 6. Halswirbelknochen, steht in Verbindung mit den Schultern, Armen und ihren Muskeln, den Daumen, aber auch dem Herz, der Lunge, dem Magen und Darm. Darüber hinaus können auch Schulterschmerzen, steifes Genick, Oberarmschmerzen oder Tennisarm auftreten. Die Geduld, lateinisch »patientia«, ist als sechstes Sinnesorgan unseres Körpers für die Heilung zuständig.

Psychotherapie: Fasten, Körper- und Iris-Peeling-Massage. Bei schweren Fällen von Aggression soll man sich zusätzlich in die Einsamkeit zurückziehen und das Tageslicht meiden.

Edelsteintherapie: Chalzedon.

Was ist Geduld?

Das Wort »Geduld« steht in Zusammenhang mit dem deutschen Wort »Dauer«, man muss also eine Zeit abwarten, und heißt lateinisch *patientia*, wovon auch das Wort »Patient« stammt. Der Patient braucht für seine Heilung viel Zeit. Eine Wundheilung dauert zehn Tage, schneller geht es nicht. Innere Wunden benötigen manchmal länger. Zur Heilung einer Darmentzündung braucht man viel Geduld, manchmal drei Monate oder noch mehr. In der Schulmedizin muss alles schneller gehen als in der Natur. Eine junge Patientin berichtete mir von einer Heilung ihrer Darmentzündung mit Sulfonamiden und hohen Kortisongaben: »Die Darmentzündung war zwar ›weg‹, aber dafür sind ein ›unheilbarer‹ Lupus und ein massiver Bluthochdruck aufgetreten.« Jetzt bekommt sie zusätzlich noch Chemotherapie und drei Bluthochdruckmittel »lebenslang«. Sie ist zur »Frührentnerin« therapiert worden.

Heilung kann nicht schneller ablaufen, als die Natur dazu benötigt. Wer keine Geduld und keine Zeit dafür aufbringen will, riskiert sein eigenes Leben und seine Gesundheit.

Woher kommen Wut, Zorn und Gewalt?

Geduld ist nicht nur ein starkes Heilmittel, sondern auch ein Schutz vor Übersäuerung. Bei zu viel Stress, Zorn, Wut oder bei Trauer produziert die Leber Gallensäure, die sowohl den Darm als auch das Blut übersäuert. Dadurch können zahlreiche schwere Entzündungen entstehen. Hildegard nennt das Startermolekül aller Krankheiten »Schwarzgalle«, Melanche. Diese Säure ist bei allen schweren Krankheiten beteiligt. Interessanterweise ist die Gallensäure ein körpereigenes Steroid und steht damit im Gleichgewicht mit dem körpereigenen Cholesterin, dem Cortisol, dem körpereigenen Reparaturhormon sowie mit den männlichen und weiblichen Sexualhormonen. Auf jeden Fall müssen wir auf unsere Worte, Gedanken und Gefühle achten, sie werden über das Nervensystem in die Hypophyse übertragen und dort in Hormone umgesetzt, von denen unsere Gesundheit abhängt.

Geduld hat einen großen Einfluss auf unser persönliches und soziales Wohlbefinden. Sie ist das stärkste Mittel gegen jede Art von Gewalt. Jeder Gewalthandlung geht ein Wutanfall voraus. Kriminalität ist eine Krankheit mit biochemischem Hintergrund und muss auch so behandelt werden, sonst bleibt sie »unheilbar«. Materieller Reichtum in einer Spaßgesellschaft, Rücksichtslosigkeit und Resignation sind die Wurzeln allen Übels, die zu Wut und Aggression führen.

Niemand kann dieses Übel ausrotten, weil jeder Mensch zu Wut, Zorn und Gewalt fähig ist. Alle Versuche, das Böse auszurotten, haben nur noch mehr Bosheit erzeugt. Ganz im Gegenteil, das Böse ist dazu da, das Gute im Menschen hervorzubringen. Die Polarität von Gut und Böse gehört zum Menschsein wie die Flügel zum Adler.

Hildegard hat die Mächtigen ihrer Zeit, Kaiser Barbarossa, Päpste und Fürstbischöfe, immer wieder vor Gewalt gewarnt, weil das christliche Evangelium Liebe und Frieden verkündet und nicht Gewalt. Die menschliche Geschichte der letzten 2000 Jahre ist ein tragisches Beispiel vom Krieg gegen das Böse: Weder die Kreuzzüge noch die Inquisition, die Atombombe, Hightech-Waffen, die NATO oder der sinnlose »Krieg gegen den Terror« in Irak, Jugoslawien und Afghanistan haben das Böse ausgerottet, weil es ein Teil von uns allen ist.

Wut und Zorn sind meistens Folgen von Kränkungen, Verletzungen und Frustrationen, die bis weit in die frühe Kindheit zurückgehen können. Kleine Kinder haben von Natur aus einen starken Willen, der oft von den Eltern und der Umgebung mit

Worten oder, viel schlimmer, mit Schlägen gebrochen wird. Kinder weinen oder sind beleidigt. Vater und Mutter werden manchmal sogar gehasst, weil sie dauernd korrigieren. Jungen dürfen nicht mal weinen, weil ein »richtiger Junge« tapfer ist.

So entstehen die ersten Frustrationen. Die Eltern werden zur verhassten Übermacht, gegen die das Kind nicht ankommen kann. Irgendwann, spätestens in der Pubertät, rebelliert der Jugendliche gegen alles, was sich ihm in den Weg gestellt hat, um die alten Verletzungen und Gemeinheiten der frühen Kindheit loszuwerden. So entstehen die Autoaggressionen und ihre krankmachenden Folgen.

Wut und Zorn sind die Propagandawaffen der Tyrannen. Sowohl Hitler als auch Stalin hatten furchtbare Tobsuchtsanfälle. Auch heute noch werden viele frustrierte junge Männer von religiösen Fanatikern zu Terrorakten gegen unschuldige Menschen missbraucht. Die negative Energie wird zur Waffe gegen alle, die ganze Welt und sogar gegen sich selbst.

Gewalt bringt Gewalt, Krieg bringt Krieg. Was wir brauchen, ist die Bereitschaft, mit Gewalt und Terror intelligent umzugehen. Dazu gehören auch die Kraft der Versöhnung und viel Geduld sowie spirituelle Aktionen des Friedens und der Liebe, um Feinde in Freunde zu transformieren. Nur so funktioniert das Leben, und nur so funktioniert die Welt.

Wenn wir uns nicht von unseren alten Verletzungen befreien und großzügig verzeihen lernen, werden wir so lange von den aggressiven Mächten gequält, bis wir die Lektion der Geduld und Toleranz gelernt haben.

Destruktive Worte und Bild des Zorns

Durch den Zorn verwandelt sich der Mensch in ein klappriges Skelett, das wütend in seiner Tretmühle tobt. Die Hände sind bereits verkrüppelt und haben lange Krallen:

»Ich vernichte und zerschmettere alles, was sich mir in den Weg stellt. Warum sollte ich mich kränken lassen und Unrecht erdulden? Wenn einer seine Ruhe haben will, soll er mir lieber aus dem Weg gehen ... denn ich schlage jeden mit dem Knüppel kurz und klein, wenn er mir ein Unrecht tut!«

Dieser Mensch kocht vor Wut. Durch seinen Zorn fließt die Schwarzgalle, und er wird sauer. Niemand kann ihn bremsen, sonst tobt er noch mehr. So kennzeichnet sich der »rote Zorn«, der Tobsüchtige läuft ganz rot an. Der »weiße Zorn« ist für seine Mitmenschen gefährlicher. Das Gesicht wird ganz weiß, und der Zorn wird unterdrückt. Dieser Mensch kann nicht lospoltern, aber eines Tages kommt aus heiterem Himmel die Retourkutsche – in Form einer unverhofften Gemeinheit versucht der unterdrückte Zorn, sich zu rächen. Beide Formen, roter und weißer Zorn, können zu schweren plötzlichen Schockzuständen führen.

Während meiner Zeit in der Industrie habe ich einige Wutausbrüche bei meinen Vorgesetzten miterlebt: Ein Geschäftsführer endete mit einem Herzinfarkt im Krankenhaus, der andere hatte zwei Jahre mit einer tiefen Venenthrombose zu kämpfen. Heute kenne ich die Seelenmedizin gegen den Zorn: gelöschter Wein, den blauen Chalzedon und die Kraft der Geduld.

Heilende Worte und Bild der Geduld

»Ich erschalle wie eine Symphonie im Universum und gieße mein heilsames Salböl über die Erde. Du jedoch ersinnst alle anderen Gemeinheiten. Du reizt das Blut der Menschen wie ein wütender Nordwind.

Ich aber bin für alle die süße Lebenskraft. Ich lasse Blüten und Früchte wachsen. Mit aller Kraft stärke ich das Herz der Menschen und gebe ihnen Verstand, damit sie gesund bleiben. Ich führe alles, was ich beginne, zu einem guten Ende. Ich verurteile und vernichte keinen, auch wenn er noch so schuldig geworden ist. So lebe ich mit jedem in Frieden und Harmonie. Niemand ist mein Feind … Ich aber überlebe bis in alle Ewigkeit.«

Organische Auswirkungen des Zorns

Wut und Zorn führen nicht nur zu Depression und Verbrechen, sondern senken auch den Interferonspiegel, wodurch die Abwehrkräfte geschwächt und Autoaggressionskrankheiten ausgelöst werden. Das für Wut und Zorn zuständige autonome Nervensystem befindet sich in der Region des sechsten Halswirbels. Die hier austretenden Nerven beeinflussen den Arm und seine Muskeln, den Daumen, aber auch das Herz, die Lunge, Magen und Darm. Genau diese Organe werden immer wieder von Hildegard für die Entstehung von Autoaggressionen verantwortlich gemacht. Der Darm wird zum Kriegsschauplatz, von dem aus die Krankheiten entstehen. Nur wenn auch der Darm und die beteiligten Organe nach den Regeln der Hildegard-Heilkunde saniert werden, kann man eine echte ganzheitliche Heilung erwarten. Dies ist der entscheidende Moment, wo Unheilbarkeit durchbrochen wird und die natürliche Heilung ihren Weg nehmen kann.

Vom Ursprung des Zorns

Die Frage nach der Kinderzeugung und Abtreibung hat seit eh und je alle Gemüter heftig bewegt. In Goethes *Faust* entscheidet sich Wagner für das Retortenbaby: »Wie sonst das Zeugen Mode war, erklären wir für eitel Possen.« Auch die heutigen Techniker der künstlichen Befruchtung, Abtötung werdender Kinder usw. haben keinen Respekt vor der natürlichen Zeugung und dem Umgang mit dem Erbgut, weil sie den Menschen zu einer Ware machen. Vor diesem Hintergrund ist Hildegards Aufruf zur Natürlichkeit im Verhältnis zur Schöpfung zu verstehen:

»Mit Wut schauen böse Kräfte auf die mutigen Frauen und schreien: ›Die da sind für die Fruchtbarkeit der Welt zuständig wie der gute Acker für die Keime. Lasst sie uns schnell aufhetzen, bevor sie Helden gegen uns zeugen. Diese Gespenstererscheinung reizt die Menschen zu großem Zorn und stachelt sie zu bösen Taten an, die zu Mord und Totschlag führen können.‹«

Symbol und Symptom von Zorn

Die Ungeduld ist das Hauptübel unserer Gesellschaft. Zeit ist eine Mangelware geworden, denn niemand hat mehr genug davon. Unter Druck und Stress »gehen wir in die Luft und explodieren«, zu unserem eigenen Schaden. Wir werden durch Ungeduld wütend und zornig. Die Wut im Bauch wurmt und tobt, bis sie Zerstörungen nach innen und außen auslöst. Die Folgen davon sind Umweltkatastrophen, Kriege, Terror und Autoaggressionen bis zur Selbstvernichtung.

In ihrer visionären Schau verwendet Hildegard Symbole für die Krankheiten, die durch Wut und Zorn entstehen:

- *turbulente Luft:* freie Sauerstoffradikale, die den Körper ständig entzünden,
- *Feuer:* Entzündung, Zerstörung und Selbstvernichtung,
- *Würmer:* Bakterien-, Viren-, Hefepilz-, Darmparasiteninfektion,
- *Mist:* Fäulnis und Kot, die durch die poröse Darmwand ins Blut gelangen und eine Blutvergiftung auslösen können,
- *Hitze und Kälte:* Schüttelfrostzustände,

- *tiefe Grube voller Pech und Schwefel:* Darm mit stinkenden Gasen und Fäulnisstoffen,
- *Kröten und Skorpione:* giftige Toxine, die von Viren und Bakterien produziert werden,
- *beißender Rauch:* Sauerstoffradikale und Stickstoffoxid, die nicht nur die eindringenden Feinde, sondern auch jedes Organ und Gewebe angreifen und vernichten können; sie können sogar in die Zellkerne eindringen, das Erbgut zerstören und dadurch Krebs auslösen,
- *Drachen mit Schweinerüsseln, Schlangen:* Autoaggression auf Schleimhaut und Haut, die sich dabei häuten kann wie eine Schlange.

»Ich sah turbulente Luft wie Feuer gurgeln und unter ihr ein breiter schwarzer See voll von schlammigem Mist, in dem sich Würmer ununterbrochen tummelten. Die Würmer hatten nur ein Auge im Gesicht und wühlten mit ihren Schwänzen im faulenden Schlamm. Die Menschen, die auf dieser Welt mit Zorn und Hass lebten und nicht davon ablassen wollten, wurden von diesen Würmern im Morast gequält und gleichzeitig vom Feuer dieser Lüfte versengt und verbrannt. Gleichzeitig wurden sie unablässig vom Schmutz dieser Würmer geplagt, weil sie den Zorn und Hass in sich hatten. Den Unrat mussten sie wegen ihres Zorns und die Würmer wegen ihres Hasses erdulden. Darüber hinaus mussten sie das Feuer der beschriebenen Lüfte aushalten, weil sie noch den Zorn mit Wutausbrüchen anheizten.

Diejenigen, die während ihres Erdenlebens ohne Hass gelegentlich zornig wurden, gingen körperlos in die Nähe dieser Qualen und sahen von hier nur die großen Schmerzen, fürchteten sich aber sehr. Weil aber der Zorn in ihnen noch nicht zum Ausbruch kam, wurden sie auch nicht von diesen Krankheiten getroffen. Sie sahen die Strafen nur zur Abschreckung, weil sie zwar leicht zornig wurden, aber auch rasch wieder ihr Gleichgewicht fanden.«

Spirituelle Heilung

Solange der Mensch lebt und aufrichtige Reue zeigt, kann jede Tat (selbst Mord und Totschlag) durch spirituelle Übungen, meistens durch Fasten, überwunden werden. Die Reue ist diejenige Triebkraft, die Sünder in Heilige umwandeln kann. Wir staunen nicht wenig, dass ausgerechnet ein Räuber und Mörder, der mit Jesus gekreuzigt wurde und seine Sünden bereute, als heiliger Dismas ins Paradies einging: »Heute noch wirst du mit mir im Paradiese sein!« Das setzt ganz neue Möglichkeiten für eine echte und erfolgreiche Rehabilitation. Das heutige Strafverfolgungssystem in Gefängnissen und Zuchthäusern ist in der jetzigen Form vollkommen unwirksam, denn die Rückfallrate beträgt trotz gewaltiger Kosten und all der Psychologen über neunzig Prozent! Man kann niemanden zwingen, sich zu ändern. Eine echte Rehabilitation setzt die eigene Bereitschaft voraus, und dazu verhelfen die folgenden Fastenübungen. Die Anwendungen der Hildegardschen Psychotherapie könnten unsere heutige unwirksame Strafverfolgung durchaus revolutionieren. Zur Rehabilitation empfehlen sich nach Hildegard schwere Fastenübungen mit Meditation und Physiotherapie, die über die Haut die Seele erreicht:

- Menschen mit cholerischem Temperament und der Neigung zu abscheulichen Gemeinheiten sollen für eine Woche bis zu zehn Tagen fasten, grobe, einfache Leinen- oder Hanfkleidung tragen und ihren Zorn in der Sauna mit Edelkastanienaufgüssen (ein wässriger Extrakt aus Früchten, Blättern und Rinde) über die Haut ausschwitzen.
- Menschen, die andere im Affekt getötet haben, sollten auch in der Haftanstalt für ein bis zwei Wochen fasten, Tageslicht meiden, in der Edelkastaniensauna schwitzen und die Haut mit Bürstenmassage zur Durchblutung anregen. Diese Methoden könnten eine echte Sinneswand-

lung auslösen und den Strafvollzug erfolgreich revolutionieren.

- Frauen und Männer, die darunter leiden, dass sie ihr Baby abgetrieben haben, sollen eine Woche im Hildegard-Fasten um Vergebung ringen, sich in der Sauna mit dem Edelkastanienaufguss reinigen und einige Zeit allein in der Abgeschiedenheit leben.

Die oben beschriebenen Methoden haben eine tiefe Transformationskraft und sollten, wenn nicht ausdrücklich anders empfohlen, in der Gruppe mit einem Fastenführer durchgeführt werden.

Nach Angaben der WHO (Weltgesundheitsorganisation) werden jährlich weltweit etwa fünfzig bis sechzig Millionen Kinder abgetrieben, es sterben jährlich mehr Menschen durch die von Ärzten ausgeführte Abtreibung als in allen Weltkriegen zusammen. Allein in Deutschland werden nach den statistischen Angaben jährlich 300 000 Kinder legal abgetrieben.

In der heutigen Zeit gibt es, außer der ganz engen Indikation, wo das Leben der Mutter auf dem Spiel steht, keinen Grund für die Abtreibung. In einer Überflussgesellschaft ist auch Platz für Kinder. Auch hier ist die Geduld ein starkes Heilmittel. Einer meiner Freunde ist Frauenarzt in Hamburg und rät allen seinen schwangeren Patientinnen, die eine Abtreibung wünschen, das Kind zur Welt zu bringen und dann zur Adoption freizugeben. Ausnahmslos haben die Frauen ihr Baby zur Welt gebracht, und die meisten haben ihr Baby behalten. Sie sind diesem Arzt unendlich dankbar, dass er sie zu diesem Weg ermutigt hat. Es gibt sehr viele kinderlose Ehepaare, die schon seit Jahren auf die Adoption eines Kindes warten.

Beschäftigen Sie sich immer wieder mit den heilenden Worten der Geduld (Hildegard-Gebet für die Geduld). Durch diese tröstlichen Zuwendungen sind schon wunderbare Heilungen geschehen und Blockaden entfernt worden:

»Ich erschalle wie eine Symphonie im Universum und gieße mein heilsames Salböl über die Erde …

Ich aber bin für alle die süße Lebenskraft. Ich lasse Blüten und Früchte wachsen. Mit aller Kraft stärke ich das Herz der Menschen und gebe ihnen Verstand, damit sie gesund bleiben. Ich führe alles, was ich beginne, zu einem guten Ende. Ich verurteile und vernichte keinen, auch wenn er noch so schuldig geworden ist. So lebe ich mit jedem in Frieden und Harmonie. Niemand ist mein Feind … Ich aber überlebe bis in alle Ewigkeit.«

Geduld in Aktion

Es ist ganz klar, dass uns Verletzungen wehtun und uns aus dem Gleichgewicht bringen. Doch jeder »Gegenschlag« würde zu einem noch größeren Kräfteverlust führen. Deshalb müssen wir zunächst einmal den Widerstand aufgeben und die Kränkung »zulassen«. Versuchen Sie sich zunächst stillschweigend mit der Kränkung abzufinden, dann fließt Ihnen nicht auch noch die Galle über. Ihr Zorn legt sich langsam wieder. Es hilft, tief Atem zu holen, um Zeit zu gewinnen. Geduld ist das stärkste Heilmittel gegen Wut und Zorn. Sie haben es nicht nötig, auch noch auf die Provokation einzugehen und auf das tiefe Niveau herabzusteigen, von dem aus die Gemeinheit gekommen ist.

Wie können wir uns am besten gegen Wut und Zorn schützen? Erfinden Sie für sich eigene Möglichkeiten, Ihr Selbstwertgefühl und Ihren Seelenfrieden wiederzufinden:

- Tragen Sie eine himmelblaue Chalzedonkette oder ein Chalzedonarmband, um die Ruhe im Streit zu bewahren.
- Jeder Unsinn hat einen Sinn: Versuchen Sie, die Botschaft zu entziffern, und suchen Sie das Gute hinter dem Bösen.
- Seien Sie ganz realistisch: Wut und Zorn hat es schon im-

mer gegeben. Sie werden von Demagogen missbraucht, ganze Völker aufzuhetzen, um Kriege zu führen. Damit kann man viel Geld verdienen. Rache und Gewalt machen den Schaden nur noch schlimmer. Lassen Sie sich nicht ausnutzen!

- Geduld und Gelassenheit sind die besten und billigsten Beruhigungsmittel.
- Musik hat eine große Kraft, den Seelenfrieden wiederherzustellen. Hören Sie dazu die zweiten Sätze aus den Sonaten und Konzerte von Bach, Mozart und Beethoven. Mit Mozarts Andante aus dem Klavierkonzert Nummer 21 C-Dur können Sie ein ganzes »Schlachtfeld« von negativen Gefühlen wieder zur Ruhe bringen.
- Alle Naturerlebnisse können Stille, inneren Frieden und Gelassenheit auslösen, vor allem Sonnenauf- und -untergang.

Wenn Zorn, Wut und Ungeduld Ihr Problem sind, suchen Sie Ihren schönsten Platz in der Natur auf und werden Sie still. Stellen Sie sich vor, Sie leiden für den Rest Ihres Lebens unter den Folgen Ihrer Wut, Ihres Zorns und Ihrer Ungeduld. In Ihnen sträuben sich die Haare zu Berge, und ein unangenehmes, negatives Gefühl steigt aus Ihrem Unterbewusstsein auf. Lassen Sie es los und packen Sie diese negative Energie auf ein virtuelles Boot oder auf eine Wolke. Verabschieden Sie sich von Ihren Gedanken und Vorstellungen. Wiederholen Sie das so lange, bis die Zwangsgedanken nicht mehr in Ihnen aufsteigen und Sie hundertprozentig davon befreit sind.

Lesen Sie die heilenden Worte aus Hildegards Psychotherapie im Kampf der Geduld gegen den Zorn: »Ich, die Geduld, bin wie eine Symphonie im Universum und gieße mein heilsames Salböl über die Erde …«

Stellen Sie sich nun das Gegenteil vor, Sie können für den Rest Ihres Lebens nicht mehr zornig und wütend sein, immer nur geduldig, besonnen und friedfertig. Lassen Sie Ihre gesamte Abneigung gegenüber diesem Gefühl, nicht mehr zornig und wütend zu reagieren, in sich aufsteigen und geben Sie es ab.

Suchen Sie wiederum Ihren Lieblingsplatz in der Natur auf, werden Sie still und setzen Sie diese Gefühle auf eine Wolke, die einfach davonschwebt. Erst wenn Sie hundertprozentig Ja sagen und die Abneigung, nie wieder zornig sein zu können, bei Ihnen keine Rolle mehr spielt, haben Sie sich von dem Einfluss und der Macht des Zorns, der Ungeduld und der Wut befreit.

Weitere Weisheiten zur Geduld finden Sie in der Bibel: Römer 12, 9–21; 1. Thessalonicher 5, 12–24.

Edelsteintherapie

Der Chalzedon hilft gegen Stress und Ungeduld und bewahrt Sie davor, in aggressiven Situationen die Fassung und Geduld zu verlieren. Besonders hilfreich ist ein Chalzedon am Hals als Kette oder als Armband gegen Stress und Frustration.

Das Tragen eines blauen Chalzedons distanziert vom Tagesgeschehen. Die blaue Farbe signalisiert die sprichwörtliche »Engelsgeduld«, und das Armband sorgt für ein ruhiges und harmonisches Fahrgefühl auf den stressigen Straßen der westlichen Welt.

7. *Zynismus – Sehnsucht nach dem Leben*

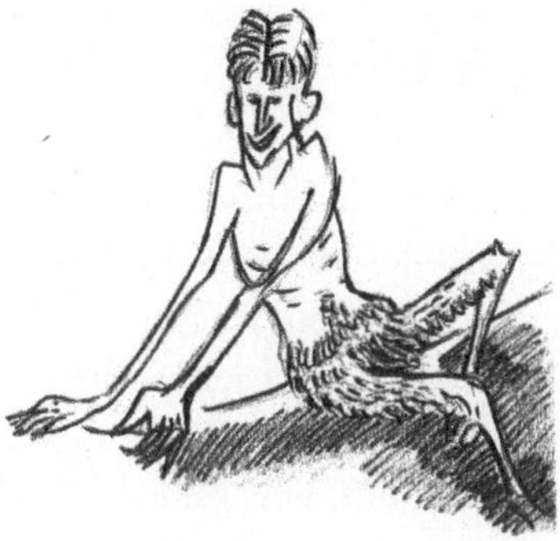

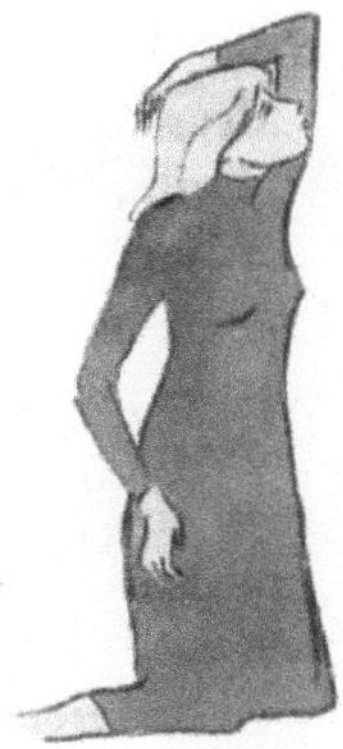

Ineptia laetitia	Gemitus ad Deum
Unangebrachte Lustigkeit	Sehnsucht nach Gott
Fatalismus	Sehnsucht nach Geborgenheit
Schadenfreude	Mitgefühl
Spottsucht	Warmherzigkeit

Körperliche Störungen: Das siebente Kräftepaar, lokalisiert im 2. Halswirbelknochen »Prominent«, wird von Hildegard als siebtes Sinnesorgan bezeichnet, dem Wunsch, hier schon den Himmel auf Erden zu haben. Es steht in Zusammenhang mit Schilddrüsenerkrankungen, Depressionen, Ängsten oder chronischen Erkältungen. Durch den Zynismus wird vor allem die Milz angegriffen und es können Milzschwäche und Milzschwellungen sowie Erkrankungen beim Auf- und Abbau von Blutkörperchen in der Milz ausgelöst werden. Außerdem kann es zu Störungen des Lymphsystems kommen.

Psychotherapie: Fasten, Massagen mit Iris-Peeling-Orangenblütenöl.

Edelsteintherapie: Onyx.

Was ist Sehnsucht nach dem Leben?

Hildegard nennt die Sehnsucht nach Gott lateinisch *gemitus ad Deum*: »Seufzen zu Gott«, ein liebevolles heftiges Verlangen, das in uns eine Suche und eine Sucht nach den Werten des Lebens auslöst. Alle Menschen sehnen sich nach Liebe, Zärtlichkeit, Geborgenheit, Heilung, Gesundheit, Glück, Frieden, Heimat, Ferne und nach Harmonie, nach allem, was Lebensfreude und Lust nach Ewigkeit auslöst. Sehnsucht ist die allerstärkste spirituelle Kraft, die in jedem Menschen von Natur aus vorhanden ist. Wir kennen die Hildegard-Vision von »Leib und Seele« und wissen, dass unsere Seele noch eine Erinnerung von ihrer Heimat hat und sich lebenslang nach dieser Heimat sehnt. Wir kennen die Kraft der Sehnsucht aus unserer Jugend, als wir uns das erste Mal verliebt haben. Diese Sehnsucht wächst im Quadrat zu ihrer Entfernung bei Liebenden, die für einige Zeit getrennt sind.

Ohne Sehnsucht ist das Leben ziellos, banal und orientierungslos. Ohne Sehnsucht macht sich der Mensch auf die Suche nach anderen Süchten und findet zahlreiche Ersatzgötter: Geld, Besitz, Status, Macht, Spaß und Sex oder, wenn das alles nicht mehr hilft, harte oder weiche Drogen: Arbeits-, Ess-, Kaffee-, Fernseh-, Schlafsucht bzw., wenn auch das nicht mehr »funktioniert«, Alkohol, Nikotin, Kokain oder Heroin. Niemand zwingt uns, diese Drogen zu nehmen. Wir selbst sind verantwortlich, wenn wir uns von ihnen abhängig machen und uns damit freiwillig in ein inneres Gefängnis begeben. Süchte entstehen, weil wir uns von unserer eigenen tiefen Sehnsucht getrennt haben, die in jedem von uns im Zentrum unserer Seele verborgen ist und nur darauf wartet, entdeckt zu werden.

Unsere Seele ist mit ihrer himmlischen Heimat verbunden. Von hier fließt die vitale Kraft, die uns am Leben erhält. Wenn sich der Mensch durch eigenen Entschluss von dieser Lebensquelle abtrennt, schwächt er seine körperlichen und seelischen Abwehrkräfte und zerstört seine Gesundheit. Dann müssen wir uns nicht wundern, dass wir müde und erschöpft sind, ausgebrannt und ohne Energie, obwohl wir von Natur aus gesund und außerordentlich lebenstüchtig sind.

Die großen Autoaggressionskrankheiten, an denen zwei Drittel der Bevölkerung in der westlichen Welt leiden und sterben, sind ein deutliches Spiegelbild für diesen krankhaften Zustand. Daran kann und wird sich erst etwas ändern, wenn die Menschen gezwungen sind, ihren spirituellen Hunger mit der Sehnsucht nach Gott zu stillen. Denn: »Wo aber die Sehnsucht des Menschen nach Gott und dem ›Paradies‹ fehlt«, schreibt Hildegard, »herrschen Zynismus und Menschenverachtung.«

Destruktive Worte und Bild des Zynismus

Hildegard sieht den zynischen Menschen, wie er sich durch die Vergnügungssucht zu einem Affen mit dem Unterleib einer Ziege verwandelt. Er ist vollständig nackt und spricht:

»Ich genieße das süße Leben und den ausschweifenden Lebenswandel, warum sollte ich mich zurückhalten? Gott selber hat mir doch das alles gegeben. Warum sollte ich mich nicht austoben und die Lebenslust aus vollen Zügen genießen? … Ich schäme mich nicht über meine zügellosen Triebe. Viele leben blind in den Tag hinein, ich dagegen kenne das wahre Leben genau und lebe mich hemmungslos vollständig aus.«

Die Vergnügungssucht äußert sich im Genuss am materiellen

Leben und der Sehnsucht nach Perversion und Ekstase. Die unangebrachte Lustigkeit und das zynische Gelächter haben eine gewisse Beziehung zur Sexualität. Die Stimmungshormone Serotonin und Endorphine, die das törichte Lachen auslösen, erregen auch die Sexualorgane:

»Zuweilen treibt dieses Lachen durch die starke Erregung nicht nur die Tränen aus den Augen, sondern auch den Schaum aus dem Samen ... Wenn der Mensch sich durch zu starkes Lachen überfreut, dann füllen die Hormone zuerst die Lenden, dann die Milz derartig auf, dass sogar das Herz und die Leber angegriffen werden. Wie aber Traurigkeit und Zorn den Menschen schwächen und austrocknen, so schädigt auch das unangebrachte Gelächter die Milz, schwächt den Magen und stört den Stoffwechsel.«

Durch die Wirkung der unangebrachten Vergnügungssucht lassen sich die Menschen zu großen Gemeinheiten hinreißen: Sarkasmus, Zynismus oder Ironie. Zynismus ist wie Gift und hat mit Humor wenig zu tun. Hildegard warnt sogar davor, weil dadurch die Milz und damit auch das Herz geschädigt werden können. Die Milz ist der Filter für alle Säfte, die das unterstützen.

Heilende Worte und Bild der Sehnsucht nach dem Leben

»Du Splitternackte! Warum wirst du nicht schamrot? Das blinde und platte Leben betrachtest du bereits als das richtige wahre Leben, obwohl du noch nicht einmal einen schwachen Schatten von der ganzen Lebensfülle kennst. Du missachtest alle Grenzen des menschlichen Zusammenlebens und zerstörst das volle Leben, in dem das Diesseits mit dem Jenseits verbunden ist. Ich weiß, dass dieses Leben wie Heu vergeht, und sehne mich nach der Ewigkeit, die nie vergeht.

Ich lebe mit allen Geschöpfen in himmlischer Harmonie. Alle Engel und guten Geister umgeben mich. Das ist meine große Freude und Sehnsucht. Ich lasse mich niemals mehr von ihnen trennen.«

Organische Auswirkungen des Zynismus

Die Angriffsziele des Zynismus sind die Milz, das lymphatische System und die Erkrankungen des autonomen Nervensystems in der Region der Halswirbelsäule, ganz speziell mit Schäden am siebten Halswirbel. Diese Nervenregion kontrolliert Hals, Nase und Ohren, besonders die Haut und Schleimhäute der Nebenhöhlen und der Bronchien. Darüber hinaus werden von diesen Nerven die Armmuskulatur, Ellbogen und die Finger bewegt. Probleme mit diesen Nerven führen zu Fingerarthritis, Schwellungen und Schmerzen der Hand sowie zum Karpaltunnelsyndrom. Die Milz ist mit dem Ab- und Aufbau der roten Blutkörperchen beschäftigt. Bei einer Störung der Milzfunktion können die dabei frei werdenden Schlackenstoffe nicht optimal entfernt werden, wodurch es zu einem Anstieg von Schwarzgalle und Cholesterin, dem Baustein der Zellmembranen, kommen kann. Dadurch werden viele schwere seelische und körperliche Krankheiten ausgelöst, die unter dem Begriff »Schwarzgalligkeit« zusammengefasst sind: Depressionen, Migräne, Motivationsverlust, Verlust der Heilungs- und Regenerationskraft, Gallen- und Nierensteine, Degenerationen von Gelenken, Muskelschwäche und die Auslösung von Autoaggressionskrankheiten. Nach Hildegard ist die Schwarzgalle bei der Auslösung von fast allen schweren inneren Krankheiten beteiligt. Beim Hildegardschen Aderlass wird die Schwarzgalle und damit die auslösende Ursache von vielen Krankheiten beseitigt.

Darüber hinaus ist die Milz für das gesamte lymphatische

System und damit für die Entfernung von Toxinen und Schlackenstoffen aus dem Bindegewebe verantwortlich. Die Hildegardsche Schröpftherapie ist in der Lage, die Schmerz- und Schlackenstoffe an Ort und Stelle zu beseitigen, wenn die Milzfunktion geschwächt ist. Vor allem aber ist die Milz ein Abwehrorgan, in dem wichtige Abwehrstoffe gebildet werden, die an der Beseitigung von Bakterien, Viren, Pilzen und Allergenen im Blut beteiligt sind. Dazu gehören die Immunglobuline, die Lymphozyten, die Fress- und Killerzellen. Bei amerikanischen Medizinstudenten konnte beobachtet und gemessen werden, dass die Konzentration der Abwehrzellen beim Anschauen von Filmen über das liebende Wirken von Mutter Teresa in Kalkutta signifikant ansteigt. Und schließlich ist die Milz ein Filterorgan für den Herzstoffwechsel. Bei Milzleiden kann es zu Herzschwäche, -rasen und -rhythmusstörungen kommen.

Vom Ursprung der Vergnügungssucht und des Zynismus

Wenn die echte Sehnsucht nach Spiritualität fehlt, wird unsere Orientierungslosigkeit ausgenutzt und manipuliert. Die Werbung weckt in uns Bedürfnisse und Wünsche nach Dingen, die wir gar nicht brauchen, indem sie diese mit großen Versprechen verbindet.

Der Vergnügungs- und Unterhaltungsrummel wird inszeniert, um von den Machenschaften abzulenken. Um dieses Ziel zu erreichen, wird auf allen Gebieten gelogen und betrogen. Es ist nach wie vor eine Welt der Raffgier, um sich auf Kosten von allen zu bereichern. Ihr Ziel ist die Weltherrschaft und die Kontrolle über alle Menschen.

Symbol und Symptom des Zynismus

In ihrer visionären Schau sah Hildegard die Vergnügungssucht und den Zynismus als seelische Risikofaktoren für Darmkrankheiten und alle damit verbundenen Folgen der Autoaggressionskrankheiten. Die Krankheiten sieht Hildegard in Symbolen und Symptomen vom »gewaltigen Sumpf« (Darmtrakt), »winzige Würmer« (Bakterien, Viren, Parasiten) sowie »Rauch und Nebel« (aggressive körpereigene Abwehrstoffe, wie zum Beispiel freie Sauerstoffradikale oder Enzyme und Nekrosefaktoren, die Tumorzellen auflösen, aber auch das körpereigene Gewebe zerstören können).

Spirituelle Heilung

Menschen, die an der Vergnügungslust und am Zynismus leiden, sollen sich, falls sie sich von dieser Belastung trennen wollen, mit körperlicher Abhärtung und Fasten fit machen, und zwar nach dem Maß ihres »Vergehens« und der Weisung ihres Fastenführers. Dazu gehören Anwendungen und Reize über die Haut, wie zum Beispiel Reinigung durch Sauna und Iris-Peeling-Massage.

Beschäftigen Sie sich immer wieder mit den heilenden Worten der Sehnsucht (Hildegard-Gebet für die Sehnsucht):

»Ich weiß, dass dieses Leben wie Heu vergeht, und sehne mich nach der Ewigkeit, die nie vergeht. Ich lebe mit allen Geschöpfen in himmlischer Harmonie. Alle Engel und guten Geister umgeben mich. Das ist meine große Freude und Sehnsucht. Ich lasse mich niemals mehr von ihnen trennen.«

Sehnsucht nach dem Leben in Aktion

Wie wir gesehen haben, führt die Sucht nach materiellem Reichtum, Vergnügen und Egozentrik in die absolute Katastrophe und endet in Resignation, Frustration und Zynismus. Die Welt ohne Sehnsucht ist das Resultat einer Gesellschaft, die ihre Träume und Visionen nach einer Gemeinschaft, die von Gerechtigkeit und Mitgefühl miteinander lebt, verloren hat. Die Eltern haben einfach »vergessen«, die Kräfte, mit denen das Leben lebenswert wird, an die jüngere Generation weiterzugeben; und diese Generation zahlt einen hohen Preis für das daraus entstehende Vakuum. Sie zahlt mit dem eigenen unglücklichen Leben und mit der Selbstzerstörung durch Krieg und Kriminalität und auf der persönlichen Ebene mit Autoaggressionskrankheiten bis zur Selbstzerstörung. Jeder von uns spürt tief in seinem Herzen diesen Wunsch, aus dem sogenannten normalen Leben auszusteigen, um den Höhepunkt zu erreichen. Entweder wir warten, bis wir durch Krankheiten und Not an den Rand unserer Existenz gedrückt werden, oder wir ziehen durch tiefere Einsicht lieber selber die Notbremse. Jetzt hilft nur noch die Sehnsucht nach einem ganz anderen, neuen, wunderbaren Leben.

Weitere Weisheiten über die Sehnsucht nach der Ewigkeit in der Bibel finden Sie in Psalm 73, 142 und 143; 1. Korinther 14, 1–3; Kolosser 4, 2–6.

Edelsteintherapie

Der Onyx hilft bei Herz-, Seiten- und Milzschmerzen und beseitigt als eleganter schwarzer Edelstein die Schwarzgalligkeit, die zu Stimmungsschwankungen und Traurigkeit führen kann. Bei Magen- oder Milzschmerzen, die häufig nach Rohkostverzehr auftreten, können Sie zusätzlich eine Onyxsuppe kochen.

Tragen Sie bei Traurigkeit eine Onyxkette oder einen Onyxring, die Sie oft aufmerksam betrachten, und nehmen Sie den Stein hin und wieder auch in den Mund. Wärmen Sie den Onyx mit Ihren Händen und legen Sie ihn auf die schmerzende Stelle.

Onyxwein: Wein aufkochen und einen Onyx einige Minuten in einem Sieb über die aufsteigenden Dämpfe halten, so dass das Kondenswasser wieder zurücktropft. Den Stein schließlich in den warmen Wein legen und davon täglich ein Glas trinken. Bei Milzschmerzen zusätzlich Lammfleisch mit Onyxwein beizen und daraus eine schmackhafte Suppe kochen.

2. Lebensstation: Die Schwangerschaft

Der kosmische Christus schaut nach Westen und erkennt acht weitere Kräftepaare. Diese steuern in seinem Torso von den Schultern bis zur Hüfte alle Organfunktionen in dieser Körperregion. Hier befindet sich das gesamte Verdauungssystem mit Magen und Darm, Leber und Bauchspeicheldrüse sowie Herz, Milz und Lunge. Diese Organe werden alle vom autonomen Nervensystem gesteuert, das in der Region des ersten bis achten Brustwirbels austritt und sich zum Sonnengeflecht hinzieht. Von hier aus verteilen sich die Nerven in den gesamten Brust- und Bauchraum, um die entsprechenden Körperfunktionen zu beeinflussen. Die Stärke des vegetativen Nervensystems ist von den Ereignissen während der Schwangerschaft geprägt. Seelische Störungen im Verlauf der Schwangerschaft können während des Lebens zu schweren Magen- und Darmkrankheiten führen. Bei diesen Menschen sind Magen und Darm die Zielscheibe von seelischen Konflikten. Sie neigen zu Magen- und Darmgeschwüren, Krämpfen, Colitis, Morbus Crohn oder kolikartigen Bauchschmerzen. Diese Krankheiten werden bereits in der Schwangerschaft angelegt und verschwinden erst, wenn die Verletzungen der Schwangerschaft im Laufe des Lebens beseitigt werden. Viele Magen- und Darmkrankheiten werden chronisch, weil die auslösenden Faktoren nicht beseitigt werden. Was nutzt es, Magengeschwüre zu beseitigen, wenn die seelisch auslösenden Faktoren weiterbestehen?

Cortison und Antibiotika sind keine Lösung, weil sie meistens den schon geschädigten Darm, insbesondere die Mikroflora, noch mehr zerstören. Meistens werden die Magen-Darm-Leiden nun auch noch chronisch und enden schließlich im Krebs.

In der Hildegard-Heilkunde gibt es nahezu 150 von Hildegard beschriebene Magen- und Darmheilmittel. Diese ganzheitliche Therapie führte zu einem Durchbruch der Unheilbarkeit bei diesen sonst »Unheilbaren« und zu vielen glücklichen Patienten.

Die acht Tugenden der Schwangerschaftsgruppe sind das schönste Geschenk, das eine Mutter ihrem Kind mit auf den Lebensweg geben kann, und befähigt den neugeborenen Menschen, sein Leben zu meistern und mit diesen Kräften »fliegen« zu lernen.

Wir lernen acht weitere Führungskräfte unserer Seele kennen. Hildegard sieht in unserer Seelenstadt eine gewaltige dreifache Steinmauer, in der sechs Tugenden wohnen (siehe Abb. 7 im Bildteil). Am Ende der Mauer sind die übrigen beiden Tugenden.

Die acht Kräftepaare treten in drei Gruppen auf und werden von acht Frauen allegorisch beschrieben. Die ersten drei Kräfte, »Abstinenz«, »Großzügigkeit« und »Güte«, sind die Grundlage für die nächsten drei: »Wahrheits-« und »Friedensliebe« sowie das »Glück« an dreizehnter Stelle. Die Dreizehn ist eine Glückszahl, und Glück entsteht erst in einer Atmosphäre, in der nicht gelogen und gestritten wird. Ohne Wahrheit und Friede gibt es kein Glück.

Die Schwangerschaft

Ohne eigenes Zutun entwickelt sich das Baby in dieser Zeit aus der Eizelle zu einem wunderbaren Menschen. Aber auch unsere Seele kommt in jener Phase des beginnenden Lebens zu ihrer vollen Entfaltung. Unsere körperlich-irdische Konstitution verdanken wir unseren Eltern, die spirituellen Kräfte kommen aus der göttlichen Quelle des Lebens. Denn wir sind spirituell geschaffen als sichtbares Gleichnis und Spiegelbild des unsichtbaren Gottes, einzigartig und belebt durch die gleiche Lebensenergie – *viriditas* –, die das ganze Universum durchdringt. Aus dieser kosmischen und göttlichen Energie schöpfen wir unsere

Lebensenergie und unsere 35 Seelenkräfte, mit denen wir Böses in Gutes transformieren und Wunder vollbringen können: Abstinenz halten, Großzügigkeit, Güte, Wahrheits- und Friedensliebe, Glück, Maßhalten und die Gabe einer geheiligten, würdevollen Seele. Sobald wir uns von diesen Kräften trennen, nehmen unsere geistigen, psychosozialen und körperlichen Fähigkeiten ab, und das Risiko, krank zu werden, steigt. Die modernen Dämonen treten als Schlemmerei, Verbitterung, Zynismus, Lügen und Betrügen, Streit, Unglück, Maßlosigkeit auf, die die Seelenkraft schwächen. Auch wenn wir noch so schwere Startbedingungen hatten, bekommen wir im Laufe unseres Lebens vielfältig Gelegenheit, hinter den Schwächen die Stärken zu sehen und sie entsprechend zu verwandeln.

8. Genusssucht – Genügsamkeit

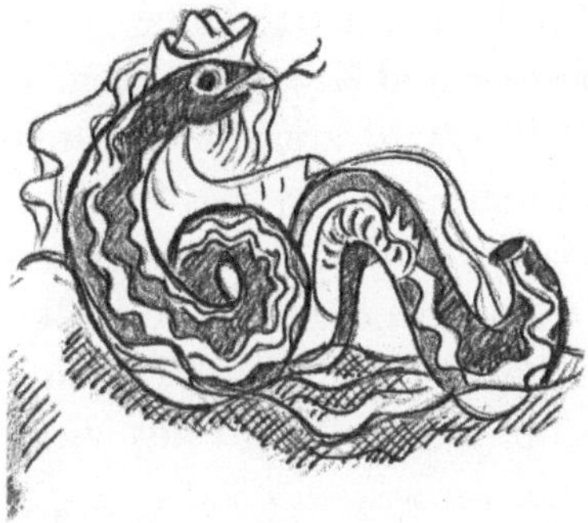

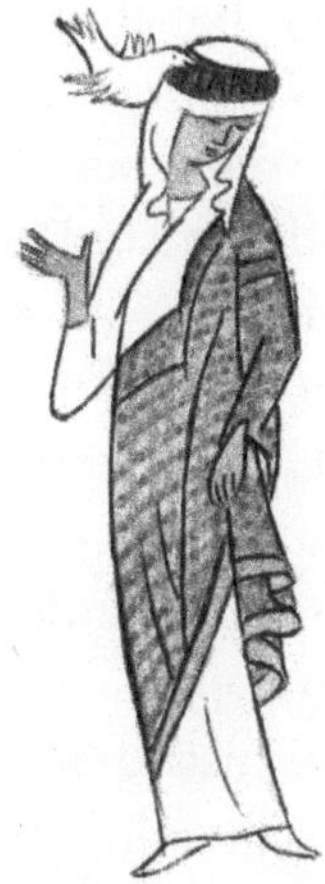

Ingluvies ventri	Abstinentia
Schlemmerei	Abstinenz
Völlerei	Maßhalten
Unersättlichkeit	Enthaltsamkeit

Körperliche Störungen: Das achte Kräftepaar, lokalisiert im Bereich des 8. Wirbels, gleichzeitig erster Brustwirbel, steht im Zusammenhang mit Erkrankungen der Schulter, Schmerzen und Taubheit in Unterarmen und Händen, in Handgelenken und Fingern. Außerdem Krankheiten, die durch die Esssucht und Fast-Food-Ernährung ausgelöst werden: Dazu gehören Autoaggressionskrankheiten, Degeneration von Gelenken, Steinbildung, Ekzeme und Ulcerationen, Herzschwäche und Herzrhythmusstörungen.

Psychotherapie: einfaches Fasten.
Edelsteintherapie: Diamant als Appetitzügler.

Was ist Genügsamkeit?

Alles in den Bauch hineinschlingen wie eine Schlange – das ist eine charakteristische Metapher für unsere Zeit. Der Bauch als Symbol für eine auf Wohlstand programmierte Raupe »Nimmersatt«: der Staat, Banken, Industrie und Krankenkassen, die ins Gigantische wachsen. Der Bauch wird zum Statussymbol für den erfolgreichen Wohlstandsmanager. Das alles führt zur seelisch-geistigen Verstopfung. Dazu kommen jede Menge weiche und harte Drogen, die das Denken benebeln: Kaffee, Alkohol, Nikotin und andere Rauschgifte. Das Hildegard-Fasten ist die allereinfachste und wirksamste Methode, um aus diesen Drogen auszusteigen.

Der Überfluss in der westlichen Welt wird dem Schlemmer zum Verhängnis: Zwei von drei Menschen leiden und sterben an den sogenannten ernährungsbedingten Zivilisationskrankheiten, namentlich Arteriosklerose mit Schlaganfall oder Herzinfarkt, Krebs oder Diabetes. Wir verschwenden fast die Hälfte unseres Vermögens für luxuriöse Speisen und Getränke und die übrige Hälfte dafür, um die aus der Fehlernährung entstandenen Erkrankungen wieder loszuwerden. Diese Zivilisationskrankheiten bleiben den meisten Menschen in der Dritten Welt nach den Regeln der kosmischen Gerechtigkeit erspart.

Destruktive Worte und Bild der Genusssucht

Hildegard sieht die Genusssucht als eine Schlange. Ihr Bild ist Synonym für den Magen- und Darmtrakt, der sich durch den Körper wie eine Schlange windet. Ihre Augen brennen wie feurige Kohlen, das Schwanzende ist abgeschnitten. Ihr Leib ist schwarz-weiß mit giftiger Farbe gestreift. Mit einem Hang zur Angeberei trägt sie ein gestülptes Hütchen auf ihrem Kopf. Aus dem Hut quillt ihr blondes Haar bis auf die Schultern, um im

Glanz ihrer Ausstrahlung ihre Kraft zur Schau zu stellen. Sie trägt ein strahlendes Gewand aus weißer Seide, da sie sich auch immer nur dem Genuss der teuersten und köstlichsten Gastmahle hingibt. Ihr Mantel ist mit der Farbe einer Schlange versehen, um zu illustrieren, wie die Menschen durch übermäßiges Essen und Trinken zur grenzenlosen Unzucht verführt werden.

Die Genusssucht spricht: »Gott hat doch alles geschaffen, warum sollte ich verzichten? Ich wäre ja dumm, wenn ich nicht meine Freude an den Genüssen der Welt hätte, zumal auch Gott will, dass dem Menschen nichts an seinem leiblichen Wohl fehle.«

Die übertriebene Genusssucht ist die Mutter aller Süchte, mit denen sich der Mensch immer wieder selber bestraft und in sein selbstgewähltes Gefängnis einschließt. Auch ihre Geschwister, die exzessive Sucht nach Alkohol, Nikotin, Koffein, Arbeit, Sex oder Drogen, sind ein schlechter Ersatz für das verlorene Paradies. Der Bauch wird zum Gott und in jedem Gourmetrestaurant wie ein König verehrt.

Heilende Worte und Bild der Genügsamkeit

»Kein Mensch würde seine Zither so spielen, dass die Saiten reißen. Du Schlemmer stopfst deinen Bauch so voll, dass deine Adern zerplatzen und sich in Krämpfen winden. Wo ist da noch Verstand? Du bist taub und blind und weißt nicht, was du tust. Der unmäßige Genuss von Fleisch und Wein bringt den Menschen doch um seine Gesundheit.

Ich nehme Maß am Menschen, damit dem Körper nichts fehlt und er nicht vollgestopft wird mit Speise und Trank. Ich bin wie eine Zither mit einer schönen Harmonie. Ich spiele eine wunderschöne Melodie, wenn sich der Mensch maßvoll ernährt.

Das stürzt dich manchmal in unangemessenes Fasten, so dass

du kaum noch kriechen kannst, dann wieder stopfst du deinen Bauch so voll, dass deine Adern platzen.

Ich aber ernähre mich maßvoll, so dass die Körpersäfte nicht austrocknen und aus den Fugen geraten. Und so jubiliere ich zur Orgel und spiele mit Freude meine Zither.«

Genügsamkeit heißt die erste Tugend für die Schwangerschaft und ist eine gute Mutter für das neue Leben. Alles, was das Kind belastet, hat in der Schwangerschaft nichts zu suchen: chemische Arzneimittel, Drogen, Tabak und vor allem Alkohol, eines der schlimmsten Schwangerschaftsgifte.

Genügsamkeit im guten Sinne verzichtet aber nicht nur beim Essen und geistigen Überangebot, sondern auch auf überflüssiges Geld und Vermögen zugunsten guter Taten für die wirklich Armen. Daher ruft die Genügsamkeit in Hildegards *Scivias*:

»Ich bin erfüllt vom göttlichen Mitgefühl, aus dem der Wille kommt, seine materiellen Schätze – Gold, Edelsteine und Perlen – nicht vor den Armen in Not zu verbergen, denn ihnen fehlt das Notwendigste zum Leben.

Aus Liebe zu Christus will ich sie alle trösten und ihre Armut lindern, wie auch Christus alle seine Güter an die Gerechten verteilte und ihre Wunden um ihrer Reue willen heilte.«

Organische Auswirkungen der Genusssucht

Schlemmerei, Völlerei, Arbeits- und Drogensucht sind mit der Erkrankung des autonomen Nervensystems in der Region der Brustwirbelsäule, ganz speziell mit Schäden am ersten Brustwirbel verbunden. Diese Nerven bewegen die Schulter- und Armmuskulatur. Darüber hinaus kontrolliert diese Nervenregion den Magen- und Darmtrakt sowie sämtliche Verdauungsorgane, besonders die Leber und Gallenblase, sowie die Bauchspeicheldrüse. Entzündungen und Autoaggressionen an diesen Organen gehen meistens auf das Konto der Süchte und Maßlosigkeit.

Und so wird der Mensch krank: Zu viel Stress und fettiges Essen mit überwiegend tierischem Eiweiß, besonders mit Schweinefleisch, Käse und zu vielen Eiern, provozieren zu viel Gallensäure, die sowohl das Blut übersäuern kann als auch den Darm, so dass die natürlichen Darmbakterien absterben. So werden Entzündungen und Autoaggressionskrankheiten ausgelöst, die den eigenen Körper vernichten können. Biochemisch entsteht aus Gallensäure auch Cholesterin, das der Körper für den Aufbau der Zellwände benötigt. Cholesterin ist gleichzeitig ein Baustein für die Sexualhormone. Durch zu viel Cholesterin überschreitet der Sexualhormonspiegel das normale Maß, so dass Krebs ausgelöst werden kann. Eine Hildegard-Kost auf der Basis von Dinkel, Obst und Gemüse ist daher der beste Schutz vor Krebs und Arteriosklerose. Eine weitere Gefahr tritt auf, wenn durch zu viel Gallensäure der Farbstoff Bilirubin im Blut sein Maß übersteigt. Dann entsteht eine neue, heute sehr verbreitete Krankheit – Morbus Meulengracht –, wodurch Depressionen und Schwächezustände ausgelöst werden können.

Besonders ehrgeizige junge Männer haben oft erhöhte Bilirubinspiegel und neigen zu vermehrtem Achselschweiß und übelriechenden Ausdünstungen.

Vom Ursprung der Genusssucht

Die modernen Dämonen verführen die Menschen zum übertriebenen Genuss auf allen Gebieten, weil sie verhindern wollen, dass sie gesund und glücklich werden. Das Übermaß an Essen und Trinken wird von ihnen billig zur Verfügung gestellt, weil sie wissen, dass müde, satte und schlappe Menschen keine Aufstände veranstalten. Außerdem kann man an den ernährungsbedingten Krankheiten Übergewicht, Diabetes, Herzinfarkt, Rheuma und Krebs viel Geld verdienen, besonders wenn die Krankheiten chronisch werden, hat man immer »Kunden«.

Symbol und Symptom der Genusssucht

Hildegard sah die Süchte und Ersatzgötter als seelische Risikofaktoren für entzündliche autoaggressive Darmkrankheiten und alle damit verbundenen Folgen. Einige von ihnen werden wie von Flammen verzehrt und von Funken geplagt – Symbole für Entzündungen von Magen und Darm wie bei der Gastritis, Colitis oder Morbus Crohn. Andere leiden an Krämpfen und Koliken wegen ihrer großen Gier nach Speisen und Getränken. »Und da sie dies alles mit Leidenschaft taten, leiden sie nun an den Entzündungen und Autoaggressionen.«

Spirituelle Heilung

Im Hildegard-Fasten kann man behutsam und wirkungsvoll viele Formen der Ess- und Drogensucht in kurzer Zeit beseitigen. Beim Fasten verzichtet man auf alle überflüssigen Speisen und alkoholische Getränke, die Zigarette schmeckt nicht mehr, und alle überflüssigen chemischen Arzneimittel können behutsam ausgeschlichen werden. Der Bluthochdruck sinkt. Zucker-, Harnsäure- und Cholesterinspiegel normalisieren sich. Es gibt wohl kaum eine bessere und schnellere Methode, um geistig, seelisch und körperlich in Form zu kommen, als das Hildegard-Fasten.

Beschäftigen Sie sich immer wieder mit den heilenden Worten der Genügsamkeit (Hildegard-Gebet für die Genügsamkeit):

»Ich aber ernähre mich maßvoll, so dass ich nicht austrockne, und schütze so meine Gesundheit. Und so jubiliere ich zur Orgel und spiele mit Freude meine Zither.«

Genügsamkeit in Aktion

Jeder, der ein großes Ziel erreichen will, muss seine Kräfte sammeln und auf alles verzichten, was ihn von diesem Ziel abhält. Die Freude auf das zu erreichende Ziel oder auf ein gesundes Kind macht alles wieder gut, auf was man verzichtet hat. Auch im Tierreich werden starke Leistungen im völligen Fasten vollzogen, wie zum Beispiel während der Brunftzeit, wenn der Hirsch auf sämtliche Nahrung verzichtet und Rivalen in die Flucht schlägt, oder bei den Bären, die im Winterschlaf auf Fressen und sogar Trinken verzichten und dabei ihre kleinen Bären zur Welt bringen und aufziehen. Drogen, Zigaretten, Alkohol, chemische Tablettensucht oder übersteigerter Sex haben nichts in der Schwangerschaft zu suchen. Am Ende des Verzichts steht eine großartige Erfahrung: Weniger ist mehr!

Weitere Weisheiten zur Genügsamkeit finden Sie an folgenden Bibelstellen: Römer 14, 5–8; 1. Timotheus 3, 1–5 und 11; Titus 2, 1–8 sowie Petrus 2, 9–12.

Edelsteintherapie

Der Diamant zügelt den Appetit bei Trink- und Esssucht. Dazu wird zweckmäßigerweise ein Rohdiamant mit einer Größe von mindestens einem Karat in einer goldenen Fassung befestigt und an einer Kette getragen, so dass man den Stein oft in den Mund legen kann, ohne ihn zu verschlucken.

Den Diamantanhänger mehrmals täglich in den Mund nehmen, um den Appetit zu zügeln.

9. *Verbitterung – Großherzigkeit*

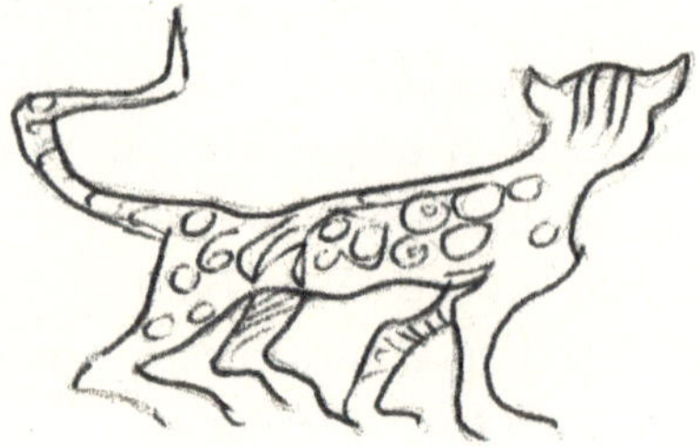

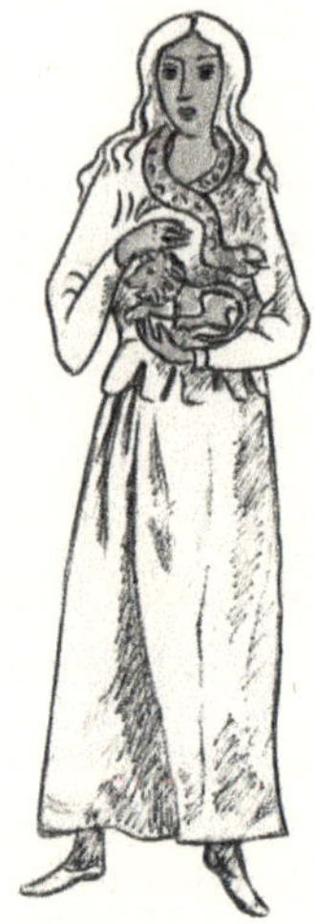

Acerbitas	Vera largitas
Engherzigkeit	Großzügigkeit
Knickrigkeit	Freigebigkeit
Verbitterung	Liebenswürdigkeit
Intoleranz	Toleranz

Körperliche Störungen: Das neunte Kräftepaar, lokalisiert im Bereich des 9. Wirbels, gleichzeitig zweiter Brustwirbel, steht im Zusammenhang mit dem Herz und seinen Erkrankungen: Herzschmerzen, Herzschwäche, Herzschwindel, Herzrhythmusstörungen, Angina pectoris, Herzflimmern.

Psychotherapie: Fasten und Gebete unter Führung eines Fastenleiters.

Edelsteintherapie: Amethyst.

Auf körperlicher Ebene helfen die 35 Herzmittel aus der Hildegard-Heilkunde bei den durch Verbitterung ausgelösten Herz-

Kreislauf-Erkrankungen: Vor allem der Galgant zur Verhütung von Herzinfarkt, Schlaganfall und Hörsturz. Die Jaspisscheibe beseitigt funktionelle Rhythmusstörungen, der Petersilien-Trank kräftigt und stärkt ein schwaches Herz und ist auch gut zur Rehabilitation nach einem Herzinfarkt.

Was ist Großherzigkeit?

Großzügig und verschwenderisch geht die Natur mit dem Leben um: Artenvielfalt und Farbenreichtum, Blütenpracht und Leben in Fülle und Verschwendung. Faszinierend ist die mysteriöse und farbenprächtige Massenbefruchtung des Great Barrier Riffs in Australien. Der sogenannte Orgasmus des Pazifischen Ozeans. Jedes Frühjahr stoßen alle Korallen gleichzeitig bei abnehmendem Vollmond wie auf ein Kommando Eizellen und Samen ins Meer und zeugen so ihren Nachwuchs. Bis vor kurzem war das Phänomen dieses verschwenderischen Naturspektakels einer Hochzeitsnacht ein Rätsel. Heute weiß man, dass die Korallen über einen Sensor wie ein Auge verfügen, das ihnen signalisiert, wann der Mond dieses besondere Licht ausstrahlt, um so punktgenau Nachwuchs zu zeugen.

Wozu die ganze Pracht der Korallen, Vögel und Fische, die Schönheit der Pfauenfedern und der Papageien? Nur der schönste und stärkste Pfau hat die größte Chance, sich fortzupflanzen, obwohl ihn die langen Federn beim Laufen behindern. Wozu auch die Vielfalt und Herrlichkeit der Menschenrassen? Alles ist dazu da, das Leben zu vermehren und zu feiern. Großzügigkeit und Großherzigkeit sind Eigenschaften Gottes, von dem die ganze Pracht und Schönheit des Lebens ausgeht. Wer großzügig ist, nimmt am Leben teil; Egozentrik und Engherzigkeit engen das Leben ein und machen es mühselig.

Die Schwangerschaft ist ein Akt der Großzügigkeit, denn die werdende Mutter bringt Opfer und Verzicht, um das Leben weiterzugeben. Bei allen Völkern sind Kinder ein Zeichen von Reichtum und Segen, das merkt man besonders im Alter.

Destruktive Worte und Bild der Verbitterung

Völlerei macht sauer, vor allem zu viel tierisches Eiweiß, jeden Tag Fleisch, Wurst und Käse, Eier und Milchprodukte, die zu Harnsäure abgebaut werden und damit Entzündungen, Gicht und Rheuma hervorrufen. Aber auch der tägliche Stress und Überbelastungen führen zum Bombardement mit stressbedingten Sauerstoffradikalen und können so den ganzen Körper entzünden. Dazu läuft die Galle über und führt zur Übersäuerung. Ganz besonders bitter und sauer wird der Mensch, wenn er Entscheidungen gegen sein eigenes gutes Gewissen trifft, wie zum Beispiel durch Streiten, Lügen und Betrügen, Hass und Streit. Die Bitterkeit schleicht wie ein Leopard und wendet ihren Kopf ab wegen des schlechten Gewissens und spricht:

»Opfer, Verzicht, Großherzigkeit – alles Unsinn! Ich pfeife auf Triumph und Sieg. Ich hasse Verpflichtungen und gehe ihnen aus dem Weg. Ich setze mich über alles hinweg um meines eigenen Vorteils willen.«

Heilende Worte und Bild der Großherzigkeit

Jeder großherzige Mensch vollzieht den Willen Gottes, weil Gott selbst großherzig ist. Hildegard vergleicht eine lebendige Seele mit dem »Saft, der durch die Bäume zieht, mit dem Tau, der über die Kräuter weht, und dem Tau, der auf das Gras fällt. Der Tau ist wie die feuchte Luft, die alle Keime zum Wachsen bringt.« Durch die Schwarzgalle trocknen alle Säfte ein, Krankheiten werden chronisch, Wunden heilen nicht mehr, und das Abwehrsystem bricht zusammen:

»Du Verbitterung bist eine große Gefahr für das Leben. Du zerstörst den Sinn des Lebens und nimmst auf niemanden Rücksicht. Stur hältst du an deinem Egoismus fest. Ich aber bin verschwenderisch mit meiner rettenden Hilfe, ich bin wie Salbe und heilende Medizin. Ist die Großherzigkeit nicht wie ein Regen und die Lebensfreude wie ein Tau und das Mitgefühl wie eine Salbe und das Trösten wie ein Heilmittel? Das ist der Sinn meines Lebens, deine Herkunft aber ist der Tod.«

Organische Auswirkungen der Verbitterung

Bitternis, Übersäuerung, Engherzigkeit und Intoleranz führen zur Erkrankung des autonomen Nervensystems in der Region der Brustwirbelsäule und können zu Folgeschäden führen, die mit dem zweiten Brustwirbel verbunden sind. Dadurch können die Schleimhäute von Magen und Darm entzünden, was zu Gastritis, Magen-Darm-Geschwüren, Colitis, Morbus Crohn, aber auch zu Hautentzündungen führen kann, weil die Haut innen und außen miteinander verbunden ist.

Vom Ursprung der Verbitterung

Obwohl der Mensch der Großherzigkeit seiner Eltern das Leben verdankt und von der Großzügigkeit des Lebens profitiert, verliert er diese Kraft, wenn er sich von den modernen Dämonen und Modeströmungen verführen lässt. In der modernen materialistischen Welt triumphieren weithin die Engherzigkeit und der Egoismus mitsamt ihren Konsequenzen. Das ist der Nährboden für die immer schrecklicheren Übel, unter denen die westliche Welt leidet.

Symbol und Symptom der Verbitterung

Die Krankheiten, die Hildegard als Folge der Engherzigkeit beschreibt, werden durch brennendes Feuer und feurige Schlangen beschrieben. Das Symbol der sich häutenden Schlange weist auf Hautkrankheiten hin und die brennende Flamme auf Entzündungszustände von Magen und Darm, Allergien mit Magenfieber, wie sie bereits im ersten Lebensjahr auftreten können und später im Laufe des Lebens immer wieder aufflackern.

Einige werden wie von Flammen verzehrt wie bei den Entzündungen von Magen und Darm. Andere werden von Funken geplagt, die aus dem Feuer schlagen wie zum Beispiel Magen-Darm-Krämpfe und Koliken.

Heute wissen wir, dass Viren und Bakterien die Schleimhäute entzünden und infizieren können. Sogar Gastritis, Magen- und Darmgeschwüre sind Folge einer Infektion, die von Helicobacter-pylori-Keimen ausgelöst werden, die sogar Anlass zu Magenkrebs geben. Die Entdeckung, dass kleine Lebewesen, Hildegard nannte sie »pediculi«, Krebs erzeugen, war ein Schock für die Schulmedizin, die über 100 Jahre predigte: »Kein Ulcus ohne Säure« und Antacida verteilte.

Wieder einmal wurde ein alter Zopf der Schulmedizin abgeschnitten. Heute wird die Gastritis mit hohen Gaben Antibiotika (Tripeltherapie) behandelt. Solange keine ganzheitliche Heilung im Sinne der hier beschriebenen Psychotherapie stattfindet, ist eine vollständige Heilung nicht möglich.

Spirituelle Heilung

Der im Fasten geübte Verzicht öffnet die Fenster und Türen für die spirituellen Werte, die das Leben außerordentlich großzügig bereichern. Wer vom Leben reich beschenkt werden will, soll seine Mitmenschen mit großzügigen Taten der Liebe überschütten und der Erfolg wird nicht ausbleiben.

»Menschen, die durch ihre Verbitterung und Engherzigkeit sich selbst und das Leben zerstören, sollen sich durch Fasten, Beten und Meditieren stark machen.«

Beschäftigen Sie sich immer wieder mit den heilenden Worten der Großherzigkeit (Hildegard-Gebet für die Großherzigkeit):

»Ich aber bin verschwenderisch mit meiner rettenden Hilfe, ich bin wie Salbe und heilende Medizin. Ist die Großherzigkeit nicht wie ein Regen und die Lebensfreude wie ein Tau und das Mitgefühl wie eine Salbe und das Trösten wie ein Heilmittel? Das ist der Sinn meines Lebens.«

Großherzigkeit in Aktion

Ohne Großherzigkeit gibt es kein Leben. Das Leben ist verschwenderisch und großzügig. Entdecken Sie in sich Ihre Talente, die Sie zur Großherzigkeit befähigen, und beobachten Sie die Wirkung auf Ihre Umwelt. Nehmen Sie sich Zeit, um mit Kindern zu spielen, und Sie werden Freude und Dankbarkeit ernten. Tiere sind besonders leicht mit Zuwendung und Großzügigkeit zu beeindrucken. Besonders Hunde sind gute Freunde, von denen Sie immer wieder freudigst begrüßt werden, wenn Sie nach Hause kommen.

Gehen Sie gleich auf die Straße, in den Park oder an den See und sprechen Sie »wildfremde« Menschen an. Bitten Sie um irgendetwas, auch mit der Erwartung, dass Sie ein Nein als Antwort erhalten. Sie werden staunen, wie gern Menschen helfen und wie viele sich auf gute Gespräche einlassen. Auf diese Weise können Sie neue Freunde kennenlernen oder sogar einen Partner fürs Leben. So habe ich meine Frau in Berlin auf dem Kurfürstendamm kennengelernt, und daraus ist eine lebenslange Liebe geworden!

Weitere Weisheiten zur Großherzigkeit finden Sie in der Bibel: Psalm 86, 103.

Edelsteintherapie

Der Amethyst hilft bei Traurigkeit, Verbitterung, Angst vor Menschen und gegen Furcht vor Hightechstrahlen: Computer, Handy, Mikrowelle und Ähnlichem.

Tragen Sie eine Amethystkette oder einen großen Amethystring, und die Ausstrahlung des Steins wird Sie bei Traurigkeit, gegen seelische Verletzungen und gegen Elektrosmog schützen.

Darüber hinaus hilft der Amethyst bei vielen Hautproblemen: Bluterguss, Schwellungen, geplatzte Schleimbeutel, Zysten, Knoten, Warzen, Fleckenbildung im Gesicht. Man befeuchtet einen Amethyst-Schmeichelstein mit Speichel und bestreicht die betroffene Stelle mehrmals täglich damit.

Mit dem Amethyst kann man sich ein Schönheitswasser herstellen, indem man Wasser kocht und einen Amethyst im Sieb darüberhängt, so dass das Kondenswasser zurücktropft. Schließlich legt man den Stein kurz ins kochende Wasser, lässt ihn abkühlen und wäscht sich täglich mit diesem Amethystwasser das Gesicht. So wird die Gesichtshaut zart und schön.

10. Bosheit – Güte

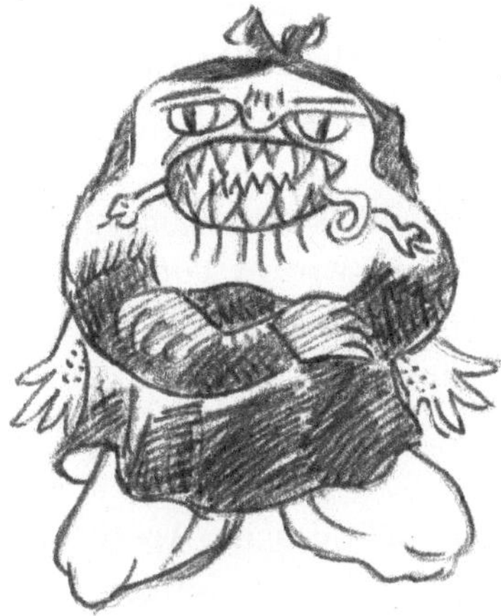

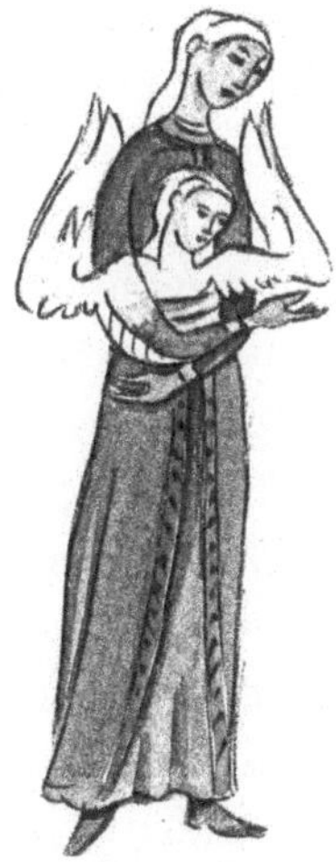

Impietas	Pietas
Gottlosigkeit	Frömmigkeit
Verantwortungslosigkeit	Pflichtgefühl
Unzuverlässigkeit	Zuverlässigkeit
Hinterhältigkeit	Aufrichtigkeit
Gemeinheit	Freundlichkeit

Körperliche Störungen: Das zehnte Kräftepaar, lokalisiert im Bereich des 10. Wirbels, gleichzeitig vierter Brustwirbel, steht im Zusammenhang mit der Lunge und ihren Erkrankungen: Bronchitis, Asthma, Lungenentzündung, Allergie. Dazu gehören auch Nebennierenbeschwerden, Blutdruckschwankungen, Allergien, Nesselausschläge, Ekzeme.

Psychotherapie: Fasten, Abhärtung, Wechselbäder, Bürstenmassage.

Edelsteintherapie: Amethyst.

Was ist Güte?

Güte ist eine Folge aus Abstinenz und Großherzigkeit. Ein Mensch, der auf überflüssige Dinge im Leben verzichten kann und ein großes Herz hat, kann zu anderen großzügig und gut sein.

In jedem Menschen sind Gutes und Böses verborgen, und es hängt von unserem freien Willen ab, wie wir die Dinge sehen. Selbst der Tod unterstützt das Leben. Wenn die roten Blutkörperchen nach 120 Tagen in der Milz absterben, geben sie ein Enzym frei – das Thrombolysin –, das die Thrombozyten daran hindert, zu verkleben, um Thromben oder eine Embolie auszulösen. Dieser Vorgang wurde von den Griechen »Apotheose« genannt – teilnehmen am schöpferischen Leben Gottes. Solche transformierenden Kräfte sind sogar in den bösartigen Krebszellen vorhanden. Die sterbenden Krebszellen produzieren Heilmittel, die gegen den Krebs wirksam sind. Diese neuen Entdeckungen werden die Krebstherapie revolutionieren und lassen große Zweifel daran aufkommen, ob man wirklich jeden Krebs immer auch mit der Chemotherapie vergiften muss. Bis zur großen Ernte scheint die Sonne immer über Gute und Böse gleichzeitig, und es ist wahrscheinlich ein großer Fehler, das Unkraut vor der Ernte herauszureißen.

Nur Gott allein ist gut, die Gotteskraft ist in der Lage, das Böse in Gutes zu verwandeln, ohne diese Hoffnung wäre das Leben unmöglich. Das Gute kann oft ohne das Böse nicht erkannt werden, wie das Licht nicht ohne Schatten, und die Lebenskunst besteht darin, hinter dem Bösen das Gute zu entdecken. Wir haben bestimmt schon alle mal die Erfahrung gemacht, wie wir durch einen heilenden Schock vor einer noch größeren Katastrophe bewahrt wurden.

Destruktive Worte und Bild der Bosheit

Die Bosheit sieht aus wie ein Monster. Der Kopf ist an den Schulterblättern angewachsen, um zu zeigen, dass sie mehr eine Bestie als ein Mensch ist. Die Bosheit hat große feurige Augen und ein Leopardenmaul, weil sie mit großer Wildheit nur die beißende Bitternis kennt und alles zerfleischt, was ihr unter die Klauen kommt. Die Bosheit kennt weder Gnade noch Barmherzigkeit und hat kein Interesse an der Weisheit. Am liebsten würde sie alles vernichten.

Aus ihren Mundwinkeln hängt eine Schlange, weil sie Gott und die Menschen hasst, wobei ihre Gemeinheiten und Verletzungen kein Ende nehmen. Feurige Flammen schießen aus ihrem Mund, die immer wieder neue Gehässigkeiten aushecken. Wie brennende Pfeile schießen scheußliche Worte aus ihrem Mund, und sie versucht, den Menschen zur Frivolität anzustiften.

Sie hockt auf den Knien und richtet ihren Körper wie eine Schlange auf, weil sie ihre Kräfte von den modernen Dämonen bezieht und die Menschen durch ihre Magie zum Wahnsinn treibt.

Sie trägt ein schwarzes Kleid als Synonym für ihre zerstörende Grausamkeit, die das Leben trübsinnig und glanzlos macht. Schwarze Handschuhe hängen von ihren Schultern, weil alle ihre Werke für den Menschen sinnlos und nutzlos sind, wie aus ihren Worten hervorgeht:

»Ich verachte Gott und die Menschen. Man würde mich ausnutzen und es als Schwäche ansehen, wenn ich auf irgendeinen Rücksicht nähme. Wenn mir einer zusetzt, werde ich's ihm hundertfach zurückzahlen. Ich werde meinen Vorteil rücksichtslos ausnutzen und nicht zulassen, dass irgendeiner auf mir herumtrampelt. Wenn Gott will, dass ich etwas Gutes tun soll, soll er doch erst mal etwas für mich tun.«

Heilende Worte und Bild der Güte

Unser Bewusstsein ist frei, aber wir sind leider meistens voller Gedanken und mit unsinnigen Fragen beschäftigt, die das Leben blockieren: »Ist das gut oder böse? Richtig oder falsch? Warum?« Wir werden erst richtig glücklich, wenn wir aufhören, alles zu beurteilen und zu bewerten. Wenn wir unser Bewusstsein für das Gute im Leben öffnen, findet das Böse keinen Platz.

»Du bist grauenhaft und voller Bosheit. Was wäre das für ein Gott, der immer alles tut, was du verlangst? Ein Popanz. Wie kann Gott das Böse belohnen? Gott wird bereits den Keim zum Bösen sofort versenken.

Wo ist dann deine Macht und wo dein Stützpunkt? Du wohnst bei Schimpf und Schande und lebst von den Verdrehungen von Tatsachen. Wo ist deine Heimat? Dort, wo jeder gegen jeden kämpft und wo Mord und Totschlag herrschen, da ist deine Heimat.«

Organische Auswirkungen der Bosheit

Bosheit, Unzuverlässigkeit und Verantwortungslosigkeit führen zur Erkrankung des autonomen Nervensystems in der Region der Brustwirbelsäule, vor allem Folgeschäden am dritten Brustwirbel. Das hier austretende Nervenpaar ist für die Funktion von Magen und Darm sowie für alle zugehörigen Verdauungsorgane verantwortlich, namentlich Leber, Galle und Bauchspeicheldrüse. Auch hier ist die Schwarzgalle, biochemisch die Gallensäure und der Gallenfarbstoff, dafür verantwortlich, ob eine Vorkrebskrankheit durch den sogenannten Krebssprung in ein bösartiges Krebsgeschehen übergeht oder nicht. Für viele Männer und Frauen ist das Leben, ganz speziell die Beziehung zu ihrem Partner, wie eine Hölle, so dass sie es mitunter vorziehen, durch eine tödliche Krankheit in die Ewigkeit einzugehen, als noch weiterhin in einer bösartigen Beziehung auszuharren.

Vom Ursprung der Bosheit

In unserer modernen westlichen Gesellschaft ist der Glaube an Gott scheinbar völlig überflüssig geworden. Menschen, die keine religiösen Wurzeln haben, sind leichter zu verführen und zu manipulieren. Alle Werte sind wertlos und die Menschen durch die Propaganda oder Werbung leichter zu beeinflussen. Wo das Geld entscheidet, ist alles möglich, selbst die Politik, die Kunst und die Wissenschaft werden vom Profitdenken beherrscht. Die modernen Mächte überreden die Menschen zu einem Leben ohne Gott, um ihnen ihre eigenen Theorien aufzuzwingen und sie so für ihre Zwecke zu missbrauchen.

Symbol und Symptom der Bosheit

Hildegard sieht in ihrer Vision über die Folgen von Bosheit und Hass: Feuer, brodelndes Blei, vermischt mit Schwefel, und feurige Würmer, die auf Verdauungsstörungen, Blähungen, Verstopfung und blutende Hämorrhoiden, die wie glühendes Blei brennen, sowie auf die Krebskrankheit hinweisen. *Pediculi* – kleine Würmer mit vielen Beinen – nannte sie die Krebserreger, die durch Mikroblutungen den Darm verlassen und über den Blutstrom in den Körper gelangen. Jede Körperzelle wird durchblutet, so dass theoretisch jede Zelle von den *pediculi* angegriffen werden kann, um krebsartig zu entarten. Heute wissen wir, dass fast alle Krebsarten durch Onkogene ausgelöst werden (Viren und Ähnliches).

Erstaunlicherweise erkranken meistens nicht die boshaften Menschen, sondern die Opfer von Verletzungen und Gemeinheiten. Sinn eines spirituellen Lebens aber ist die Kunst, sich trotz Demütigungen nicht mehr provozieren und sich nicht mehr auf das niedrige Aggressionsniveau herabziehen zu lassen, sondern daran zu wachsen. Das ist die Kunst der Demut, die wie ein Phönix aus der Asche aufsteigen kann.

Spirituelle Heilung

Das Hildegard-Fasten ist ein Weg, wie man die Bosheit in Güte verwandeln kann. Bis zu unserem Lebensende wird realistischerweise immer etwas Boshaftes, Gemeines und Ungeheures passieren, weil Bosheit wie die Güte zum Leben gehört. Es hängt ganz und gar von unserer Betrachtungsweise ab, was das Böse uns antut, ob oder wie wir auf das Böse reagieren. Wenn sich einer bösartig benimmt, müssen wir nicht auch noch mit Bosheit zurückschlagen. Dadurch wird die Welt nicht besser. Vielmehr können wir die Schwarzgalle, die das Böse erzeugt, im Fasten loswerden und mit Vergebung reagieren. In dem Moment, da wir nicht mehr kämpfen, verliert das Böse seine Macht über uns.

Hildegard empfiehlt allen Menschen, die den Umgang mit dem Bösen erlernen wollen, ein einwöchiges Fasten mit körperlichen Abhärtungen wie zum Beispiel die Saunatherapie und Bürstenmassagen. Wie jeder Fastenteilnehmer am eigenen Leib erleben kann, reinigt sich der Körper im Fasten über die Haut. Alle Schleusen werden geöffnet, um die Schwarzgalle und ihre Schlackenstoffe wieder loszuwerden: Die Zunge sondert einen gelbbraunen Belag ab, aus allen Poren kommt ein furchtbarer Gestank, der durch das Ausschwitzen der Gallensäure und ihrer Salze sowie vom Bilirubin, dem Gallenfarbstoff, herrührt. Hier kann die Sauna die Entgiftung kräftig unterstützen.

Denken Sie immer wieder über Folgendes nach (Hildegard-Kontemplation über die Güte): »Der Mensch ist von Natur aus gut. Es liegt allein am Menschen, was er daraus macht.«

Güte in Aktion

Güte und Freundlichkeit sind Eigenschaften, an denen man Anteil haben kann, wenn man selbst Güte und Freundlichkeit ausübt. Mit Güte und Freundlichkeit geht der Himmel auf, und die Sonne strahlt die Menschen an, so dass sie zurückstrahlen! Versuchen Sie es selbst und überschütten Sie Ihre Lieben und Ihre Mitmenschen mit unvorhergesehener Freundlichkeit, und Sie werden Wunder erleben. Die meisten Menschen strahlen Freundlichkeit zurück. Verschenken Sie verschwenderisch ehrliche Anerkennung und Lob, und Sie verändern damit die Stimmung. Liebenswürdigkeit kann Menschen verändern, kostet nichts und heilt Bosheit und Hass.

Das Böse ist das Markenzeichen der materiellen Welt. Ersetzen Sie Bosheit mit Güte. Wenn Sie die Bosheit mit Güte ersetzen, nehmen Sie dem Bösen den Boden unter den Füßen weg.

Die Güte kennt weder Hass noch Neid auf das Glück anderer Menschen, sondern freut sich und liebt das Glück der anderen. Sie ist das vollendete Werk der Enthaltsamkeit. Daher steht sie auch über jedem Unheil in guten wie in bösen Tagen.

Weitere Weisheiten zur Güte und Freundlichkeit finden Sie an folgenden Bibelstellen: Kolosser 3, 16–17, 22–25 und 25; Psalm 23, 36; Sprüche 16, 6 und 21, 23; Kolosser 3, 12.

Edelsteintherapie

Tragen Sie einen großen Amethystring oder legen Sie bei unangenehmen Diskussionen einen großen Amethyst ganz diskret zwischen sich und Ihr Gegenüber. Der Amethyst reinigt die Atmosphäre und schützt Sie vor allen Angriffen und Verletzungen. Er hilft auch gegen Bosheit.

11. Lüge – Wahrheit

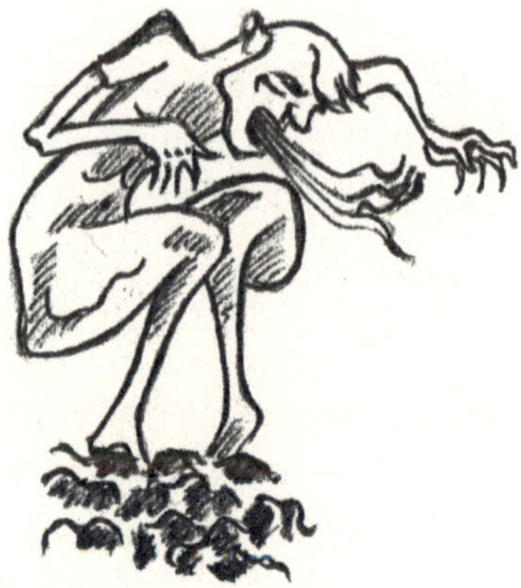

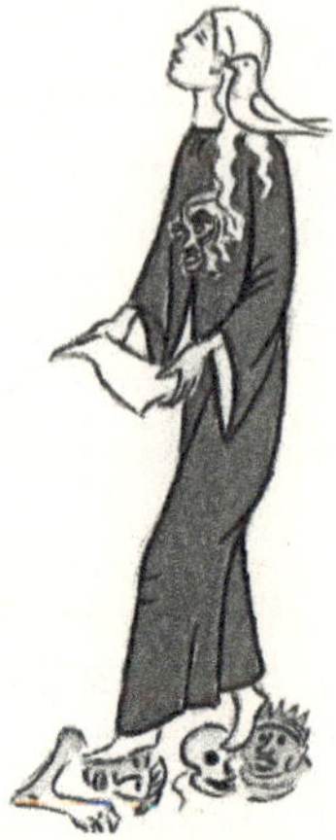

Fallacitas	Veritas
Betrug	Ehrlichkeit
Intriganz	Wahrhaftigkeit
Verlogenheit	Zuverlässigkeit

Körperliche Störungen: Das elfte Kräftepaar, lokalisiert im Bereich des 11. Wirbels, gleichzeitig vierter Brustwirbel, steht im Zusammenhang mit der Galle und ihren Belastungen durch Lügen und Betrügen. Kein Wunder, dass dabei die Galle überfließt, eine Gallenkolik auslösen kann und außerdem die Gallensäure das Blut übersäuert. Beim Durchtritt des »sauren« Blutes durch die Magenschleimhaut entsteht der für die Gastritis charakteristische Brennschmerz bzw. das Sodbrennen.

Psychotherapie: Fasten, Bürstenmassage.

Edelsteintherapie: Saphir.

Auf körperlicher Ebene muss man bei Sodbrennen daher die Gallensäure z.B. mit Fencheltabletten neutralisieren und nicht etwa, wie die Schulmedizin nun schon über 100 Jahre fälschlich verkündet, die Salzsäure des Magens durch Antacida beseitigen. Die dadurch ausgelösten Folgen können zu chronischer Gastritis, Magengeschwüren oder Magenkrebs führen. Ganz abgesehen von der Tatsache, dass durch die Absenkung des pH-Wertes das Eiweiß nicht mehr richtig verdaut werden kann und im Magen liegen bleibt, wobei die Verdauung in Fäulnis übergeht.

Was ist Wahrheit?

Zu dieser bedeutenden Frage des römischen Statthalters Pilatus schwieg sogar der Jude Jesus Christus. Er tat das, weil er genau wusste, dass jeder Mensch unter Wahrheit etwas anderes versteht, je nach Wissensstand, Erfahrung, Alter, Religionszugehörigkeit und Motivation. Als 1989 mein Patient Georg Jasper zu mir in die Praxis nach Konstanz kam, hatte er ein Todesurteil in der Tasche: Magenkrebs mit Lebermetastasen! Die Ärzte hatten ihn operiert und ihn mit der Botschaft entlassen: »Wir haben alles für Sie getan, wir können Ihnen nicht mehr helfen, Ihre Lebenserwartung beträgt nur noch sechs Monate.« Nun, aus schulmedizinischer Sicht konnte man nichts mehr machen. Aber es gab noch viele, sogar lebensrettende Möglichkeiten durch die Hildegard-Heilkunde. Der Patient stellte seine Ernährung auf Dinkel, Obst und Gemüse um und änderte gründlich seinen Lebensstil. Er ist glücklich verheiratet und hat eine wunderbare Frau, die ihn unterstützt. Beim letzten Hildegard-Kongress 2008 in Konstanz leitete er eine Arbeitsgruppe und berichtete unter anderem, dass er jedes Jahr zirka 50 000 Kilometer Fahrrad fährt. Er lebt heute noch, 21 Jahre nach seiner tödlichen Prognose, und erfreut sich bester Gesundheit. Über seine Erfahrungen mit der Hildegard-Heilkunde hat er ein Buch geschrieben: *Zurück ins Leben*. Was ist Wahrheit? Wer heilt, hat recht! Die Wahrheit ist eine Voraussetzung zum glücklichen Leben.

Destruktive Worte und Bild der Lüge

Seit dem Paradies neigen alle Menschen zum Lügen. Auf die Frage »Hast du schon einmal gelogen?« würde jeder mit »Ja« antworten, nur der Lügner mit »Nein«. Wir haben in unserem Leben gelernt, in welcher Situation es besser ist, zu lügen, und wann man die Wahrheit sagen muss. So schummeln wir uns alle zwischen Lüge und Wahrheit wie eine Schlange durchs Leben. Mit Lügen und Betrügen funktioniert aber das Leben nicht, und die Beziehungen und damit die Liebe zueinander geht durch Lügen verloren. Die Liebe ist jedoch eine Notwendigkeit für ein glückliches Leben.

Die Lüge ist so dicht von Finsternis umhüllt, dass man an ihr keine einzelnen Glieder wahrnehmen kann. Sie steht auf trockenem, hartem und schwarzem Schaum und stößt von Zeit zu Zeit viele feurige Flammen aus ihrem Mund und spricht:

»Wer kann immer nur die Wahrheit sagen? Ich würde mir ja selbst schaden, wenn ich allen anderen Menschen ehrlich und aus vollem Herzen immer nur alles Gute wünschte. Mir macht es nichts aus, anderen mit Lügen und Betrügen zu schaden, um mich selbst zu bereichern. Wenn ich immer nur die Wahrheit sagte, so würde ich nicht all die schönen Dinge besitzen. Mit Ehrlichkeit kommt man nicht weit. Die Wahrheitsfanatiker bringen es doch zu nichts und machen sich überall unbeliebt.

Ich verschaffe mir lieber durch Lügen und Betrügen Reichtum und Ansehen … Daher behaupte ich oft etwas, was gar nicht stimmt, und halte mir so viele Schwierigkeiten vom Leibe. Würde ich nämlich ganz ehrlich sein, dann hätte ich viele Feinde. Daher habe ich immer neue Lügen auf Lager, damit ich den anderen betrügen kann. Das nutzt mir mehr, als mit der Wahrheit anzustoßen. So machen es doch alle Reichen.«

Die Lüge kommt aus der Bosheit. Ein böser Mensch fängt leicht an zu lügen. Da alle Laster miteinander verbunden sind, wird der Lügner in alle anderen Laster hineingezogen.

Hildegard sieht die Anlage zur Lüge bereits in der Schwangerschaft. Diese Schwäche stammt vom unmäßigen Essen und Trinken während der Schwangerschaft. Durch das verkehrte Essen und Trinken wird – wie Hildegard schreibt – die an sich glückliche und heile Natur des Menschen in Krankheit und Sterblichkeit verwandelt, und aus dem maßlosen Essen und Trinken entwickelt sich eine materielle Lebenseinstellung, nämlich Gott zu verdrängen und im Genuss seinen Ersatzgott zu finden.

Weil nun aber die Maßlosigkeit den Menschen zum übermäßigen Verzehr von Speisen, Getränken und zu anderen Süchten verführt hat, sollen sich die Menschen diesbezüglich eine angemessene Abstinenz auferlegen.

Zum Nahrungstrieb gehört auch die Lust zur Sucht. Wenn die Sucht erst einmal vollständig ausgebrochen ist, wird auch gelogen, weil die Völlerei die großen Krankheiten in die Welt gesetzt hat.

Heilende Worte und Bild der Wahrheit

Die allegorische Gestalt tritt die Lügen mit Füßen und spricht:

»O du Schlange! Dir fehlt jede Kraft zum Leben und auch Gottes Segen, da du immer nur die Flamme des Lügens und des Betrügens entfachst. Du bist die Quelle der Bosheit. Alle deine Wege sind falsch. Du weißt ja noch nicht einmal, wo das Ziel ist. Lug und Trug fließt aus deinen lasterhaften Brüsten, weil du selbst an Hurenbrüsten saugst. Dir geht das Glück des Lebens verloren.

Ich aber bin ein Meilenstein auf den Wegen Gottes, und ich töne wie eine Posaune der Gerechtigkeit. Ich sehe alle seine guten Werke und bemühe mich, seine Wahrheit und Wahrhaftigkeit zu erkennen. Ich bin zum Palast des Königs gerufen. Ich trage Ohrringe und Armreifen als Zeichen für die Pracht Gottes. Himmel und Erde und alle anderen Geschöpfe, die alle ein Teil des Ganzen sind, tragen alle die Liebe zur Wahrheit in sich. Selbst das Wasser, das unter Himmel und Erde fließt, enthält die Botschaft der Wahrheit in sich verborgen. Du aber bist ein Lügner und Betrüger und wirst wie ein übler Wurm im Dreck zertreten.«

Organische Auswirkungen der Lüge

Lügen und Betrügen führen zur Erkrankung des autonomen Nervensystems in der Region der Brustwirbelsäule, ganz speziell zu Folgeschäden am vierten Brustwirbel. Diese Stelle ist oft sehr schmerzhaft, weil sich hier ausstrahlende Schmerzen der Galle bemerkbar machen. Das hier austretende Nervenpaar ist für die Funktion von Magen und Darm sowie für alle zugehörigen Verdauungsorgane verantwortlich. Schwere Brocken werden beim Lügen heruntergeschluckt und können zu Magen- und Darmkrankheiten führen. Hildegard beschreibt in ihrem medizinischen Buch *Causae et curae*, dass sich die Magenschleimhaut beim Lügen und Überessen verfärbt, erst wird sie grün, dann blau und schließlich schwarz wie beim Magenkrebs. Die moderne Untersuchung des Magens mit dem Endoskop bestätigt diese Farben.

Vom Ursprung der Lüge

Lügen und Betrügen ist heute auf allen Gebieten unseres Lebens »in«, sei es Politik, Wirtschaft, Wissenschaft, Religion, Medizin und in der Kunst. Überall wird gelogen und betrogen, dabei geht es um Macht und Geld.

»Den Herrn über Lug und Betrug werden wir über den Sternen sehen. Er ist höher und größer als alle anderen, und was er will, das wird geschehen. Wer sollte ihm gleich sein? Diese Dämonen verachten die Wahrheit, sie senden ihre Lügen gegen Gott, hochmütig und arrogant treiben sie die Menschen zur Lüge und zur Bosheit an.«

Symbol und Symptom der Lüge

Die Krankheitssymptome, die durch die Lüge entstehen, sieht Hildegard in ihrer Symbolsprache als schwarzes Feuer, schuppige Drachen, eiskalte und heiße Schüttelfröste, die Menschen quälen und schockieren. Diese Symbole versinnbildlichen Magen-Darm-Krankheiten, wie sie mit Magen- und Darmgeschwüren, ja sogar mit Magen- und Darmkrebs auftreten können. Die schuppigen Drachen weisen nicht nur auf Darmpolypen hin, sondern auch auf die schuppige Haut bei der Psoriasis, der Schuppenflechte. Wie durch einen Schüttelfrost werden die Lügengeister durch ihr Verhalten hin und her geworfen, in Feuer und kaltes Wasser getaucht, verbrannt durch Hitze und geschockt durch Kälte.

»Und ich sah ein ganz schwarzes Feuer, in dem viele Drachen lagerten, die mit ihrem Fauchen das Feuer entfachten. Neben dem Feuer ergoss sich ein eiskalter Fluss, den die Drachen in Bewegung versetzten, indem sie immer wieder hineinsprangen. Über dem Feuer und dem Fluss lagerte eine feurige Luftschicht, die das Feuer und den Fluss berührte.

Die Seelen der Menschen, die sich in dieser Welt der Lüge und dem falschen Eid ausgeliefert hatten, werden wegen ihrer Falschheit von Feuer und Wasser gequält, wobei sie aus dem Feuer ins eiskalte Wasser und von dort wieder ins Feuer geworfen werden. Dabei werden sie von den Drachen gepeinigt und umgeblasen.

Sie leiden auch unter dem Feuer, weil sie zu Lebzeiten viele Lügen in die Welt gesetzt haben, und werden von dem kalten

Wasser geschockt, weil sie mit großem Eifer immer wieder andere Menschen betrogen haben. Da sie einen Betrug auf den anderen häuften, wurden sie nun auch von dem Drachen gequält, und die heiße Luft sengte sie an, weil sie beim Schwören so viel gelogen hatten.«

Spirituelle Heilung

Lügen und Betrügen kann für viele Menschen eine starke Belastung sein, ja sogar eine unheilbare Krankheit. Hildegard kennt nun wiederum ihr Universalheilmittel, das Fasten und die körperliche Abhärtung in der Sauna. Hier wird im wahrsten Sinn des Wortes die Lüge über die Haut ausgetrieben:

»Die Menschen, die der Lüge verfallen sind und von diesen bösen Einflüssen und grauenhaften Folgen verschont bleiben wollen, sollen sich für lange Zeit dem Fasten und der körperlichen Abhärtung unterziehen, so gemäß dem Urteil ihres Fastenführers. Diejenigen Menschen, die aber beim Ehrenwort gelogen haben, sollen sich noch stärker dem Fasten und der körperlichen Abhärtung unterziehen und auch grobe Kleider auf der Haut tragen.«

Die Lüge ist asozial, denn sie zerstört zwischenmenschliche Beziehungen. Wer sich durch Lug und Betrug auf Kosten anderer bereichert, stellt sich ins Abseits, außerhalb der Menschlichkeit. Die Lüge hat an der Wahrheit keine Freude, sondern bringt nur das hervor, was nicht ist und nicht sein kann. Um ihre Ziele zu erreichen, benutzt sie maßlose Übertreibungen und veranstaltet mit großem Vergnügen Lügenpropaganda. Obwohl sie niemandem die Wahrheit abnimmt, schwätzt sie andere mit Lügen so voll, dass keiner sie mehr durchschaut. Die Lüge ist daher das große Laster der Unmenschlichkeit. Die Lügner errichten durch Lügen und Betrügen unüberwindliche Hindernisse zu anderen Menschen, um zu Reichtum und Macht zu gelangen.

Beschäftigen Sie sich immer wieder mit den heilenden Worten der Wahrheit (Hildegard-Gebet für die Wahrheit):

»Ich aber bin ein Meilenstein auf den Wegen Gottes, und ich töne wie eine Posaune der Gerechtigkeit. Ich sehe alle seine guten Werke und bemühe mich, seine Wahrheit und Wahrhaftigkeit zu erkennen. Ich bin zum Palast des Königs gerufen. Ich trage Ohrringe und Armreifen als Zeichen für die Pracht Gottes. Himmel und Erde und alle anderen Geschöpfe, die alle ein Teil des Ganzen sind, tragen alle die Liebe zur Wahrheit in sich. Selbst das Wasser, das unter Himmel und Erde fließt, enthält die Botschaft der Wahrheit in sich verborgen.«

Wahrheit in Aktion

Eine kleine Notlüge – ist denn das so schlimm? Alle, die es zu etwas gebracht haben, die Reichen und die Mächtigen, halten es mit der Wahrheit ja auch nicht so genau. Exakt dies sind die Argumente der Lüge! Aber Lügen schwächt den Lügner, er verliert beim Lügen seine Kraft und Authentizität. Lügen schwächt das Abwehrsystem und kann Autoaggressionskrankheiten auslösen.

Von der Wahrheit heißt es im *Scivias*-Buch: »Ich will eine Rute gegen den Lügner sein, der ein Sohn der Bosheit ist. Denn das Böse kämpft gegen die Gerechtigkeit Gottes. Die Lüge ist mir zuwider und lästig. Ich spucke sie aus wie tödliches Gift. Sie ist für mich das schlimmste aller Übel, denn von ihr nimmt jedes Übel seinen Ursprung.

Deshalb vertreibe ich das Böse mit der Liebe zur Wahrheit. Denn auf der Wahrheit ruht das Gebäude des Heils und der Heilung. Die Wahrheit ist mit dem Frieden und dem Glück ein Symbol für die drei elementaren Kräfte Gottes in der Dreifaltigkeit.«

Durch das falsche und zu viele Essen und Trinken wird die an sich heile Natur des Menschen in Krankheit verwandelt. Beim Lügen und Betrügen werden die Menschen schwach und krank.

Durch Fasten wird dieser Zwang wieder aufgehoben. Nur starke Menschen können sich die Liebe zur Wahrheit und die Lust zur Wahrhaftigkeit leisten.

Die Wahrheit ist eine Vorbedingung auf der Straße zum Glück. Wer glücklich sein will, muss die Kunst der Wahrheitsliebe beherrschen. Dazu gehört, Menschen nicht zu enttäuschen und Beziehungen mit Lügen und Betrügen zu zerstören. Wer offen und ehrlich ist, schafft in seinen Mitmenschen Vertrauen und Kompetenz. Die Wahrheit befreit und macht stark, weil man sich auf wahrheitsliebende Menschen verlassen kann. Wahrheitsliebe ist eine Vorbedingung für alle wirtschaftlichen, politischen sowie privaten und ganz besonders persönlichen Beziehungen.

Weitere Weisheiten zur Wahrheit finden Sie in der Bibel: Psalm 51; Johannes 4, 23–24; 8, 31–32; 14, 6–7; Epheser 4, 14–25 und 5; 8–20; Hebräer 5, 11–14.

Edelsteintherapie

Der Saphir verstärkt die Auffassungsgabe, den Intellekt, den Verstand und stärkt die Magen-Darm-Funktion. Er eignet sich vorzüglich zum Meditieren und führt zu guten Erkenntnissen und Einsichten.

Wenn Sie sich nach spiritueller Erleuchtung, Klugheit und Wahrhaftigkeit sehnen, nehmen Sie täglich nüchtern einen Saphir für einige Zeit in Ihren Mund zum Meditieren. Kochen Sie auch ein Glas Bio-Rotwein auf, wobei Sie einen Saphir im Sieb über das Glas halten, so dass der aufsteigende Wasserdampf wieder in den Wein zurücktropft. Trinken Sie diesen Wein, so erhalten Sie »einen klaren Intellekt, einen reinen Verstand und einen gesunden Magen«.

Die wohltuende Wirkung auf Magen und Gehirn hat sicherlich etwas mit der guten Durchblutung zu tun, die sich beim Genuss des Saphirweins einstellt.

12. *Streitsucht – Friedfertigkeit*

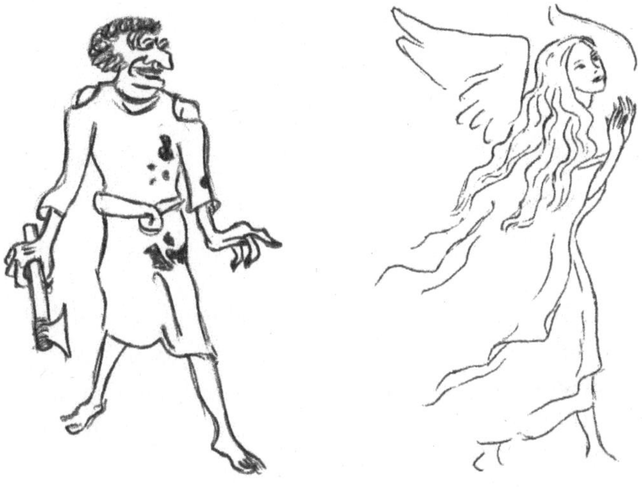

Contentio	Pax
Krieg	Friede
Unzufriedenheit	Zufriedenheit
Aggression	Entgegenkommen
Konflikt	Versöhnung

Körperliche Störungen: Das zwölfte Kräftepaar, lokalisiert im Bereich des 12. Wirbels, gleichzeitig fünfter Brustwirbel, steht im Zusammenhang mit der Leber und dem Magen-Darm-System. Durch Streit und Zank kann die Leber erkranken – Hepatitis, Leberzirrhose, Gelbsucht. Auch das Magen-Darm-System kann angegriffen werden, einschließlich der Auslösung von spezifischen Autoaggressionserkrankungen wie Magen-Darm-Entzündungen, Gastritis, Colitis, Morbus Crohn, Colon irritabile, Durchfall oder Verstopfung, Blähungen, Verdauungsstörungen, erhöhte Infektanfälligkeit (z.B. Gürtelrose).

Psychotherapie: Fasten, Verzicht auf fette Speisen, Bürstenmassage.

Edelsteintherapie: Aquamarin.

Was ist Friedfertigkeit?

Friede und Wahrheitsliebe sind Wegbereiter des Glücks. Die Liebe zum Frieden beginnt wie auch das Glück und die Wahrheitsliebe bereits im Mutterschoß.

Unzufriedenheit mit sich und der Schwangerschaft, womöglich noch Streit mit dem Partner, ob das Kind abgetrieben werden soll oder nicht, prägen die Biographie des neuen Menschen. Kinder, die bereits in der Schwangerschaft durch Streit und Zank schwer belastet werden, neigen später im Leben bei allen möglichen Konflikten zum Krampfen, wodurch Magen und Darm zum Kriegsschauplatz werden. Wen wundert es, dass die Anlage zu Magen- und Darmkrankheiten noch verstärkt wird, wenn dem Kleinen dann auch in der Kindheit vorgehalten wird, dass es eigentlich unerwünscht sei?

Erst wenn sich der Magen-Darm-Patient dessen bewusst wird und sich mit seinen Eltern aussöhnt, findet er den nötigen Frieden, damit die Krankheit wieder ausheilt. Grundvoraussetzung aller Heilungen auf diesem Gebiet ist daher immer, Frieden mit sich selbst und mit seinen Mitmenschen zu schließen. Im Extremfall beginnt der Frieden erst, wenn einer stirbt. So berichtete eine Patientin, dass ihre Magengeschwüre schlagartig verschwanden, nachdem ihr Mann gestorben war. Muss man Heilung wirklich mit dem Leben bezahlen oder gibt es nicht auch hier und jetzt schon andere Möglichkeiten?

Destruktive Worte und Bild der Streitsucht

Die Streitsucht erscheint in menschlicher Gestalt, mit feurigem Gesicht, krausem schwarzem Haar und einem Fleckenmantel, der an den Schultern Löcher hat. In einer Hand hält sie ein Beil. Vor lauter Wut hatte sie ihre Fingerspitzen mehrfach verletzt, so dass das Blut an ihren Kleidern herabläuft. Sie brüllt:

»Schluss, ich will die Mühsal des Lebens nicht mehr ertragen. Sie drückt mich wie einen vollbeladenen Packesel. Solange ich lebe, werde ich nicht dulden, dass mich irgendeiner mit seinen verrückten Ideen beleidigt. Ich werde zurückschlagen, wenn man mich wie Schmutz behandelt, und noch mehr Dreck zurückwerfen. Ich werde alle so sehr verletzen, bis ihnen das Herz wehtut.«

Die Sache ist klar: Wer so zurückschlägt, produziert zu viel Schwarzgalle, die ihm selbst am meisten schadet.

Heilende Worte und Bild der Friedfertigkeit

»O feurige Glut gemeiner Kränkungen. Du bist das blutige Verbrechen an den Menschen. Du planst blutige Gewalttaten und stürzt die Menschen in die Not und Blutvergießen. Du schürst die Wut, um friedliche Menschen gegenseitig aufzuhetzen. Dir fehlt die Friedenssehnsucht, darum verkriechst du dich in die dunkle Schlangengrube. Von dort aus schießt du deine verletzenden Pfeile auf die Menschen, um Wunden zu schlagen und zu morden.

Ich aber bin für alle ein Heilmittel, die durch dein Gift krank wurden. Ich heile, was du verletzt. Ich verachte dein dummes Geschwätz, denn ich bin wie ein Gebirge aus Myrrhe und Weihrauch und steige wie Wohlgerüche zum Himmel empor. Ich throne auf höchster Höhe über den Wolken und ziehe alles Gute an. So ziehe ich am Himmel entlang und werde dir Wunden zufügen und dir keine Ruhe lassen.«

Organische Auswirkungen der Streitsucht

Streiten und Zanken führt zur Erkrankung des autonomen Nervensystems in der Region der Brustwirbelsäule, ganz speziell Folgeschäden am fünften Brustwirbel. Das hier austretende Nervenpaar ist für die Funktion von Magen und Darm sowie für alle zugehörigen Verdauungsorgane zuständig. Beim Streiten, in Wut und Zorn, wird zu viel Gallensäure in der Leber produziert und ins Blut ausgeschüttet. Der Körper und seine Zellen entzünden sich. Die Gallensäure gelangt auch sofort in den Darm und zerstört die Darmflora, wodurch ebenso der Darm entzündet und porös wird. Hier liegt der Ursprung aller sogenannten Autoaggressionskrankheiten, und von hier aus muss auch die Heilung erfolgen, damit sich der Mensch nicht durch inneren Selbstmord vernichtet.

Vom Ursprung der Streitsucht

Die Menschen bringen sich durch die Streitsucht um den Verstand, was oft mit dem eigenen Leben bezahlt werden muss. Dabei sterben normalerweise nicht die Anstifter, sondern ausgerechnet die Menschen, die freiwillig die Opferrolle übernehmen und sich sogar töten lassen. Es ist jedoch ein Zeichen größter Dekadenz, dass junge Frauen und Männer in den besten Jahren ihres Lebens heute noch aufs Schlachtfeld geschickt werden. Sie werden dazu von der Propaganda durch Lügen und Betrügen aufgestachelt, mit brutaler Gewalt gegen unschuldige Menschen vorzugehen.

»Wir werden euch mit der Zeit schon kleinkriegen und euch euren Frieden nehmen, so dass unsere Streitmacht sich voll entfalten kann.« Diese Dämonen verführen die Menschen zu Wut und Streit und zetteln Kriege an für die Profitgier von wenigen Kriegsgewinnlern. Auch im privaten Bereich zerstört die Streitsucht viele menschliche Beziehungen, so dass das Leben zur Hölle werden kann.

Symbol und Symptom der Streitsucht

Die Krankheitssymptome, die durch die Streitsucht entstehen, sieht Hildegard als Symbole: schwarzer Sumpf, feuriger Nebel, Sturmböen, beißende Würmer, brennendes Feuer. Es sind dies Metaphern für Entzündungs- und Infektionskrankheiten von Magen und Darm, die sich die Menschen durch Streit und Feindschaft zuziehen. Wie durch einen Wirbelsturm werden die Streithälse in den Sumpf und in den Kot gezogen. Tatsächlich liegen fast allen Magen- und Darmgeschwüren sowie den daraus entstandenen Krebsarten jahrelange Streitereien zugrunde.

»Und ich sah einen gewaltigen tiefen Sumpf, über dem ein schwarzer feuriger Nebel hing, während ringsumher ein wilder Wind tobte. Im Nebel und im Sturm wimmelte es von feurigen Würmern. Die Menschen, die in diesem Leben den Streit mit Wort und Tat gesucht hatten, wurden nun von diesem Feuer gepeinigt, so dass sie aufgewirbelt und in den Sumpf geworfen wurden.

Unter Umständen mussten sie noch die Qualen der entsetzlichen Würmer ertragen. Jeder wurde nach dem Maß und der Art seiner Streitsucht bestraft. Diejenigen, die nur den Streit planten und nicht ausführten (die heute sogenannten Schreibtischtäter), wurden ebenso elendig gequält, aber nicht in den Sumpf geworfen. Andere, die grauenhaft an ihren Mitmenschen gehandelt hatten, traf die volle Strafe, Feuerqual, erstickender Nebel, Sumpf und Würmer. Sie wurden vom Feuer verbrannt, weil sie rücksichtslos ihre Mitmenschen verletzt und zerstört hatten ... Diejenigen aber, die nur mit Worten und nicht mit Gewalt den Streit anzettelten, mussten nicht den Sumpf, dafür aber alle anderen Qualen aushalten.«

Spirituelle Heilung

Das Fasten ist die beste Versöhnungstherapie, um Streit und Krieg in Frieden umzuwandeln. Fasten verbindet die Streitenden, sie fallen sich in die Arme und fragen sich, warum sie sich eigentlich gestritten haben. Insofern sollten alle Menschen, die in Frieden leben wollen, einmal jährlich für eine Woche und einmal wöchentlich einen Tag nach der Hildegard-Heilkunde mit Dinkelkost fasten. Hildegard schreibt, dass alle unsere guten oder bösen Taten einen Einfluss auf das ganze Universum haben. Wie ein fliegender Bumerang kommt Böses oder Gutes zurück. Glauben Sie nicht, dass wir machtlos sind, selbst Jesus und Buddha waren nur allein und haben die ganze Welt verändert. Die dadurch frei werdende Friedenskraft würde für alle ein großer Segen sein. Alle, die sich von den Dämonen der Streitsucht befreien wollen, können zusätzlich alle fetten Speisen meiden (Wurst, Fleisch, Käse, Butter) und sich körperlich abhärten, zum Beispiel durch Bewegung und die Edelkastanien-Sauna, wo man seine Wut und seinen Zorn über die Haut ausschwitzen kann.

Beschäftigen Sie sich immer wieder mit den heilenden Worten der Friedfertigkeit (Hildegard-Gebet für die Friedfertigkeit):

»Ich aber bin für alle ein Heilmittel, die durch dein Gift krank wurden. Ich heile, was du verletzt … denn ich bin wie ein Gebirge aus Myrrhe und Weihrauch und steige wie Wohlgerüche zum Himmel empor. Ich throne auf höchster Höhe über den Wolken und ziehe alles Gute an.« In »höchster Höhe«, also wenn wir den Überblick und die Distanz haben, finden wir Stille und in der Stille Frieden.

Friedfertigkeit in Aktion

Solange wir wütend und zornig, aggressiv und streitsüchtig reagieren, sind alle noch so gut gemeinten Therapien und Behandlungen, selbst Hildegards Heilmittel, vergebliche Liebesmüh. Erst wenn wir nicht mehr gegen das Böse und die Gewalt kämpfen, können wir Frieden finden. Wer ein glückliches Leben sucht, muss also in der Lage sein, trotz Zank und Streit oder gerade wegen dieser Zustände mit sich und den anderen in Frieden zu leben. Auch hier helfen uns wieder die Gegenspieler Lüge, Streit und Unglückseligkeit, deren negative Kraft wir ins Positive transformieren können, in Wahrheitsliebe, Frieden und Glück.

Stellen Sie sich vor, Sie leiden für den Rest Ihres Lebens unter den Folgen Ihrer Wut, Ihres Zorns und Ihrer Streitsucht. In Ihnen sträuben sich die Haare zu Berge und ein unangenehmes, negatives Gefühl steigt aus Ihrem Unterbewusstsein auf. Lassen Sie es los und packen Sie diese negative Energie wieder auf ein virtuelles Boot oder auf eine Wolke. Verabschieden Sie sich von Ihren Gedanken und Vorstellungen. Wiederholen Sie das so lange, bis die Streitsucht keinen Einfluss mehr auf Sie hat.

Stellen Sie sich nun das Gegenteil vor, Sie können für den Rest Ihres Lebens nicht mehr zornig und wütend sein, immer nur geduldig, besonnen und friedfertig. Lassen Sie Ihre gesamte Abneigung gegenüber diesem Gefühl, nicht mehr zornig und wütend zu reagieren, in sich aufsteigen und geben Sie es in Ihrer Vorstellung ab.

Suchen Sie Ihren Lieblingsplatz in der Natur auf, werden Sie still und setzen Sie diese Gefühle in Gedanken auf eine Wolke, die einfach davonschwebt. Wenn Sie hundertprozentig Ja sagen können und die Abneigung, nie wieder streiten zu müssen, bei Ihnen keine Rolle mehr spielt, haben Sie sich von dem Einfluss dieser Macht befreit.

Eine gute Methode, nicht aus unserer inneren Ruhe zu geraten, besteht auch darin, fünfmal tief ein- und auszuatmen und sich vorzustellen, wie wir die Aggressionen in fünf Jahren bewerten. Meistens sind dann die Wunden schon lange wieder verheilt, und der Konflikt ist total vergessen. Manchmal ist aber auch unser größter Feind unser Freund geworden, zumindest schicken wir ihm aber keine bösen Gedanken mehr, sondern wünschen ihm alles Gute. Vergessen wir nie: Das Böse ist in der Welt, um das Gute hervorzubringen. Alles hat seinen Sinn, auch wenn wir es nicht gleich erkennen.

Wenn wir einen Zugang zu den Heilkräften unserer Seele haben, öffnet auch unser Körper seine innere Apotheke, und die zuvor blockierte Heilung kann spontan ablaufen.

Frieden entsteht durch Zufriedenheit. Wer immer unzufrieden ist, lebt lebensgefährlich und wird niemals glücklich sein, denn der innere Friede ist eine Vorstufe zum Glück!

Weitere Weisheiten zur Friedfertigkeit finden Sie in der Bibel: 4. Mose 6, 24–26; Lukas 2, 14; Johannes 14, 27 und 16, 32–33; Kolosser 3, 12–17; Philipper 4, 4–7.

Edelsteintherapie

Aquamarin und Beryll sind mineralogisch die gleichen Steine und unterscheiden sich nur durch die Farbe. Der Aquamarin ist blau und der Beryll grün, die Wirkungen sind die gleichen. Sie helfen gegen die Streitsucht und machen ihren Träger friedfertig und tolerant im Umgang mit Menschen.

Tragen Sie deutlich sichtbar eine Kette oder einen Ring mit dem wasserblauen Aquamarin, und Sie werden weniger Streit mit anderen Menschen haben und friedlich bleiben.

13. Schwermut – Glückseligkeit

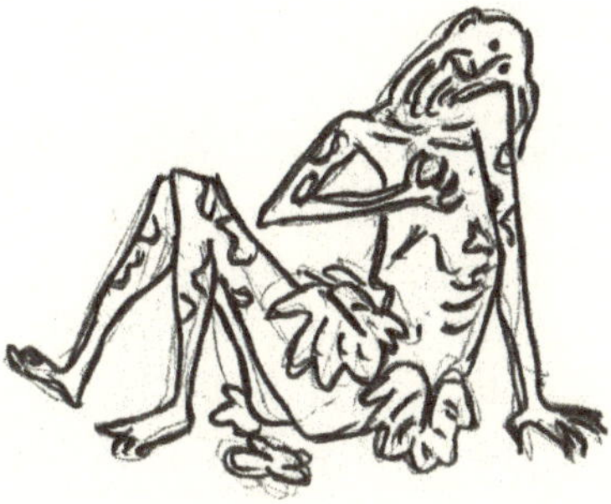

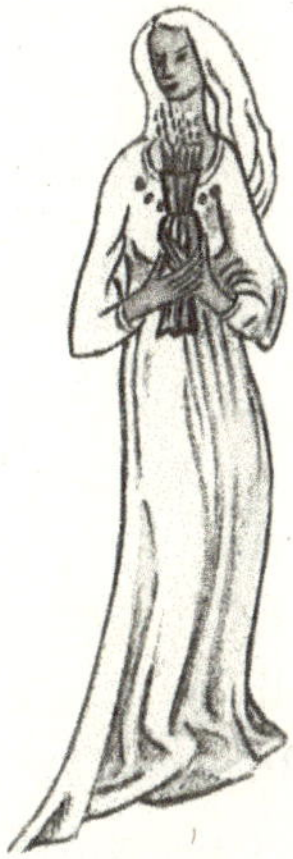

Infelicitas	Beatitudo
Unglück	Glück
Pessimismus	Optimismus
Trübsal	Frohsinn
Traurigkeit	Freude
Kummer	Begeisterung

Körperliche Störungen: Das dreizehnte Kräftepaar, lokalisiert im Bereich des 12. Wirbels, gleichzeitig sechster Brustwirbel, steht im Zusammenhang mit einem traurigen, unglücklichen Lebensstil, wodurch das Magen-Darm-System leidet. Dazu gehören alle Erkrankungen von Magen und Darm, einschließlich der zerstörten Darmflora und ihren Folgen, den sog. Autoaggressionserkrankungen. Folgende Symptome sind möglich: Magen-Darm-Entzündungen, Gastritis, Magengeschwüre, Magenkrebs, Colitis, Morbus Crohn, Colon irritabile, Durchfall oder Verstopfung, Blähungen, Verdauungsstörungen.

Psychotherapie: sich in die Einsamkeit zurückziehen.
Edelsteintherapie: Sardonyx.

Was ist Glückseligkeit?

Das Glück hat für jeden Menschen eine andere Bedeutung. Der eine ist schon glücklich, wenn er einen Schmetterling betrachtet, der andere in den Armen seiner Geliebten. Viele Patienten freuen sich, wenn sie giftige Arzneien durch Naturheilmittel ersetzen und wieder »Bäume ausreißen« können. Glück stellt sich nicht von allein ein, sondern entsteht, wenn man sich dafür entscheidet, glücklich zu sein. Dazu gehört auch der Wille, den Platz der Schwermut mit Glück auszufüllen und sich davor nicht zu verschließen.

Destruktive Worte und Bild der Schwermut

Die Schwermut sieht aus wie ein aussätziger Mensch mit schwarzen Haaren und ohne Kleider. Dafür ist sie mit großen Blättern verschiedener Pflanzen eingehüllt. Sie kratzt sich mit beiden Händen die Brust auf und spricht: »Was für ein Heil habe ich, doch nur Tränen? Und was für ein Leben, doch nur Schmerzen? Und welche Hilfe habe ich, wenn nicht nur den Tod? Und welche Antwort bleibt mir? Doch nur der Abgrund. Denn ich habe nichts Besseres!«

Schwermut ist eine Folge der Streitsucht, die das Glück blockiert. Denn die Menschen, die ständig klagen und das Unglück herbeireden, zerstören ihr Leben und leiden an Depressionen, Stimmungsschwankungen und Pessimismus.

Die Schwermut ist eine Folgeerscheinung der Belastungen durch die materielle Welt, insbesondere ein Mangel an himmlischer Liebe.

Heilende Worte und Bild der Glückseligkeit

»Du suchst ja nur das Leiden und frisst es in dich hinein und fühlst dich dabei noch sehr wohl. Gott soll man bitten und seine Güte herbeiflehen. Du bittest Gott ja gar nicht, deshalb bekommst du auch nichts von ihm.

Ich aber rufe zu Gott, und er antwortet mir. Ich greife nach ihm und eile zu ihm und verlange etwas von ihm, und er schenkt mir aus seiner Güte, was ich mir wünsche. Ich suche bei Gott und finde, was ich brauche. Ich bin die Sehnsucht nach der inneren Freude. Ich spiele die Zither in der Gegenwart Gottes und richte meine ganze Arbeit nach ihm aus. Ich setze mein ganzes Vertrauen und meine Hoffnung in Gott und lege mein Leben in seine Hand.

Du aber hast kein Gottvertrauen, sehnst dich auch nicht nach Gottes Gnade, deshalb stößt dir auch immer wieder nur das Schlechteste zu.«

Organische Auswirkungen der Schwermut

Schwermut und Pessimismus führen zur Erkrankung des autonomen Nervensystems in der Region der Brustwirbelsäule, ganz speziell zu Folgeschäden am sechsten Brustwirbel. Das hier austretende Nervenpaar ist für die Funktion von Magen und Darm sowie für alle zugehörigen Verdauungsorgane verantwortlich, namentlich Leber, Galle und Bauchspeicheldrüse. Auch hier wird durch die unaufhörliche Schwarzseherei zu viel Schwarzgalle in der Leber produziert, so dass die üblen Säfte der Schwarzgalle, biochemisch die Gallensäure und der Gallenfarbstoff, überhandnehmen und das Blut übersäuern, entzünden und die Darmflora zerstören. Die Darmflora ist die erste Reihe unserer Abwehrkräfte. Zunächst ist der Schwermütige jahrelang müde und erschöpft und kann in den Zustand der Präkanzerose geraten. Ohne Transformation der Schwermut in ein glückliches Leben und die Sanierung der Darmflora kann die Präkanzerose in Krebs übergehen.

Vom Ursprung der Schwermut

Schwermut lähmt und blockiert das Leben. Viele Menschen lassen sich leicht von den Lastern und Gemeinheiten der materiellen Welt beeinflussen, weil sie die göttliche Welt nicht kennen oder kennen wollen. So werden viele Menschen Opfer dämonischer Mächte, die sie Tag und Nacht mit den Grausamkeiten der Welt im Fernsehen oder durch Massenblätter überziehen.

Ängstliche Menschen können sich kaum noch vorstellen, dass sie jemals glücklich werden können.

»Und ich sah in der beschriebenen Menge viele Geister, die schrien und riefen: ›Wir wollen gar keinen anderen Gott als das Unglück. Und suchen nicht das Glück.‹ Diese Dämonen verführen die Menschen zur Schwermut und reden ihnen ein, sie seien von Natur aus zum Unglück geboren.«

Symbol und Symptom der Schwermut

»Und ich sah einen Graben von gewaltiger Breite und Tiefe, in dem ein Schwefelfeuer brannte, das voller Würmer wimmelte. Darin wurden die Seelen derjenigen gequält, die zu Lebzeiten nicht auf Gott vertrauten, vielmehr alles Missgeschick, das ihnen begegnete, selber aussuchten.

Die Unglückseligen hausten in diesem Graben, weil sie kein Gottvertrauen hatten. Sie mussten aus Mangel an Selbstvertrauen in diesem Schwefelfeuer brennen und daher auch die Angriffe der Würmer erdulden, weil sie alles Unglück, das ihnen entgegentrat, durch ihre eigene Entscheidung selber zu verantworten hatten.«

Der lange Graben, der nach Schwefel riecht und in dem Würmer wimmeln, symbolisiert den Darm, die stinkende Fäulnis und die entgleiste pathologische Darmflora, wodurch Allergien, Migräne, Kopfschmerzen, Depressionen, Candida-Infektionen und Autoaggressionskrankheiten ausgelöst werden können.

Spirituelle Heilung

Unglückliche Menschen, die sich von den Belastungen der materiellen Welt trennen wollen, sollen sich für einige Zeit wie ein Einzelgänger in die Einsamkeit zurückziehen.

Aller Verdammnistheorie zum Trotz betont Hildegard immer wieder, dass der Mensch von Natur aus gut ist, obwohl manche glauben, zum Unglück geboren zu sein.

Sobald solche Menschen im Leben auf geringste Widerstände stoßen, verzweifeln sie und reden sich ein, dass das Leben sinnlos sei. Niemand ist zum Unglück geboren, Krisen gibt es immer wieder, es hängt nur davon ab, wie man damit umgeht. Wenn jemand die Botschaft der Krise versteht und den Sinn seiner Existenz gefunden hat, ist er auf dem Weg zu einem glücklichen Leben.

Fast alle Menschen machen sich den Stress selbst, der sie daran hindert, glücklich zu sein, weil sie kaum noch Möglichkeiten kennen, ebenjenen täglichen Stress durch Rituale, Meditationen und Naturbetrachtungen abzubauen. Dank einer solchen Haltung ist es uns auch immer wieder möglich, mitten im anstrengenden Leben Ruhe und Stille zu finden, um den Zustand inneren Gleichgewichts und Glücks zu erreichen. In diesem Moment kommen alle Wünsche zur Ruhe, und wir empfinden das Glück, wunschlos glücklich zu sein.

Beschäftigen Sie sich immer wieder mit den heilenden Worten der Glückseligkeit (Hildegard-Gebet für die Glückseligkeit):

»Ich aber rufe zu Gott, und er antwortet mir. Ich greife nach ihm und eile zu ihm und verlange etwas von ihm, und er schenkt mir aus seiner Güte, was ich mir wünsche. Ich suche bei Gott und finde, was ich brauche. Ich bin die Sehnsucht nach der inneren Freude. Ich spiele die Zither in der Gegenwart Gottes und richte meine ganze Arbeit nach ihm aus. Ich setze mein ganzes Vertrauen und meine Hoffnung in Gott und lege mein Leben in seine Hand.«

Glückseligkeit in Aktion

Fasten macht glücklich. Spätestens nach drei Tagen, wenn die ersten Fastenkrisen überwunden sind, öffnet das limbische System seine Glücksapotheke und überschwemmt den Körper mit morphinähnlichen Substanzen, wodurch eine Art Fasteneuphorie ausgelöst wird. Fasten befreit uns von den tagtäglichen Zwängen unserer Angewohnheiten und Abhängigkeiten, wodurch im Bewusstsein Freiräume geöffnet werden, die nun spirituellen Kräften zur Verfügung stehen. Die Macht, wie die 35 spirituellen Kräfte unsere Stimmung und Gefühle verändern können, gehört zu den faszinierendsten Fastenerfahrungen, die unser Leben nachhaltig prägen. Der Fastende sucht nach Sinn und Bedeutung seines Lebens. Dabei entdecken die meisten Menschen immer wieder das Glücksgefühl und die wohltuenden Erfahrungen, die eine tiefe Beziehung zu Gott und den Menschen auslösen kann:

»Glück«, betont Hildegard, »strebt immer zum ewigen Leben, denn Glück ist die Gewissheit, bei Gott zu sein. Fürchte dich daher nicht vor dem Unglück des Todes, es ist der Moment, wo du von deiner Wanderung auf dieser Erde das Ziel in der Ewigkeit erreichen wirst.«

Aus dieser Zuversicht strahlt Glück in unser Leben, denn wir wurden nicht geboren, um unglücklich zu sein, sondern um Triumphe über unsere Schwächen zu feiern.

Freiheit von unseren Belastungen und Glück gehören zusammen, denn der bewusste Verzicht im Fasten befreit uns von der Herrschaft unserer Schwächen und macht uns bereit, hinter unseren Schwächen die Stärken zu sehen. Diese Kunst erfordert die Kenntnis und die Fähigkeit, seelische Risikofaktoren zu erkennen, loszulassen und in spirituelle Heilungsenergie umzuwandeln. Studieren Sie sorgfältig die 35 »Tugenden« und »Laster« und stellen Sie sich die folgenden Fragen:

Mit welchen »Lastern« habe ich Probleme? Sind Raffgier, Verzweiflung, Resignation, Lügen und Betrügen meine Schwächen? Kann ich hinter dem Bösen das Gute sehen? Kann ich akzeptieren, dass ich Fehler, Schwächen und schlechte Angewohnheiten habe? Erst was ich annehmen kann, kann ich auch loslassen.

Sie sind sehr wohl in der Lage, das Glücklichsein durch eigenes Zutun zu beeinflussen, um in eine außergewöhnlich fröhliche Lebensstimmung zu kommen. Alle kreativen Tätigkeiten können in Ihrem Gehirn die psychoaktiven Substanzen auslösen, die für ein Glücksgefühl notwendig sind. Singen, Tanzen, Malen, Spazierengehen, Klavierspielen, Gärtnern und Wandern sind großartige Möglichkeiten, um das Glückszentrum in unserem Hirn zu aktivieren.

Dazu gehört auch die Angewohnheit des Lächelns, die uns bei den sonnigen Gemütern der Asiaten so guttut. Im Regenwald von Kambodscha verbirgt sich eine jahrtausendealte Tempelanlage, in der sich die hinduistische und buddhistische Religion friedlich miteinander verbinden. Markanteste Bauzeichen sind riesige Buddhaköpfe mit einem heiteren Lächeln. Die Mundwinkel sind nach oben gezogen, die Augen lächeln mit Lachfalten. Die Hirnforscher konnten das Geheimnis der ewig lächelnden Buddhaköpfe lüften. Das Lächeln überträgt sich auf den

Betrachter, der dadurch ebenfalls zum Lächeln angeregt wird, wobei die Nervenzellen Glückshormone ausschütten und ein Glücksgefühl auslösen.

Alles, was Sie an Ihrem Glück hindert, ist Ihre eigene Zeitfalle. Sie sind gewöhnt, zunächst immer wieder Ihre Pflichten zu erfüllen und immer »lieb und nett« zu allem Ja zu sagen. Dadurch bleibt wenig Zeit für Ihre kreativen Aktivitäten. Von nun an hören Sie auf Ihre innere Stimme und folgen ihr. Sagen Sie das nächste Mal deutlich Nein, bevor Sie wieder Aufgaben übernehmen, die Sie daran hindern, glücklich zu leben.

Weitere Weisheiten zur Glückseligkeit in der Bibel finden Sie an diesen Stellen: Psalmen 84, 91, 112, 118; Matthäus 5, 3–12.

Edelsteintherapie

Der Sardonyx macht glücklich, weil er den Intellekt, die Erkenntniskraft und alle fünf Sinnesorgane stärkt. Er beseitigt die Blockaden, die durch Zorn, Sucht, Übersexualität, Dummheit, Leichtgläubigkeit und Disziplinlosigkeit entstehen.

Tragen Sie eine Sardonyxkette oder einen Sardonyxring auf der Haut und legen Sie den Stein oft in den Mund. So wird er alle Ihre fünf Sinnesorgane, Ihren Intellekt und Ihr Nervensystem stärken.

14. *Maßlosigkeit – Maßhalten*

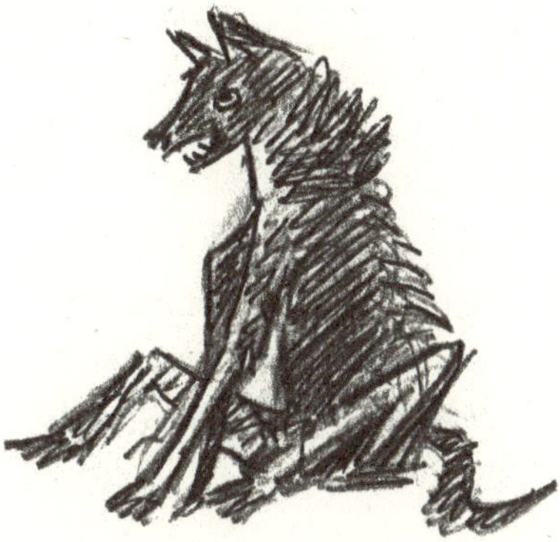 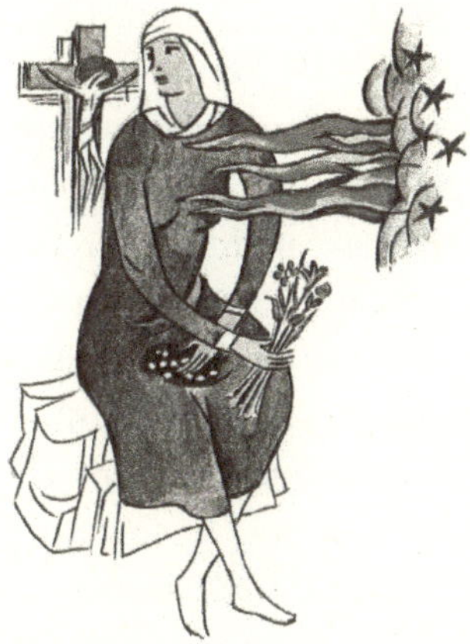

Immoderatio	Discretio
Maßlosigkeit	Das rechte Maß
Radikalismus	Der goldene Mittelweg
Übertreibung	Ebenmaß
Entscheidungsschwäche	Entscheidungskraft
Ungleichgewicht	Gleichgewicht

Körperliche Störungen: Das vierzehnte Kräftepaar, lokalisiert im Bereich des 14. Wirbels, gleichzeitig siebter Brustwirbel, steht im Zusammenhang mit der Bauchspeicheldrüse und dem Magen-Darm-System. Dazu gehören alle Erkrankungen der Bauchspeicheldrüse (z.B. Diabetes), Erkrankungen der Leber, Galle oder Milz. Außerdem Magen-Darm-Entzündungen, Gastritis, Magengeschwüre, Magenkrebs, Colitis, Morbus Crohn, Colon irritabile, Durchfall oder Verstopfung, Blähungen, Verdauungsstörungen, Rheuma, Arthritis, Hautleiden, Ekzeme.
Durch die Angriffe der Laster auf die Darmbakterien kann sich

der Darm entzünden und die Inhaltsstoffe des Darms in den Blutstrom geraten. Die ins Blut eindringenden »Feinde« sind Darmbakterien, Viren, Pilze, Allergene und unverdaute Speisereste. Sie aktivieren das Immunsystem zur Ausschüttung von Abwehrstoffen, um eine Sepsis zu vermeiden. Dennoch erreichen die gleichen aggressiven Abwehrstoffe über die Blutbahn sämtliche Körperzellen, wodurch generell alle entzündeten Körperzellen autoaggressiv angegriffen und vernichtet werden können. Dies ist die tatsächliche Ursache aller Autoaggressionserkrankungen, die in der Schulmedizin bis heute völlig unbekannt ist.

Psychotherapie: leichtes Fasten, keine fetten Speisen, Gehorsam.

Edelsteintherapie: Jaspis.

Was ist Maßhalten?

Das siebte Kräftepaar ist die Maßlosigkeit und das rechte Maß. Die Geister der Ordnungslosigkeit, des Anarchismus, folgen der Unzufriedenheit auf dem Fuß: Revolution! Alles und alle müssen anders werden – nur nicht ich! Diesen Leuten liegt die Weltordnung im Magen und alle Autorität, außer die der eigenen Partei – wie das bei allen Revoluzzern immer wieder der Fall war.

Die Gegenkraft ist das rechte Maß. Sie ist ein Heilmittel für die Autoaggressionskrankheiten, die ein Symbol für den inneren Zerstörungsdrang sind und eine Folge der Anarchie.

Destruktive Worte und Bild der Maßlosigkeit

Die Maßlosigkeit sieht aus wie ein schwarzer Wolf, der von einem Extrem ins andere fällt und alles Essen und Trinken wahllos in sich hineinschlingen will.

»Alles soll meine Beute sein, was ich mir wünschen und vorstellen kann, und auf nichts möchte ich verzichten. Warum verzichten? Davon hat man sowieso nichts. Sollte ich denn vergessen, wer ich in Wirklichkeit bin? Was wäre denn mein Leben, wenn ich so lebte, als wenn ich kaum noch schnaufen kann. Jeder Reiz meines Körpers ist mir eine wahre Lust. Sollte ich mein Herz zügeln, wenn es sich freut? Und wenn meine Adern vor Vergnügen platzen, sollte ich dann einen Aderlass machen? Warum schweigen, wenn ich reden will? Mein Körper ist mein größtes Vergnügen, und wie ich geboren bin, so bleibe ich. Warum sollte ich mich denn ändern? Jeder lebt nach seiner Natur, und jeder tut, was ihm gefällt. Und so treibe ich es auch.«

Heilende Worte und Bild des rechten Maßes

Das rechte Maß kämpft auf der Bühne des Lebens in Gestalt einer Frau, die auf dem »Eckstein« Jesus Christus sitzt. Sie hält kostbare Edelsteine in ihrem Schoß und kämpft gegen die Maßlosigkeit:

»O du hinterlistiger Verräter. Du zerstörst den gesunden Menschenverstand durch deine Hinterlist. Du bist wie ein junger, beißender, wilder Hund, der noch nicht gezähmt ist, und benimmst dich wie das schmutzige Vieh.

Alles nämlich, was in der Ordnung Gottes steht, antwortet einander. Die Sterne funkeln vom Licht des Mondes, der Mond leuchtet vom Feuer der Sonne, alles dient einem Höheren, und nichts überschreitet sein Maß. Du aber schaust weder auf Gott noch auf seine Geschöpfe und gammelst herum wie eine leere Fischblase, die im Winde weht.

Ich aber wandle auf den Wegen des Mondes und den Kreisen der Sonne und erforsche die Ordnung Gottes und wachse in der spirituellen Göttlichkeit des Menschen. Daher gebe ich alles mit voller Nächstenliebe zurück. Denn ich bin eine Fürstin im Palaste des Königs und erforsche seinen Willen und alle seine Geheimnisse. Ich lasse nichts leer zurück, sondern greife alles mit viel Liebe und Freude auf. Ich halte alles lieb und wert und leuchte wie die Strahlen der Sonne. Du aber bist der krankmachende Zerstörer und ein Fraß für die Würmer.«

Organische Auswirkungen der Maßlosigkeit

Maßlosigkeit und Vermessenheit führen zur Erkrankung des autonomen Nervensystems in der Region der Brustwirbelsäule, ganz speziell zu Folgeschäden am siebten Brustwirbel. Das hier austretende Nervenpaar ist für die Funktion von Magen und Darm sowie für alle zugehörigen Verdauungsorgane verantwortlich, namentlich Leber, Galle und Bauchspeicheldrüse. Auch hier werden durch das maßlose Essen und Trinken die ernährungsbedingten Krankheiten ausgelöst, an denen 80 Prozent der Menschen in der westlichen Welt leiden und sterben, während drei Milliarden Menschen in Not und Armut leben. Aber auch hier gibt es eine kosmische ausgleichende Gerechtigkeit: Die chronischen, das heißt unheilbaren ernährungsbedingten Krankheiten verschlingen viele Milliarden des Volksvermögens, in Deutschland allein etwa 300 Milliarden Euro jährlich. Davon lebt die Krankenindustrie und hat deshalb nicht das geringste Interesse, die Krankheiten durch Maßhaltung zu verhüten.

Vom Ursprung der Maßlosigkeit

Die materielle Welt ist in allen Bereichen »außer Rand und Band«: Finanzen, Krankensystem, Wirtschaft und Politik haben offenbar das rechte Augenmaß verloren. Die »dämonischen« Mächte, die im Hintergrund wirken, hetzen die Menschen auf, in Saus und Braus zu leben, auch wenn wir uns dabei kräftig verschulden. Denn sie profitieren davon.

Hildegard gibt sich nicht mit der Zurschaustellung der Maßlosigkeit zufrieden, sondern zeigt gleichzeitig einen Therapieweg, um aus der Krise herauszufinden. Zunächst geht es darum, das Bewusstsein für die Entstehung der Maßlosigkeit zu schärfen:

»Darauf sah ich in der erwähnten Menge noch andere dämonische Gestalten, die gute und rechte Menschen anschrien: ›Wenn ihr eurem Gott reichlich Ruhm und Ehre erweist, dann lebt genauso wie unsere Anführer.‹«

Diese dämonischen Geister bringen den Menschen die Maßlosigkeit bei und hetzen sie auf, in allen Dingen maßlos zu sein.

Symbol und Symptom der Maßlosigkeit

Jeder Verstoß gegen die natürliche Ordnung und die Naturgesetze führt zu Konflikten. In ihrer Vision sieht Hildegard Schwefel, der auf dem Meer wie ein gewaltiges Feuer brennt. Es kommt zu explosionsartigen Reaktionen, wenn Wasser in Schwefelsäure gegossen wird. Ebenso explosiv ist das Ergebnis, wenn der Körper durch Gallensäure übersäuert wird und sich entzündet, wobei Autoaggressionskrankheiten ausgelöst werden können. In diesem tödlichen Feuer werden die Menschen gequält, die sich in ihrem irdischen Dasein in Wort und Tat der Maßlosigkeit ausgeliefert haben.

Zusätzlich ist auch das zu fette Essen für die Entstehung dieser Erkrankungen verantwortlich, weil der Fettstoffwechsel erhebliche Mengen Gallensäure benötigt, die für den Fettstoffwechsel verantwortlich ist. Hildegards Erkenntnisse stimmen also einmal mehr mit denen der modernen Medizin völlig überein.

Die Maßlosigkeit ist die Ursache vieler Krankheiten. Das unkontrollierte Wachstum führt zu Krebs. Ebenso führt das grenzenlose Wachstum zur Zerstörung der Umwelt. Das maßlose Essen und Trinken sowie ein übertriebener Lebensstil sind die Hauptursachen für die meisten chronischen Zivilisationskrankheiten, an denen die Menschen der westlichen Welt leiden und sterben. Das pfeifen mittlerweile die Spatzen von den Dächern.

Zu viele fette Speisen mit Wurst und Käse erfordern erhebliche Mengen an Gallensäure zur Verdauung. Gallensäure ist chemisch mit Cholesterin und den Sexualhormonen verwandt, denen allen ein Steroidgerüst gemeinsam ist. Lust und Frust liegen nahe beieinander, denn zu viel Gallensäure erhöht gleichzeitig den Cholesterin- wie auch den Sexualhormonspiegel. Durch zu hohe Cholesterinspiegel verstopfen die Gefäße. Es gibt kaum fünfzig- oder sechzigjährige Menschen, deren Gefäße nicht arteriosklerotisch verstopft sind.

Arteriosklerose kann zu Herzinfarkt und Schlaganfall führen, die Killerkrankheiten Nummer eins in der westlichen Welt. Zu hohe Sexualhormonspiegel sind für die hormonbedingten Krebsarten verantwortlich, zu denen Brust-, Dickdarm- und Prostatakrebs gehören.

Das übertriebene Essen von fetten Speisen, Steaks, Sahne und Torten ist zum Statussymbol in der westlichen Welt geworden. Ein maßvoller Verzicht und ein Hinhören auf den Körper und auf die Natur sind die Heilmittel für die Maßlosigkeit. Gefährlich sind Übertreibungen in beide Richtungen: zu viel oder zu wenig.

»Das Bestreben der Seele geht dahin, den Leib nicht durch ein Übermaß zu ersticken, so dass er kaum noch atmen kann … Wenn aber durch zu große Enthaltsamkeit auch die notwendigen Speisen entzogen werden, bläht der Hochmutsteufel den Menschen so sehr auf, als ob er in den Himmel aufsteigen wolle, um ihn auf diese Weise durch Hochmut zu Fall zu bringen. Aus diesem Grund verabscheut Gott die unangemessene Enthaltsamkeit. Daher soll ein vernünftiger Mensch nach beiden Seiten das richtige Maß einhalten. Alle Tugendkräfte müssen sich der Angemessenheit beugen, damit sie nicht im Übermaß höher aufsteigen, als ihnen zuträglich ist, oder im Mangel tiefer fallen, als ihnen von Gott zugestanden wurde …

Die Menschen, die in all ihren Taten kein rechtes Maß haben, sollen sich, wenn sie die bösartigen Folgen meiden wollen, im Gehorsam üben und keinerlei fette Speisen essen und aus Liebe zu Gott und zu sich selbst maßvoll essen und trinken.«

Beschäftigen Sie sich immer wieder mit besagten heilenden Worten des Maßhaltens (Hildegard-Gebet für das Maßhalten):

»Ich aber wandle auf den Wegen des Mondes und den Kreisen der Sonne und erforsche die Ordnung Gottes und wachse in der spirituellen Göttlichkeit des Menschen. Daher zahle ich alles mit voller Nächstenliebe zurück. Denn ich bin eine Fürstin des Königs und erforsche seinen Willen und alle seine Geheimnisse. Ich komme nicht leer zurück, sondern greife alles mit viel Liebe und Freude auf. Ich halte alles lieb und wert und leuchte wie die Strahlen der Sonne.«

Maßhalten in Aktion

Maß und Maßhalten, das sind die geheimnisvollen Kräfte, mit denen alle Dinge im harmonischen Gleichgewicht gehalten werden. Mikro- und Makrokosmos basieren auf diesen Kräften der inneren Ordnung. Aber auch alle zwischenmenschlichen Beziehungen wie Liebe und Freundschaft, Ehe und Familie leben vom rechten Maß des Gebens und Nehmens. »Alles, was in der Ordnung Gottes steht«, schreibt Hildegard von Bingen, »entspricht einander. Jedes Ding dient einem Höheren, und nichts überschreitet sein Maß.«

Die Maßlosigkeit ist eine von wenigen seelischen Schwächen, die nicht im Fasten, sondern, wie Hildegard empfiehlt, durch Hinhören und Achtsamkeit sowie durch den Verzicht auf fette Speisen eingedämmt werden kann. Verwenden Sie weniger fette Wurst, Käse, Eier, Fleisch und Milchprodukte zugunsten einer mehr vegetarischen Ernährung mit viel Dinkel, Obst und Gemüse.

Die Bedeutung des Maßhaltens wird von Hildegard an verschiedenen Bildern und Aspekten aus dem Leben deutlich gemacht:

- Mit dem Maßhalten ist der Mensch in der außergewöhnlichen Lage, freie Entscheidungen zu treffen und sein Leben schöpferisch zu gestalten. Alles ist ihm möglich, wenn er nur daran glaubt.
- Die gesamte Schöpfung beruht auf den göttlichen Naturgesetzen, Leben zu erhalten und Lebensfreude zu spenden. Das Leben ist nicht dazu da, durch Maßlosigkeit zerstört zu werden.
- Ein guter Kaufmann setzt den Wert seiner Ware ins rechte Maß zum angemessenen Preis. Der gute Kaufmann kennt seine Ware und schätzt sie. Er berät seine Kunden und betrügt sie nicht, damit sie wiederkommen.

Hildegard beschreibt im rechten Maß von Arbeit und Gebet, Stille und Kontemplation den Schlüssel für ein glückliches Leben. Dieses Gleichgewicht verbindet wie eine Leiter Himmel und Erde. Dabei wird die Leiter zum Symbol für die Kunst der richtigen Lebensführung. Durch kreatives Tun schöpfen wir Energie für unsere Arbeit. Viele Menschen sind Workaholics und verlieren viel Kraft durch maßloses Arbeiten. Manche davon nehmen sogar Antidepressiva oder Tranquilizer, um zu funktionieren und den Stress auszuhalten. Wenn wir ein glückliches, vitales, außergewöhnlich sinnvolles Leben haben wollen, müssen wir Arbeit und Gebet, Kontemplation und Kreativität in ein Gleichgewicht bringen.

Nachfolgend einige hilfreiche Maßnahmen, um dieses Ziel zu erreichen:

- Beginnen Sie jeden Tag mit Ihren Ritualen und Gebeten bzw. mit einem Waldspaziergang.
- Verrichten Sie alles, auch die kleinsten Arbeiten, mit Freude. Es gibt keine Arbeit, die Sie nicht durch Freude veredeln könnten.
- Setzen Sie sich Prioritäten mit Dingen, die Sie am liebsten machen würden: tanzen, singen, Fahrrad fahren, Klavier spielen, spazieren gehen, gärtnern etc. Und gehen Sie täglich diesen Tätigkeiten nach. Warten Sie nicht, bis das Leben an Ihnen spurlos vorbeigezogen ist oder bis Sie durch eine Krankheit dazu gezwungen werden.

Weitere Weisheiten zum Maßhalten finden Sie in der Bibel: Psalm 84, 112 und 118, 13–29; und die Seligpreisungen in Matthäus 5, 3–12.

Edelsteintherapie

Der rote Jaspis stärkt den Verstand, führt zu guten Erkenntnissen und hilft beim Konzentrieren und Problemelösen. Besonders Menschen, die sich nicht konzentrieren können und sich oft ablenken lassen, haben mit der Jaspiskraft eine große Hilfe.

Nehmen Sie einen Jaspis in den Mund, und die Kraft dieses Steins stärkt Ihre Auffassungsgabe und zügelt Ihre Maßlosigkeit, damit Sie sich besser konzentrieren können.

15. Seelenkälte – Seelische Ausstrahlung

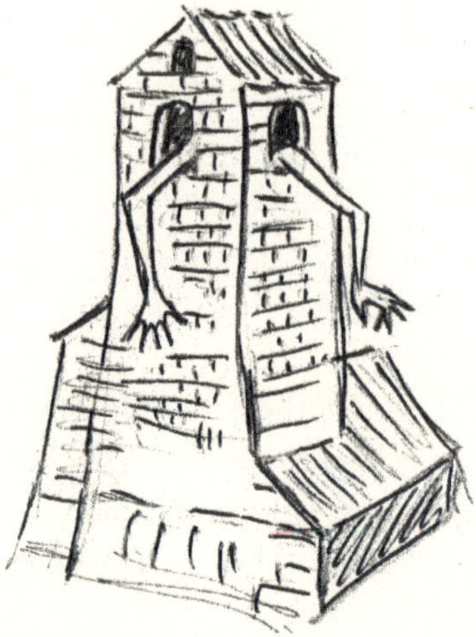

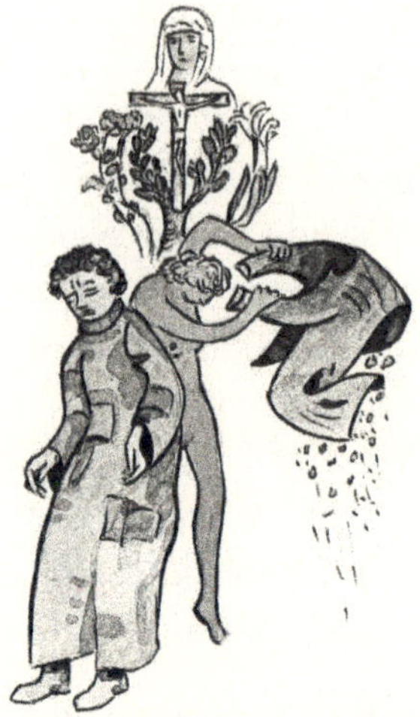

Perditio animarum	Salvatio animarum
Seelentod	Seelenheil
Tote Seele	Lebendige Seele
Verderben	Heilung
Abwehrschwäche	Abwehrstärke

Körperliche Störungen: Das fünfzehnte Kräftepaar, lokalisiert im Bereich des 15. Wirbels, gleichzeitig achter Brustwirbel, steht im Zusammenhang mit dem Magen-Darm-System. Dazu gehören alle Erkrankungen von Milz, Magen und Darm, einschließlich der Zerstörung der Darmflora und ihren Folgen: Magen-Darm-Entzündungen, Gastritis, Magengeschwüre, Magenkrebs, Colitis, Morbus Crohn, Colon irritabile, Durchfall oder Verstopfung, Blähungen, Schüttelfrost, Verdauungsstörungen, Zwölffingerdarm-Geschwüre, Migräne, Schwäche, Erschöpfung.

Psychotherapie: Fasten, heilende Gebete, Nachtwachen, Sozialarbeit für Arme und Kranke.

Edelsteintherapie: Smaragd.

Was ist seelische Ausstrahlungskraft?

»Ich weiß, dass mein Erlöser lebt« ist nicht nur eine der bekanntesten Arien aus Händels »Messias«, sondern auch die Heilsgewissheit des ruinierten Hiob (Hiob 19, 25), also die gewaltigste Kraft, mit der die heile Seele die allerschlimmsten Schicksalsschläge im Leben überstehen kann. Jedes Leid, jede Krankheit, jeder noch so furchtbare Schicksalsschlag enthält eine Botschaft, die stärker ist als alles, was wir bisher im Leben erfahren haben.

Die seelische Ausstrahlung ist die stärkste Abwehrkraft gegen Höllenqualen einer Krankheit, sei es Rheuma, Krebs oder Migräne. Hildegard sieht die verlorene Seele im Abgrund; aber Gott möchte die Seele vor dieser Katastrophe schützen. Er ist immer wieder da, um den geschwächten Menschen in den Arm zu nehmen und seine Seele zu heilen.

»Es gibt kein Geschöpf, das nicht in sich einen Sternenstrahl Gottes trägt, sei es das Blattgrün oder sein Same, die Blüten oder sonst eine Pracht, sonst wäre es nicht ein Geschöpf.«

Destruktive Worte und Bild der Seelenkälte

Die toten Seelen der Nihilisten wohnen in einer notdürftig hergerichteten Turmruine mit einem flachen Schilddach. Die zwei Arme hängen wie die zwei Schilddrüsenlappen aus dem Schilddach. Absichtlich haben sie ihr Leben von den Lebensfreuden abgeschirmt, und ihr Körper hängt wie eine lebende Leiche aus den Schießscharten ihrer Festung: Die drei Fenster symbolisieren die Eigenschaften der toten Seelen: Verderben, Vernichtung und Menschenhass. Sie möchten auch alle anderen mit ins Verderben ziehen:

»Ich bin nur dazu da, zu töten und zu plündern. Was habe ich für Ziele und Absichten? Nur das vernichtende Feuer, um die anderen ins Verderben zu schicken. Ich hasse die strahlende Schönheit des Lebens und verweigere die guten Taten der Nächstenliebe. Ich halte nichts von aller Schönheit und Pracht des Lichtes. Ich bin nur dazu da, die Seelen abzutöten und Leichen auszuplündern. Das ist meine Lebensaufgabe, und davon verstehe ich etwas. Und das ist der Wille des Bösen, von dem ich abstamme, denn ich bin seine Schimpf und Schande.«

Heilende Worte und Bild der seelischen Ausstrahlung

»Du bist der Pfeil des Satans, der durch die Nacht flieht. Du verwundest die Auserwählten durch schwere Leiden, weil sie etwas wollen, was du nicht willst. Du willst sie vernichten, aber du schaffst es nicht.

Denn die Glückseligen erheben sich mit der Kraft des Glaubens und mit den Kräften der Engel und beschneiden deine Macht. Wie sich der Hirsch nach frischem Wasser sehnt, so wünschen sie, dich zu ersäufen. Sie werden dich durch die Taufe mit den sieben Gaben des Heiligen Geistes wie in einer Sturmflut ertränken. Dadurch wirst du verschwinden, weil du ein Gegner Gottes bist …

Ich aber bin das Fundament aller Güter im Leben und der Schutzturm für die guten Werke. Christus ist unser Vorbild und Heiler. Ich kümmere mich um alle suchenden Menschen. Ich stärke sie durch die Taufe und heile die Kranken durch die Kraft des Heiligen Geistes. Du wirst wieder auf dem Weg des Heils gesund werden und durch das strahlend weiße unverbrauchte Leben, das wie eine Lilie in Christus erblüht. Und somit gehöre ich zu den Erlösten Gottes.«

Organische Auswirkungen der Seelenkälte

Seelenkälte und Abwehrschwäche führen zur Erkrankung des autonomen Nervensystems in der Region der Brustwirbelsäule, ganz speziell zu Folgeschäden am achten Brustwirbel. Das hier austretende Nervenpaar ist für die Funktion von Stoffwechseldrüsen wie Schilddrüse und Bauchspeicheldrüse verantwortlich und regelt die Verdauung. Das Verderben hat eine besondere Beziehung zum Enddarm und zur Ausscheidung. Oft häufen sich im Enddarm krankmachende Stoffwechselendprodukte an wie zum Beispiel Ammoniak, Skatol, Indol und Dioxin, die Krebs und Nervenschwäche auslösen können. Die Verdorbenheit führt darüber hinaus zu einer Art Vergiftung und kann den Darm entzünden und auch zu Hämorrhoiden führen, wodurch lebensbedrohliche Autoaggressionskrankheiten entstehen können.

Vom Ursprung der Seelenkälte

Hildegard sieht die Ursache der Seelenkälte in einem Mangel an Gottvertrauen. Diese dämonischen Mächte verkünden: »Gott ist tot, es gibt keinen Gott.« Sie brüllen mit gewaltiger Propaganda: »Wer ist schon Gott im Vergleich zu uns?«

Diese Geister missachten Gott, als gäbe es ihn nicht. Sie überreden die Menschen, sich von Gott zu verabschieden und ihn zu missachten, weil sie alle Menschen mit sich ins Verderben reißen wollen.

Symbol und Symptom der Seelenkälte

Hildegard sieht die Seelenkälte im Abgrund mitsamt seinen Qualen, denn wer nicht auf Gott vertraut, wird Schiffbruch erleiden. Hildegard sieht in ihrer Vision über die Seelenkälte ein gewaltiges Feuer, glühendes kochendes Blei, mit Schwefel und feurigen Würmern vermischt. Man kann sich die Krankheitsfolgen dieses Höllengebräus aus Schwefel und Blei vorstellen, und in der Tat sitzt der »Tod im Darm«, wenn die Darmbakterien durch dieses Gebräu zerstört werden und die Abwehr zusammenbricht.

Spirituelle Heilung

Es gibt Zeiten, in denen wir uns saft- und kraftlos fühlen, weil wir uns gänzlich von unserer spirituellen Heimat abgeschnitten haben. In diesen Zeiten spüren wir unsere begrenzte menschliche Energie und reagieren mit Lustlosigkeit, Müdigkeit und Erschöpfung, wodurch schließlich und endlich unser körpereigenes Abwehrsystem Energie verliert und versagt. Durch diesen Energiemangel können unzählige Autoaggressionskrankheiten entstehen. Ziehen Sie die Notbremse und setzen Sie Ihr ganzes Bestreben daran, die kosmischen und göttlichen Kräfte in Ihrer Seele wiederzuentdecken.

Das Hildegard-Fasten ist der schnellste und erfolgreichste Weg, diese spirituelle Kraft in Ihrer Seele zu entdecken. Sobald Sie Ihre begrenzten Energiereserven mit den göttlichen und kosmischen Energien verbinden, lösen Sie eine spirituelle Kernschmelze aus, und Ihre »tote« Seele wird wieder lebendig.

Entdecken Sie im Fasten die Kräfte Ihrer Seele durch Nachtwachen, Fasten und liebevolle Hinwendung zu anderen Menschen. Wer nämlich nicht sucht, lernt auch nicht, die Kräfte seiner eigenen Seele zu finden. Kein Mensch kann Gott leibhaftig sehen. Er strahlt aber mit einer derartigen großen Kraft und Schönheit in seiner Schöpfung und schenkt dem Menschen alles, was er zum Leben braucht.

Beschäftigen Sie sich auch immer wieder mit den heilenden Worten der heilen Seele (Hildegard-Gebet für die seelische Ausstrahlung):

»Ich aber bin das Fundament aller Güter im Leben und der Schutzturm für die guten Werke. Christus ist unser Vorbild und Heiler. Ich kümmere mich um alle suchenden Menschen. Ich stärke sie durch die Taufe und heile die Kranken durch die Kraft des Heiligen Geistes. Du wirst wieder auf dem Weg des Heils gesund werden und durch das strahlend weiße unverbrauchte Leben, das wie eine Lilie in Christus erblüht.«

Seelenheil in Aktion

Wer heilt die verzweifelten, traurigen, abgestorbenen, ausgetrockneten Seelen? Diejenigen, die unter der Last des Lebens zusammengebrochen sind?

Heilen kann nur, wer die Seele und ihre Heilkräfte aktiviert. Heilen, befreien, erlösen kann nur das göttliche Heilungspotenzial, das im Menschen verborgen liegt. Die Heilung der Seele ist daher reine Vertrauenssache auf die Heilkräfte Gottes im Sinne der Naturgesetze. Gegen die Natur kann niemand gesund werden. Nur wer sich den Heilkräften Gottes ganz und gar anvertraut und seine heilenden Prinzipien beachtet, kann ganz und gar an Körper, Seele und Geist geheilt werden.

Weitere Weisheiten zur seelischen Ausstrahlung finden Sie in der Bibel: Psalm 34; 109, 21–31; 130; Daniel 3, 17–18; Lukas 19, 10; 1. Timotheus 1, 12–20.

Edelsteintherapie

Der grüne Smaragd ist der Inbegriff der Lebenskraft und hilft gegen alle Schwächen und Krankheitszustände. Mit dem grünen Smaragd sind Sie in der Lage, Ihre leeren Kraftreserven wieder mit Lebensenergie aufzutanken, weil diese Energie durch das ganze Universum fließt.

Tragen Sie einen Smaragdring oder eine Smaragdkette, denn der Stein hat die größte Kraft gegen alle Schwächezustände der Seele.

3. Lebensstation:
Die Kindheit

Hildegard beobachtet in ihrer Vision vom Leben, wie sich der kosmische Christus nach Norden hinwendet und sieben weitere spirituelle Kräfte sieht. Während der Ostmann des ersten Teils dem Westmann genau gegenübersteht, nimmt der Nordmann eine dritte Himmelsrichtung ein, von der große Gefahren, aber auch wunderbare Möglichkeiten für ein gelungenes Leben ausgehen können. Der Ostmann ist für den Kopfbereich, die sieben Sinnesorgane und das zentrale Nervensystem zuständig und der Westmann für den Rumpfbereich und das autonome Nervensystem, der Nordmann steht mit dem Hüft- und Oberschenkelbereich und der Funktion der Ausscheidungs- und Sexualorgane in Verbindung.

Zu dieser Region gehören ganz besonders die Nieren als Reinigungs- und Ausscheidungsorgane sowie die Nebennieren als Hormonproduzenten für die Blutdruck- und Stressregulation und die Kortisonausschüttung. Ihnen übergeordnet ist die Hypophyse, von wo aus auch alle anderen Hormondrüsen, vor allem die Sexualfunktionen gesteuert werden. Charakteristisch für diesen Bereich sind Hormonregulationsstörungen durch Konflikte und Verletzungen, die uns an die Nieren gehen: Arroganz, Hochmut, Neid, Verzweiflung und ein viel zu kompliziertes Beziehungsleben. Der Körper kann auf diesen Stress mit Bluthochdruck, Menstruationsstörungen, Migräne und hormonabhängigen Krebsarten reagieren. Weitere Belastungen können symbolisch als Nierensteine, Rheuma und Gicht in Erscheinung treten. Den Nieren und ihrer Funktion gehört in der Hildegard-Heilkunde eine ganz besondere Aufmerksamkeit und Pflege, zum Beispiel durch das Universalheilmittel Wermut-Trank, die Nierenmassage vor dem Kaminfeuer mit Ulmenholz, die Nierenrautensalbe und das Tragen eines Dachsgürtels zur besseren Durchblutung.

Wir bauen weiter an unserer Seelenstadt und haben sieben weitere starke Tugendkräfte, die auf einer großen Säule wohnen (siehe Abb. 8 im Bildteil). Von unten nach oben ragt eine Leiter, auf der die acht Gotteskräfte fleißig auf- und absteigen und ihre Arbeit verrichten. Hildegard beschreibt an dieser Stelle des *Scivias* die acht Kräfte der dritten Gruppe als Säule der Menschlichkeit.

Kindheit und Jugend

Im Moment unserer Geburt besitzen wir bereits sämtliche Informationen und Kräfte, die wir brauchen, um das Leben zu meistern. Großzügig ist unsere Mitgift: 50 Billionen Körperzellen und jede einzelne mit 46 Chromosomen und darin fünfundzwanzigtausend Gene, die ein ganzes Leben lang unsere Körperfunktionen regulieren. Im kostbaren Tempel unseres Körpers befindet sich unsere unsichtbare Seele mit den kosmischen und göttlichen Kräften, die über das Nervensystem das Ganze am Leben hält. Dennoch sind wir in diesem Moment vollständig hilflos und auf die Liebe und Fürsorge unserer Eltern angewiesen.

Alle Eltern können in dieser ersten Zeit bei ihren Kindern eine erstaunliche körperliche und intellektuelle Entwicklung beobachten. Das Tempo ist atemberaubend und wird im anschließenden Leben nie wieder erreicht. Gleichzeitig hängen Glück und Gesundheit der Kinder auch von der spirituellen Entfaltung ihrer Persönlichkeit ab. Starke und fröhliche Kinder brauchen neben den bereits in der Schwangerschaft angelegten fünfzehn Kräften sieben weitere spirituelle Lektionen für ihr Leben. Wir haben alle im Laufe unseres Daseins erfahren, dass die spirituellen Werte unserer Seele erst durch die Konfrontation mit ihren Gegenkräften in Aktion treten. Dazu gehören zum Teil sehr schmerzliche Verletzungen, Frustrationen, Fehler, Enttäuschungen und Rückschläge, die auch dem Kind nicht erspart bleiben. Nur in der Auseinandersetzung mit dem sogenannten Bösen können wir spirituell wachsen. Dazu gehören hier der Umgang mit Hochmut und Demütigungen, Neid, Arroganz, Ungehorsam, Verzweiflung und die Erfahrungen mit der Sexualität und einem zu komplizierten Leben.

Bereits in der Kindheit haben wir unsere ersten schlechten Erfahrungen durchzustehen. Irgendetwas passiert mit uns und den anderen, und die ganze Welt bricht zusammen. Hierzu zählen vor allem gelegentliche Liebesabweisungen, Gemeinheiten und seelische Erschütterung durch Familienangehörige und sogenannte Freunde. Normalerweise lernen Kinder in einem guten familiären Umfeld, dass auch seelische Wunden schnell wieder heilen können. Es gibt aber auch Verletzungen, die nie vergessen werden und sogar im reifen Alter in allen Details erzählt werden. Meistens berichten diese Menschen von furchtbaren Rabeneltern, die geschlagen und nie geliebt haben, von sexuellen Belästigungen durch Vater oder Großvater und dergleichen mehr. Viele Menschen haben sich leider nicht weiterentwickelt und sind auf dem seelischen Niveau ihrer Kindheit stehen geblieben, weil sie das sogenannte Böse nicht annehmen und daher auch nicht loslassen konnten. Die furchtbaren Erfahrungen ihrer Kindheit haben ihr ganzes Leben geprägt und auch körperliche Schäden hinterlassen. Es gehört sogar zu ihren Lebenserfolgsformeln, mit diesen furchtbaren Geschichten bei ihren Mitmenschen Mitleid einzuheimsen, obwohl die Dinge schon Jahrzehnte zurückliegen. Durch falsch verstandenes Mitleid können diese Wunden aber nie heilen. Erst wenn wir endlich erwachsen werden und loslassen, können auch die Krankheiten heilen, die durch die Kindheit entstanden sind. Die Wunden in unserem Leben können Möglichkeiten öffnen, die uns das Gute hinter dem Bösen erkennen lassen. Trotz oder sogar wegen dieser Verletzungen hat sich unser Leben wunderbar entfaltet, manche Trennung hat zu einem neuen Anfang geführt, den wir nie erleben würden, wenn wir nicht so hart aus dem Nest gestoßen worden wären. Selbst der Adler lernt fliegen, indem er von seiner Mutter aus dem Nest gelockt wird. Dieser Kindheitsschock gehört zum normalen Leben dazu, um Kinder stark und mutig zu machen.

Die Charakterschwächen und Stärken dieses Kapitels spielen für die Entwicklung von Kindern zu Jugendlichen eine entscheidende Rolle und sind eine Basis für ein glückliches und erfülltes Leben in der Welt der Erwachsenen. Kinder brauchen engagierte Eltern, die sie durch die spirituellen Höhen und Tiefen ihrer Kindheit begleiten. Mit diesen Werten werden die Grundlagen für das Verhalten im späteren Erwachsenenalter gelegt. Der Jugendliche im Alter von achtzehn bis zwanzig Jahren, also in der Zeit, da er sich vom Elternhaus verabschiedet, sollte selbständig in der Lage sein, mit diesen Kräften sein Leben zu meistern. Besonders wichtig ist dabei der richtige und verantwortliche Umgang mit den Kräften seiner Sexualität. Die heutige Praxis, viel zu früh und mit vielen wechselnden Partnern seine Gefühle und seine Sexualität auszutoben, hat zu den sexuellen Übertreibungen in der westlichen Welt geführt, die viele Jugendliche hoffnungslos überfordern und frustrieren.

Jedoch ist eine Impfung gegen Human-Papiloma-Viren zum Schutz gegen Gebärmutterhalskrebs oder die Antibabypille die falsche Sicherheit und der falsche Weg, der viele Jugendliche hoffnungslos überfordert und frustriert. Der natürliche Weg, die natürliche Schwangerschaftsverhütung nach Prof. Rötzer und die Treue zum Partner führen zu einer lebenslangen Erfüllung. Auf der anderen Seite hat die wechselnde Partnerwahl dazu geführt, dass keiner mehr auf seine »Freiheit« und »Unabhängigkeit« verzichten möchte. Kein Wunder, dass in unserer heutigen Konsum- und Wegwerfgesellschaft die Werte der Zuverlässigkeit und Treue unter die Räder geraten, was sich in einer Scheidungsrate von über 50 Prozent widerspiegelt. Die meisten Menschen sind nicht in der Lage, mit diesen Problemen fertig zu werden, und reagieren ihren Frust in Krankheiten ab. Ehescheidung und die damit verbundenen Verletzungen werden von vielen Menschen schwer verkraftet und kosten meistens ebenso viel Lebensenergie wie der Tod eines geliebten Lebenspartners. Ehescheidungen sind heute eine der häufigsten Krankheitsursachen für die durch Schock ausgelösten Zivilisationskrankheiten wie zum Beispiel Herzinfarkt, Schlaganfall, Krebs oder Diabetes. Dabei bleiben meistens nicht die Rüpel auf der Strecke, sondern die sensiblen Partner, die auch noch freiwillig und völlig sinnlos die Opferrolle übernehmen.

16. Hochmut – Demut

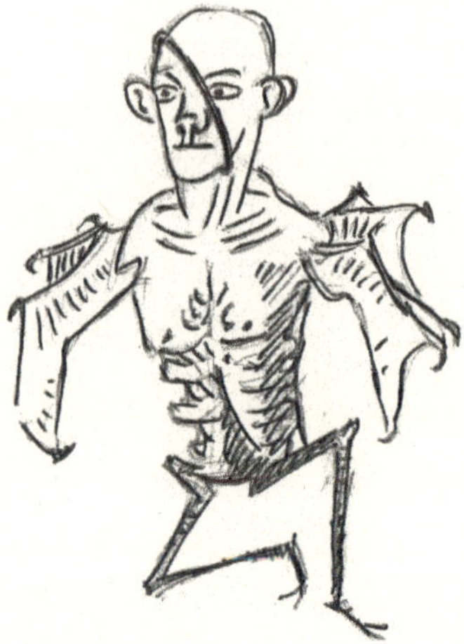

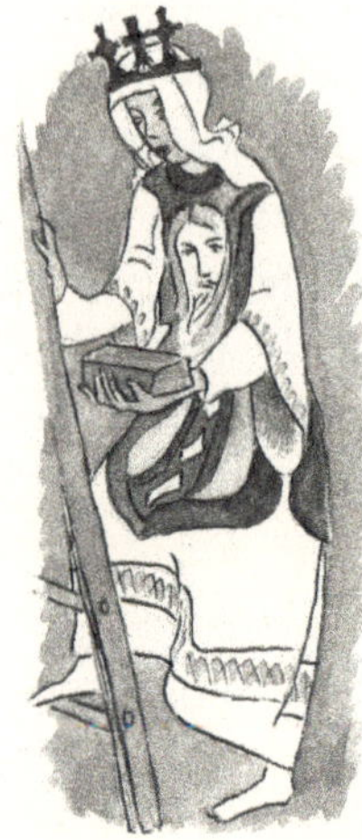

Superbia	Humilitas
Überheblichkeit	Bescheidenheit
Arroganz	Zurückhaltung
Stolz	Selbstlosigkeit
Selbstüberschätzung	Uneigennützigkeit
Blasiertheit	Natürlichkeit
Übermut	Opfermut

Körperliche Störungen: Das sechzehnte Kräftepaar, lokalisiert im Bereich des 16. Wirbels, gleichzeitig neunter Brustwirbel, steht im Zusammenhang mit den Nebennieren, dem Hüft- und Oberschenkelbereich und der Funktion der Ausscheidungs- und Sexualorgane.

Ganz besonders betroffen sind die Nebennieren als Hormonproduzenten für die Blutdruck- und Stressregulation und die

Kortisonausschüttung. Der Körper kann auf Stress mit Bluthochdruck, Burn-out-Syndrom, Menstruationsstörungen, Migräne sowie den hormonabhängigen Krebsarten wie Brustkrebs oder Prostatakrebs reagieren.

Psychotherapie: kein Fasten, körperliche Abhärtung, die Kunst, neu anzufangen.

Edelsteintherapie: Bergkristall.

Was ist Demut?

Das lateinische Wort *humilitas* hat etwas zu tun mit Humus, der Kraft der Muttererde, aus der alles wächst und gedeiht. Diese Kraft wird von uns am stärksten gebraucht, wenn wir gedemütigt werden. Es ist die stärkste Kraft, die uns wieder aufrichtet, ja noch viel mehr, die uns hilft, in unseren schwärzesten Stunden nicht zu verzweifeln, sondern aufzustehen und über unsere Sorgen zu triumphieren. Manchmal brauchen wir in unserem Leben sogar Hindernisse und Niederlagen, um nicht blind in ein Unglück zu stürzen. Das Leben ist sehr verschwenderisch und bietet großzügige Möglichkeiten, durch Niederlagen stark zu werden.

Destruktive Worte und Bild des Hochmuts

Auch wenn sich der Hochmut noch so kraftvoll gebärdet, stecken hinter seinen aufgeblasenen Gesichtern meistens nur armselige Gesellen mit Minderwertigkeitskomplexen. Die Gestalt des Hochmuts ist auffallend grotesk. Das Gesicht hat einen Schmiss wie bei Studenten aus einer schlagenden Verbindung. Um sich wichtig zu machen, sind seine Arme aufgeblasene Fledermausflügel und am Körper hängen Beine wie bei einer Heuschrecke. Wichtigtuerisch schreit er wie ein Lautsprecher, um sich wichtig und bemerkbar zu machen. Der Hochmut ist das Medium, das wie Radio, Fernsehen und Internet die Menschen beeinflusst:

»Ich schreie über alle Berge. Ich bin der Größte. Wer ist mir gleich? Ich breite meinen Mantel über Hügel und Felder und ertrage es nicht, wenn mich einer überragt. Ich weiß, dass sich keiner mit mir messen kann, denn ich bin der Supermann.« Hildegard sieht im Hochmut den Keim allen Übels, der die Menschen aus ihrem göttlichen Zentrum an den Rand drängt, um sie von sich und heute sogenannten Experten abhängig zu machen, mit dem Ziel, sie kräftig auszunutzen und abzukassieren.

Der Hochmut ist der Beginn aller Laster und der Keim allen Übels. Er hat bereits die ersten Engel aus dem Himmel geschleudert und die Menschen aus dem Paradies vertrieben.

Der Hochmut hat brennende Augen, weil alle seine Motivationen auf Bosheit sinnen. Der Mund ist verschlossen, weil er nicht aufrichtig liebt. Der Hochmut hat weder Arme noch Beine, weil seine Macht und seine Werke nicht das Leben fördern, sondern den Tod bringen. Der Hochmut hat eine Männerbrust, weil er im Herzen die Eitelkeit und Wichtigtuerei hervorbringt. Er hat Beine und Füße einer Heuschrecke, weil er mit seiner Aufgeblasenheit die Menschen unter Druck setzt. Er hat weder Bauch noch Rücken, weil er für niemanden eine Stütze ist und nur an sich selbst denkt.

Gegen den Hochmut kämpft die Demut, und sie ermahnt die Menschen, den Hochmut zu verabscheuen.

Heilende Worte und Bild der Demut

Jesus Christus ist das größte Vorbild für die Demut, weil er sich nicht scheute, aus seinem paradiesischen Reich in den Abgrund herabzusteigen, um den leidenden Menschen aus ihren Nöten zu helfen.

»Ich bin die tragende Kraft im Universum. Warum sollte ich mich nicht freuen, wenn mir irgendeiner auch noch so ein schreckliches Unrecht zufügen würde? Selbst der Schöpfer ist vom Himmel herabgestiegen, um den Menschen in seine Arme zu schließen. Ich, die Demut, stieg mit ihm herab, verließ meine schützende Heimat, damit ich von nun an in allen Ecken der Erde wohnen kann. Ich will mich auch nicht damit rühmen, etwas Besonderes zu sein. Ich will die Sonne sein, die in die Finsternis scheint. Mit Gott durchdringe ich alle Finsternis dieser Erde und des Universums. Kein Sturm kann mich erschüttern, weil ich mit der Güte Gottes verbunden bin.«

Organische Auswirkungen des Hochmuts

Hochmut, Arroganz und Wichtigtuerei führen zur Erkrankung des autonomen Nervensystems in der Region der Brustwirbelsäule, ganz speziell mit Schäden am neunten Brustwirbel. Diese Nervenregion kontrolliert über die Reflexbahnen nicht nur die Verdauungsorgane, sondern bereits die Nieren und Fortpflanzungsorgane. Entzündungen und Autoaggressionskrankheiten an diesen Organen gehen auch auf das Konto der Überheblichkeit und Selbstüberschätzung. Ganz speziell gefährlich wird die Pathologie des Enddarms, wenn sich bei übertriebener Fleischkost zu viel basische Endprodukte, die sogenannten biogenen Amine anhäufen und den pH-Wert ins Basische verschieben. Basische Amine wie Skatol, Indol oder Ammoniak sind die Stinkstoffe des Kots und starke krebsauslösende Substanzen.

Vom Ursprung des Hochmuts

Hochmut beginnt mit der Einstellung, größer als Gott sein zu wollen. Obwohl sich niemand selbst erschaffen kann und jeder als hilfloses Baby geboren wurde, fühlen sich hochmütige Menschen ihrem Schöpfer überlegen.

»Ich sah dämonische Geister, die in Massen auftraten und kaltschnäuzig schrien: ›Wer ist schon Gott? Unser Gott ist die Bosheit, was anderes existiert nicht.‹ Diese üblen Geister bringen dem Menschen den Hochmut bei und reden so lange auf ihn ein, bis er wirklich glaubt, dass er etwas Besseres wäre.«

Symbol und Symptom des Hochmuts

Die Folgen des Hochmuts können zum Beispiel Krankheiten sein, die mit Entzündungen und Infektionen einhergehen, wie zum Beispiel Nervenentzündungen, Ischialgien, Polyarthritis, Rheuma sowie Nieren- oder Harnwegsinfektionen:

»Und ich sah ein gewaltiges Feuer, das mit starker Glut brannte. Darin wimmelte eine riesige Menge schrecklicher Würmer *(vermium)*. In diesem Feuer wurden die Seelen derjenigen gereinigt, die sich in diesem Leben mit Wort und Tat dem Hochmut ausgeliefert hatten. Sie wurden wegen ihres Hochmuts mit dem Feuer (Entzündungen) und wegen ihrer Überheblichkeit von den Würmern (Infektionen) geplagt.«

Spirituelle Heilung

Der Hochmut ist eine der wenigen seelischen Belastungen, die nicht mit Fasten auskuriert werden können, da Fasten selbst noch hochmütiger machen kann. Hier empfiehlt Hildegard die Verdrängung des Hochmuts durch die Demut beim Tragen von einfachen bescheidenen Kleidern, körperlicher Abhärtung, zum Beispiel Sauna mit Bürstenmassagen. Durch diese Massage entsteht eine sehr gute Durchblutung, die wiederum auf den Reflexbahnen der Haut die darunterliegenden Funktionen der

Organe anregen kann. Hochmütige Menschen sollen sich vor Gott demütigen und sehnsuchtsvoll um die Gabe der Demut bitten.

Durch diese Maßnahmen wird der Hochmut im Menschen überwunden. Die einfachen Kleider verhindern den Drang, durch das Äußere auf jeden Fall aufzufallen. Jesus lehrte Demut, nicht nur als Gegengift zum Hochmut, sondern als Möglichkeit, von Demütigungen frei zu werden. Das Ego der materiellen Welt möchte immer beherrschen, größer, besser und mächtiger sein. Seine Wünsche und Ziele sind endlos und unerträglich für alle anderen. Das Ego kann es nicht ertragen, der Letzte zu sein, weil es immer an erster Stelle sein will.

Beschäftigen Sie sich auch immer wieder mit den heilenden Worten der Demut (Hildegard-Gebet für die Demut):

»Ich bin die tragende Kraft im Universum. Warum sollte ich mich nicht freuen, wenn mir irgendeiner auch noch so ein schreckliches Unrecht zufügen würde? Selbst der Schöpfer ist vom Himmel herabgestiegen, um den Menschen in seine Arme zu schließen. Ich, die Demut, stieg mit ihm herab, verließ meine schützende Heimat, damit ich von nun an in allen Ecken der Erde wohnen kann. Ich will mich auch nicht damit rühmen, etwas Besonderes zu sein. Ich will die Sonne sein, die in die Finsternis scheint. Mit Gott durchdringe ich alle Finsternis dieser Erde und des Universums. Kein Sturm kann mich erschüttern, weil ich mit der Güte Gottes verbunden bin.«

Demut in Aktion

Das Leben ist ein Spiel und die Kunst, mit Demütigungen kraftvoll umzugehen, die Spielregel Numero eins: nicht an ihnen zu zerbrechen, sondern an ihnen zu wachsen. Während die Menschen der materiellen Welt an Niederlagen zerbrechen, kann der Demütige an Verletzungen, Verlusten und Demütigungen wachsen. Einer der größten Künstler auf diesem Gebiet war der heilige Franz von Assisi. »Was ist die größte Freude?«, fragte er seinen Mitbruder, als sie sich beide auf dem Weg zu ihrem eigenen Kloster an einem bitterkalten Weihnachtsabend befanden. »Die größte Freude«, antwortete er, ohne viel nachzudenken, »ist die Freude, wenn wir an die Klosterpforte klopfen und uns unsere Mitbrüder herzlich empfangen, um mit uns Weihnachten zu feiern.« – »Falsch, ganz falsch«, entgegnete der heilige Franz lächelnd, »die größte Freude ist diejenige, wenn wir anklopfen und uns unsere Brüder wieder in die Nacht hinausjagen, wobei sie uns noch kräftig durchprügeln. Wenn du dich darüber freuen kannst, ist in dir die Kraft der Demut deine größte Stärke.«

Demut lernt man am besten schon als kleines Kind in einer liebevollen Atmosphäre mit vielen Geschwistern. Immer wieder gibt es Situationen, mit Gewinn und Verlust umzugehen, beim Spielen kleine Sieger oder Verlierer zu sein. Es bricht nicht gleich die Welt zusammen, wenn man mal verliert oder zu Unrecht Prügel bekommt. Starke Kinder können darüber noch lachen. Schwache Kinder können Unrecht und Niederlagen nur schwer verkraften und reagieren aggressiv.

Die Demut ist eine der schönsten Kräfte. Wir trainieren sie im Umgang mit unseren Mitmenschen. Es gehört Mut dazu, andere wildfremde Menschen anzusprechen, Fragen und Bitten zu äußern, auch auf die Gefahr hin, dass wir abgelehnt werden oder ein Nein als Antwort bekommen. Seien Sie wirklich mutig und stellen Sie hohe Erwartungen. Zu Ihrer großen Überraschung werden Sie meistens ein Ja hören. Bedenken Sie, es ist nur ein Spiel, und da muss man auch mit einem Nein rechnen und auch verlieren können. Auf jeden Fall werden Sie mit anderen Menschen ins Gespräch kommen und davon zu Ihrer großen Freude einen großen Gewinn haben.

Der Hochmut ist die Mutter aller »Laster«, denn er blockiert die Entwicklung zu einem glücklichen Menschenleben.

Aus dem Hochmut entstehen Neid, Eitelkeit, Respektlosigkeit, Misstrauen, Hoffnungslosigkeit und die Sucht zum ausschweifenden Luxus. Beseitigen Sie den Hochmut, wenn er Ihr Problem sein sollte, denn er ruiniert Ihre Gesundheit.

Weitere Weisheiten zur Demut finden Sie in der Bibel: Matthäus 11, 29; Epheser 4, 2–6; Jakobus 4, 6–10.

Edelsteintherapie

Die Schilddrüse kann das Herz nervös machen und in Raserei versetzen. Besonders stark rast das Herz bei Demütigungen und Verletzungen. Hier können Sie sich mit dem Bergkristall zur Wehr setzen.

Der Bergkristall hilft bei Schilddrüsenleiden, sei es Über- oder Unterfunktion, und gegen Kropfbildung. Bemerkenswert ist die beruhigende Wirkung des sonnengewärmten Steines auf das nervöse Sonnengeflecht und auf die Hormonregulation der Schilddrüse.

Legen Sie eine Bergkristallscheibe in die Sonne, bis sie warm geworden ist. Legen Sie den warmen Kristall in ein Glas Wasser oder Wein und trinken Sie die Flüssigkeit. Der Stein hat die Kraft, die Schilddrüse zu beruhigen und ein übersprudelndes Temperament in Ruhe und Gelassenheit zu bringen.

Bei nervös bedingten Herz- und Magenleiden können Sie den sonnengewärmten Bergkristall auf das Sonnengeflecht zwischen Brustbein und Bauchnabel legen und dazu noch das Bergkristallwasser trinken, um Ihr Sonnengeflecht und somit das autonome Nervensystem zu beruhigen.

17. Neid – Nächstenliebe

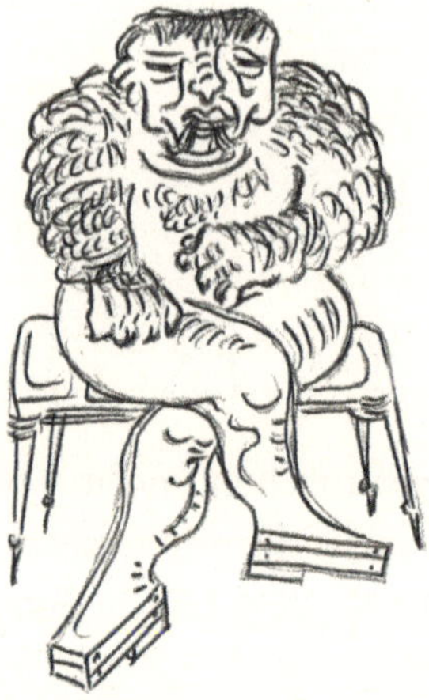 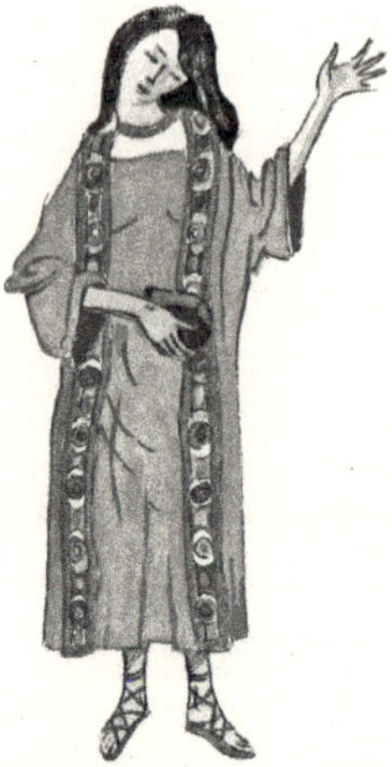

Invidia	Caritas
Egoismus	Menschenliebe
Lieblosigkeit	Hilfsbereitschaft
Missgunst	Zuneigung
Eifersucht	Vertrauen
Selbstsucht	Rücksicht
Rivalität	Kooperation

Körperliche Störungen: Das siebzehnte Kräftepaar, lokalisiert im Bereich des 17. Wirbels, gleichzeitig zehnter Brustwirbel, steht im Zusammenhang mit den Nieren, dem Hüft- und Oberschenkelbereich und der Funktion der Ausscheidungs- und Sexualorgane.

Ganz besonders betroffen sind die Nieren als Reinigungs- und Ausscheidungsorgane sowie die Nebennieren als Hormonproduzenten für die Blutdruck- und Stressregulation und die Kortisonausschüttung. Der Körper kann auf diesen Stress mit Nierenleiden, Bluthochdruck, Burn-out-Syndrom, Hormonregulationsstörungen, Menstruationsstörungen, Migräne sowie hormonabhängigen Krebsarten wie Brustkrebs oder Prostatakrebs reagieren.

Psychotherapie: kein Fasten, körperliche Abhärtung.

Edelsteintherapie: Chrysolith.

Was ist Nächstenliebe?

Das Prinzip der Nächstenliebe ist ein Heilmittel für ein gutes Zusammenleben gegen Krieg, Streit und Terror. Neid und besonders Futterneid besitzen starke Zerstörungskräfte, wodurch die liebevollen Beziehungen und damit die Liebe zu anderen Menschen erlöschen. Der Neid verschließt uns vor anderen Menschen und dem Leben. Er bohrt sich nach innen und schüttet zu viel Galle aus – man wird »gelb vor Neid« –, die fürchterliche Autoaggressionskrankheiten auslösen kann. Die Liebe ist der Meisterschlüssel, der das verschlossene selbstsüchtige Herz wieder öffnet; und so hat der Neid die Aufgabe, die Liebe zu erwecken. Unsere sozialen Beziehungen sind von allergrößter Wichtigkeit für unseren Gesundheitszustand und unser Lebensglück.

Mit der Liebe nehmen wir am Leben teil, weil das Fundament aller Geschöpfe auf Nächstenliebe und gegenseitigen Respekt angelegt ist.

Destruktive Worte und Bild des Neides

Der Neid ist ein satanisches Monstrum mit Bärentatzen und polternden Holzschuhen, mit denen er durchs Leben anderer

Menschen trampelt. Er ist dauernd auf der Suche nach Unzufriedenheit, die in Zank und Streit mit anderen Menschen enden. Er hat einen feuerroten Kopf, aus dem Worte wie Flammen schießen:

»Ich bin die Quelle ewiger Unzufriedenheit. Ich treibe dem Menschen die Lebenskraft aus. Ich unterdrücke alle vernünftigen Argumente, seien sie noch so zahlreich wie Sand am Meer oder klug wie Schlangen. Ich vernichte alles, da ich die Urkraft der Bosheit bin. Ich ziehe die Massen an und zerstöre mit dem Neid die Schöpfung.

Wenn ich schon das Gute und Schöne nicht haben kann, will ich es wenigstens in den Dreck ziehen. Ich schieße meine Worte wie Pfeile durch die Nacht, um alle damit zu verletzen. Ich hasse alle guten Menschen, weil der Hass vom Neid abstammt, er ist sein kleiner Bruder.«

Heilende Worte und Bild der Nächstenliebe

Das Gift des Neids kann durch die Kraft der Liebe neutralisiert werden, sie ist die Quelle der Lebensenergie. Die Liebe ist eine wunderbare Frau mit einem königsblauen Kleid und zwei goldenen Streifen, die die Liebe zu Gott und zum Nächsten repräsentieren: Die Liebe muss die allerstärksten Waffen gegen den Neid auffahren, denn der Neid ist Gift für das harmonische Zusammenleben:

Du bist wie eine Giftschlange, die sich selbst tötet. Du willst alles vernichten, was aus Weisheit geboren wurde, weil du die Kräfte des Lebens nicht ertragen kannst. Du bist wie ein Spuk, der gegen Gott kämpft, mit dem die Völker aufgehetzt werden, um sich gegenseitig zu töten. Du nennst dich zu Recht eine Hölle, die jedes Maß übersteigt. Du willst alles vernichten, was aus Weisheit geschaffen wurde, denn du kannst die Strahlkraft des Lebens nicht ertragen.

Ich aber bin der Tau, aus dem das Leben kommt, mit dem die Blüten zur Frucht kommen. Ich bin der milde Regen, der aus dem Tau kommt, mit dem die Blumen und Kräuter fruchtbar gedeihen. Hinter mir steht der Geist Gottes, mit dem ich die stärksten Quellen und Ströme zum Fließen bringe …

Ich, die Liebe, bin die Quelle für drei Gotteskräfte: die Gelassenheit, den Gleichmut und das harmonische Gleichgewicht. Ich breite Tag und Nacht meinen Schutzmantel aus, um gute Werke in Aktion zu bringen und Wunden zu salben. Niemandem bleibe ich etwas schuldig. Ich bin Gottes liebste und schönste Freundin, und Gott offenbart mir seine Geheimnisse. Alles, was Gott gehört, ist auch mein, weil ich sein Brautkleid trage. Ich verbinde die Wunden mit Leinen, so wie der Gottessohn sie mit seinem Rock heilt.«

Organische Auswirkungen des Neids

Neid und Unzufriedenheit führen zur Erkrankung des autonomen Nervensystems in der Region der Brustwirbelsäule, ganz speziell mit Schäden am zehnten Brustwirbel. Diese Nervenregion kontrolliert über die Reflexbahnen nicht nur die Verdauung, sondern auch Leber, Galle, Bauchspeicheldrüse und die Nieren und Fortpflanzungsorgane. Entzündungen und Autoaggressionskrankheiten an diesen Organen gehen auch auf das Konto des Neids und der Unzufriedenheit.

Auch hier kann es im Enddarm zu katastrophalen Folgen führen, wenn z. B., wie es heute üblich ist, zu viel Fleisch, besonders zu viel Schweinefleisch gegessen wird und in der Folge biogene Amine oder Ammoniak zu Hämorrhoiden oder Krebs führen.

Vom Ursprung des Neids

Neid und Unzufriedenheit entwickeln sich erst im Lauf des Lebens und sind Gift für die Beziehungen der Menschen untereinander, weil sie die Solidarität und das Zusammengehörigkeitsgefühl zerstören. Sie machen die Menschen kraftlos und krank. Mit Neid und Unzufriedenheit kann man die Menschen gegeneinander aufhetzen und sie zu Zank, Streit und Krieg anstiften. So gibt es immer wieder dämonische Kräfte, die ein großes Interesse daran haben, dass sich die Leute gegenseitig Wohlsein, Glück und Lebensfreude missgönnen, um am Krieg gewaltig zu verdienen: »Strebt nicht nach der Liebe zu Gott oder zu den anderen, sondern kümmert euch lieber um euch selbst.«

Symbol und Symptom des Neids

In ihrer visionären Schau sah Hildegard den Neid und die Unzufriedenheit als seelische Risikofaktoren für entzündliche Darmkrankheiten und alle Entzündungen, die sich autoaggressiv in vulkanartigen Schüben bemerkbar machen. Sie enden meistens mit dem Wortbestandteil »-itis«: Gastritis, Colitis, Hepatitis, Pankreatitis, Nephritis, Prostatitis. Die Entzündungen gehen durch das Gift in Infektionen über. Hildegard sieht hier symbolhaft die Toxine der Viren, Pilze und Bakterien als Skorpione und Vipern, die Schüttelfrost, Hitze und Kälteschübe auslösen:

»Ich sah einen gewaltigen höhlenreichen Vulkan, der spuckte Asche und Feuer. In ihm wimmelte es voller giftiger Vipern. Neben dem herrschte eine grauenvolle Kälte, über der eine Feuerwolke mit unzähligen Skorpionen hing. Hier wurden die Seelen derjenigen gefoltert, die sich in ihrem Leben mit Hass und Neid gegen ihre Mitmenschen schuldig gemacht hatten. Die Folgen des Neids schleuderten sie zwischen Feuer und Kälte hin und her. Sie wurden mit Pech überschüttet, weil sie ihren Mitmenschen Erfolg und Wohlstand missgönnten. Die Schlangen folterten sie, weil sie ihre Mitmenschen bissig und lieblos gequält hatten. Sie wurden von einer Qual in die andere geworfen, weil sie selbst mit Hass und Neid grausam gegen ihre Mitbrüder vorgegangen waren.«

Neid ist nicht nur eine bohrende Ursache, die sich in den menschlichen Organismus hineinfrisst, um Muskeln, Knochen und Nerven zu zerstören. Hildegard beschreibt den Neid in ihrer Symbolsprache als brodelnde Vulkane, glühende Asche und Feuerwolken, die im Körper wie metastasierende Krebsgeschwüre explodieren. Im emotionellen Bereich explodieren manche Menschen wie Vulkane und werfen ihr Pech und Schwefel auf ihre Umgebung und vernichten so das Zusammenleben. Alle diese negativen Energien haben auch negative kosmische Einflüsse, die vom Kosmos zurückstrahlen und sich reinigen, indem sie sich als Naturkatastrophen bemerkbar machen.

Spirituelle Heilung

Der Neid ist neben dem Hochmut eine der wenigen seelischen Belastungen, die nicht mit Fasten auskuriert werden können, da Fasten noch neidischer und unzufriedener machen kann. Man braucht aber einen körperlichen Anstoß, um Hass und Neid zu überwinden. Hier empfiehlt Hildegard die Einübung der Nächstenliebe durch das Tragen von einfachen Kleidern und körperliche Abhärtung, zum Beispiel mit Bürstenmassagen und einer Saunatherapie. Reinigen Sie Ihr Herz vom bohrenden Neid durch die Nächstenliebe, indem Sie allen Menschen alles Gute wünschen.

Beschäftigen Sie sich auch immer wieder mit den heilenden Worten der Nächstenliebe (Hildegard-Gebet für die Nächstenliebe):

»Ich aber bin der Tau, aus dem das Leben kommt, mit dem die Blüten zur Frucht kommen ... Hinter mir steht der Geist Gottes, mit dem ich die stärksten Quellen und Ströme zum Fließen bringe.

Ich, die Liebe, bin die Quelle für drei Gotteskräfte: die Gelassenheit, den Gleichmut und das harmonische Gleichgewicht. Ich breite Tag und Nacht meinen Schutzmantel aus, um gute Werke in Aktion zu bringen und Wunden zu salben. Niemandem bleibe ich etwas schuldig. Ich bin Gottes liebste und schönste Freundin, und Gott offenbart mir seine Geheimnisse. Alles, was Gott gehört, ist auch mein, weil ich sein Brautkleid trage. Ich verbinde die Wunden mit Leinen, so wie der Gottessohn sie mit seinem Rock heilt.«

Nächstenliebe in Aktion

Spätestens an dieser Stelle fallen uns die Schuppen von den Augen, dass uns der Neid, die Unzufriedenheit und Rivalität am meisten selbst schadet. Wenn man das Leben ganzheitlich betrachtet, ist immer auch dein Leid mein Leid, deine Freude meine Freude, weil wir alle ganzheitlich zu einer Einheit zusammengehören.

2000 Jahre Christentum – und immer noch Mord und Totschlag, Neid und Missgunst, Hass und Spaltung. Leben wir tatsächlich am Leben vorbei? Wenn Sie das ändern wollen, lassen Sie sofort alles stehen und liegen, denken Sie an einen Menschen, den Sie sehr gern mögen, aber aus irgendeinem Grund aus den Augen verloren haben. Rufen Sie ihn an, schreiben Sie einen Brief oder laden Sie ihn zu einem Treffen ein. Sie nehmen nun wieder am Leben teil, weil Sie damit die Liebe auf dieser Welt vermehren. Beginnen Sie in Ihrer Familie und dehnen Sie Ihre Liebe auch auf alle anderen Menschen aus, die in Not sind. Wenn Sie es aber nicht machen, wird sich auch in Ihrem Leben keine Freude einstellen, und alles bleibt wie bisher.

Weitere Weisheiten über die Liebe finden Sie in der Bibel: 5. Buch Mose 6, 4–9; Psalm 33, 86, 103, 118; 1. Korinther 13.

Edelsteintherapie

Der Chrysolith ist der »Stein der Weisen«, weil er dazu beiträgt, die im Lauf des Lebens erworbenen Fähigkeiten, Erkenntnisse und Erfahrungen nicht zu vergessen. Er hilft Ihnen, zu erkennen, dass der Sinn des Lebens darin besteht, mit anderen Menschen ins Gespräch zu kommen, sie als Freunde zu gewinnen und ihnen liebevoll in Notzeiten zu helfen.

Tragen Sie eine Chrysolithkette oder einen Chrysolithring auf der Haut, und der Stein stärkt Ihre Einsicht, dass Hass und Neid menschliche Beziehungen zerstören und das Leben unerträglich machen.

18. Ruhmsucht – Verehrung der Schöpfung

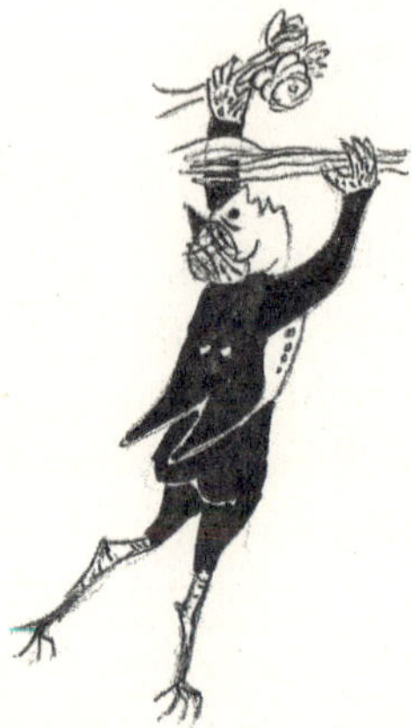

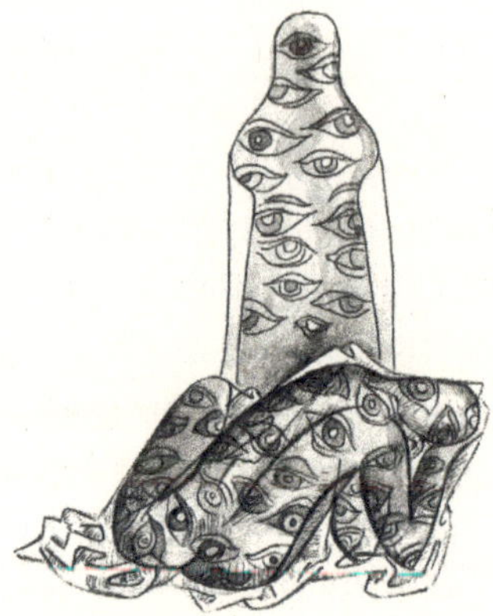

Inanis gloria	Timor Domini
Machtstreben	Wertschätzung
Selbstherrlichkeit	Ehrfurcht vor Gott
Respektlosigkeit	Rücksicht
Geltungsdrang	Respekt

Körperliche Störungen: Das achtzehnte Kräftepaar, lokalisiert im Bereich des 18. Wirbels, gleichzeitig elfter Brustwirbel, steht im Zusammenhang mit dem Harnleiter, dem Urogenitalsystem und dem Hüft- und Oberschenkelbereich. Ganz besonders betroffen sind die Nieren als Reinigungs- und Ausscheidungsorgane sowie die Nebennieren als Hormonproduzenten für die Blutdruck- und Stressregulation und die Kortisonausschüttung. Der Körper kann auf diesen Stress mit Harnleiterentzündung, Burn-out-Syndrom, Nierenbeschwerden, Nieren(becken)entzündung, Nierenkoliken und Bluthochdruck reagieren.

Psychotherapie: Fasten, Gebet, körperliche Abhärtungen.
Edelsteintherapie: Smaragd.

Was ist Verehrung der Schöpfung?

Die edelste Quelle im Menschen für das Großartige, Wunderbare und Majestätische ist die Verehrung der Schöpfung. Die Ehrfurcht vor Gott hat die Kraft, uns aus der Sucht nach unserem eigenen Ego zu befreien. Ruhmsucht, eine der stärksten Motivationen in unserer nach Eitelkeit orientierten Gesellschaft, ist im Anblick der Größe und Schönheit des Universums lächerlich und peinlich. Die Ehrfurcht richtet uns wieder auf, wenn wir in dieser Lebensfalle sitzen geblieben sind.

Destruktive Worte und Bild der Ruhmsucht

Die Ruhmsucht und Eitelkeit kommt als Dirigent im Frack daher, in seiner linken Hand ein Blumenstrauß, in der rechten eine Rute. Seine Hände sind behaart wie die eines Bären, er hat Kranichfüße und trägt einen Strohhut:

»Ich habe alles im Griff und bin mein eigener Macher, um mich selbst am besten herauszustellen. Alles, was ich gerade sehe und höre, dient meinem eigenen Nutzen und meinem Ruhm. So wie die Zugvögel bin ich laufend unterwegs. Ich möchte wie ein bunter Hund bewundert werden und kann gar nicht verrückt genug aussehen, um aufzufallen.

Alle sollen voller Bewunderung vor mir auf die Knie fallen. Wer ist schon so groß wie ich? Mit List tanzt alles nach meiner Pfeife, denn ich bin doch der Allerbeste. Warum sollte ich Gott nicht gefallen, er hat mich doch so geschaffen?«

Heilende Worte und Bild der Verehrung der Schöpfung

Die Ehrfurcht und das Staunen über Gott sind zwei zusammenhängende Gestalten, die mit tausend weit geöffneten Augen bei Tag und Nacht Gott und seine Schöpfung bewundern.

»So wie das Morgenrot der Sonne vorangeht, ist die Ehrfurcht vor Gott das erste Aufschimmern der Weisheit im Menschen« *(Scivias)*. Oder wie Salomon sagt: »Die Furcht des Herrn ist der Anfang der Erkenntnis.«

Nur mit den Augen auf Gott erschließen sich die Geheimnisse der Natur. Eine Wissenschaft ohne Gott ist blind und forscht nur noch für Ruhm und Besitz. Die Ehrfurcht vor Gott stellt die Ruhmsucht wieder auf den Boden der Tatsachen:

»Du nutzt immer wieder alle anderen nur für dich selbst aus. Was kann denn der Mensch ohne Gott? Nichts! Du schadest dir selbst, wenn du deine Talente nur für dich brauchst. Allein an der Seite Gottes kannst du erkennen, was für dich und die anderen gut ist. Gott wird dich daran hindern, die Schöpfung nur für dich zu missbrauchen, und dich kräftig durchschütteln. Du fragst nicht einmal nach dem Bad deiner Taufe und den Heilkräften Gottes! Du wühlst in den Schwächen und verpasst das Leben.

Ich aber verehre Gott und weiß um meine Grenzen. Wie könnte ich mir einbilden, dass ich mir die Schönheiten und Freuden des Lebens erkaufen kann? Das kann ich erst, wenn ich mich zu meinem Gott aufmache und ihn darum bitte.

Die Eitelkeit der Welt und die Besitzgier lasse ich weit hinter mir. Ich bemühe mich, mit der Welt in Frieden auszukommen. Gott schenkt mir vom Brot des Lebens und hat doch im Menschen seine Heimat, so dass nur mit ihm die besten und nützlichsten Werke gelingen. Der Sinn des Lebens besteht darin, ein Tempel zu sein, in dem das Göttliche wächst und das Ego kleiner wird.

Du aber, Ruhmsucht, bist wie eine Seuche und hast keine Ehrfurcht vor Gott und der Schöpfung.«

Organische Auswirkungen der Ruhmsucht

Selbstsucht und Egoismus führen zur Erkrankung des autonomen Nervensystems in der Region der Brustwirbelsäule, ganz speziell mit Schäden am elften Brustwirbel. Diese Nervenregion kontrolliert über die Reflexbahnen nicht nur die Verdauung, sondern auch Leber, Galle, Bauchspeicheldrüse und die Nieren und Fortpflanzungsorgane. Autoaggressionskrankheiten an diesen Organen gehen auch auf das Konto des Egoismus und der Selbstsucht.

Vom Ursprung der Ruhmsucht

Menschen, die das Staunen und den Respekt vor Gott verloren haben, marschieren gern unter der Flagge anderer starker Führer und Verführer, die ihnen klare Anweisungen und den Marschbefehl geben, sich unterzuordnen, anzupassen und im Gleichschritt des Kollektives mitzulaufen. »Mit ihnen zusammen werden wir berühmt werden!« So haben die Kaiserreiche, die Faschisten und Kommunisten mit brutalen Mitteln ihre Macht ausgeübt und die Menschen daran gehindert, sich frei und souverän zu entfalten.

Symbol und Symptom der Ruhmsucht

Hildegard sieht als Folge der Ruhmsucht einen »Sumpf, so lang wie ein Darm«, der mit allen möglichen Fäulnisbakterien besiedelt ist und in dem die normale Verdauung in Fäulnis übergeht. Dadurch entstehen viel Gas und Gestank:

»Und ich sah dort einen riesenlangen Sumpf voller Schmutz, in dem zahlreiche Arten von kleinen Würmern wimmelten (Darmbakterien), die einen besonders schlechten Gestank abgaben. Hier wurden die Seelen derjenigen geläutert, die sich, solange sie noch auf dieser Erde lebten, mit großem Eifer dem Stolz und der Ruhmsucht ausgeliefert hatten. Sie wurden vom Schmutz des Sumpfes überschüttet, weil sie sich eifrig mit den Schweinen gewälzt hatten. Von den Würmern wurden sie schrecklich gequält, weil sie sich durch ihre Überheblichkeit über andere Menschen gestellt hatten. Sie hatten ebenfalls unter dem Gestank zu leiden, weil sie überaus maßlos vorgingen.«

Spirituelle Heilung

Wer in sich die seelischen Ursachen für die Ruhmsucht beseitigen möchte, soll fasten und sich mit zahlreichen Gebeten liebevoll an Gott wenden. Diese Therapie geht unter die Haut, denn Hildegard empfiehlt hier viele Massagen: Körpermassagen, Kaltwasseranwendungen, Trockenbürsten und ähnliche Methoden, die vor allem die Durchblutung der Haut anregen.

»Ich sah und verstand dies: Menschen, die die Geister der Ruhmsucht loswerden wollen und auch die Folgen meiden wollen, sollen fasten und ihre Haut mit äußeren Reizen anregen. In zahlreichen Gebeten sollen sie sich an Gott wenden, um diese Belastungen loszuwerden.«

Beschäftigen Sie sich immer wieder mit den heilenden Worten der Verehrung der Schöpfung (Hildegard-Gebet für die Verehrung der Schöpfung):

»Ich aber verehre Gott und weiß um meine Grenzen. Wie könnte ich mir einbilden, dass ich mir die Schönheiten und Freuden des Lebens selbst erkaufen kann? … Gott schenkt mir vom Brot des Lebens und hat doch im Menschen seine Heimat, so dass nur mit ihm die besten und nützlichsten Werke gelingen. Der Sinn des Lebens besteht darin, ein Tempel zu sein, in dem das Göttliche wächst und das Ego kleiner wird.«

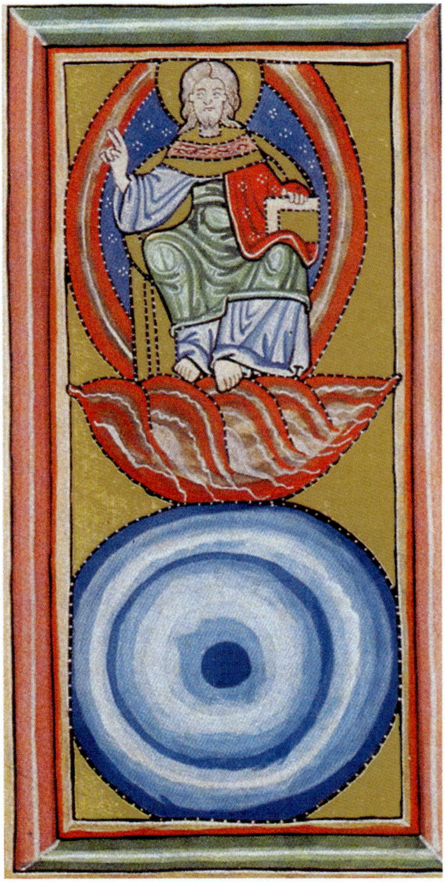

Der Schöpfer und
unser blauer Planet

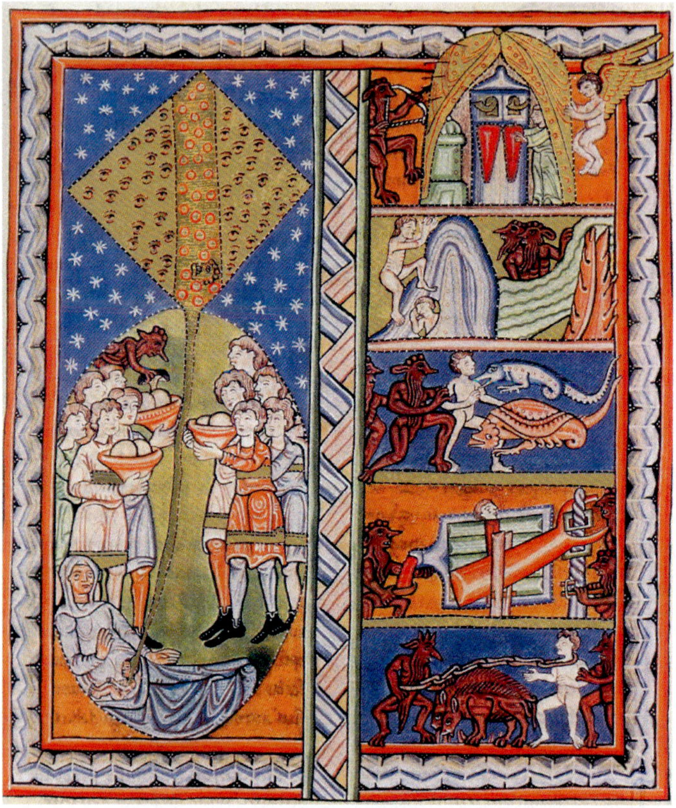

Vereinigung von Leib und Seele — *Die Schule des Lebens*

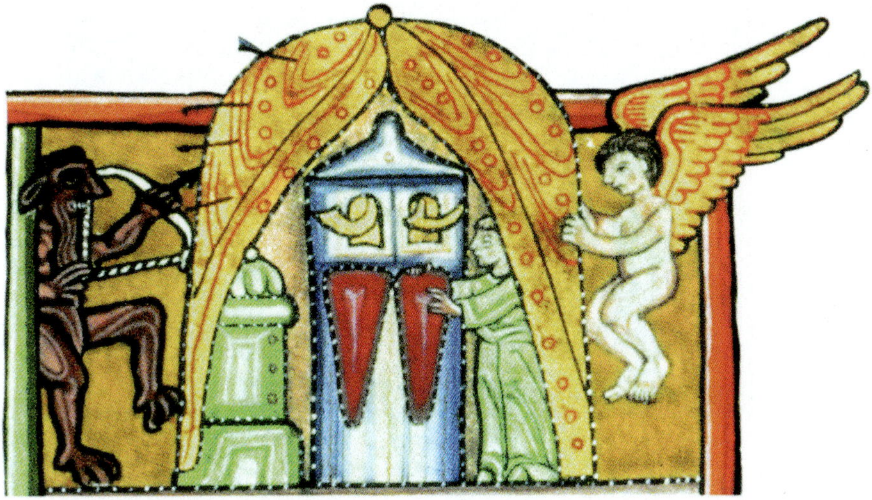

Das goldene Zelt

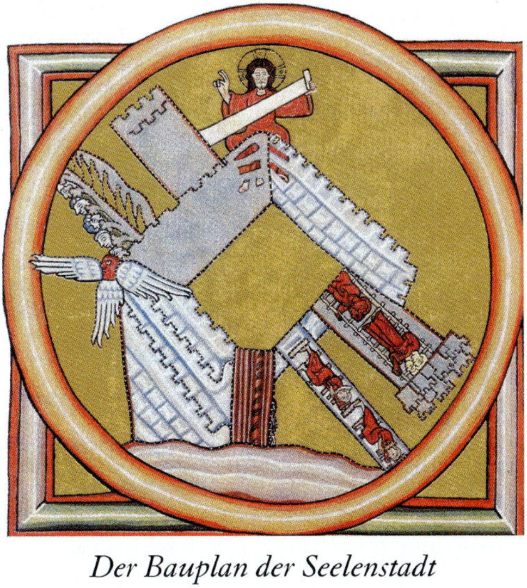

Der Bauplan der Seelenstadt

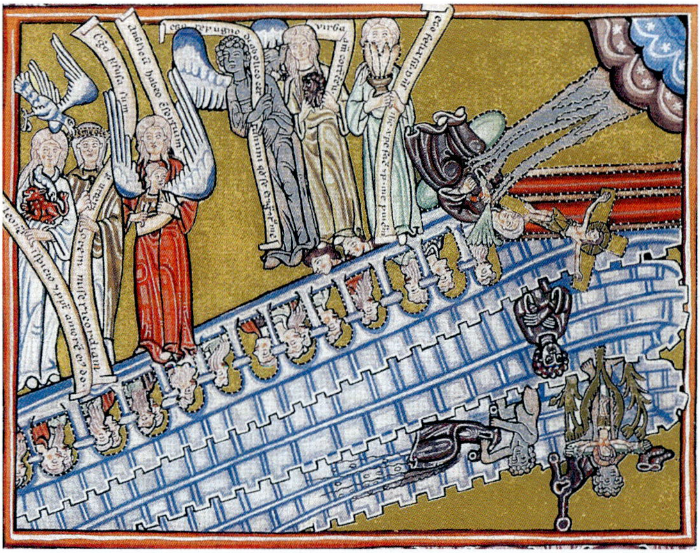

Die dreifache Mauer

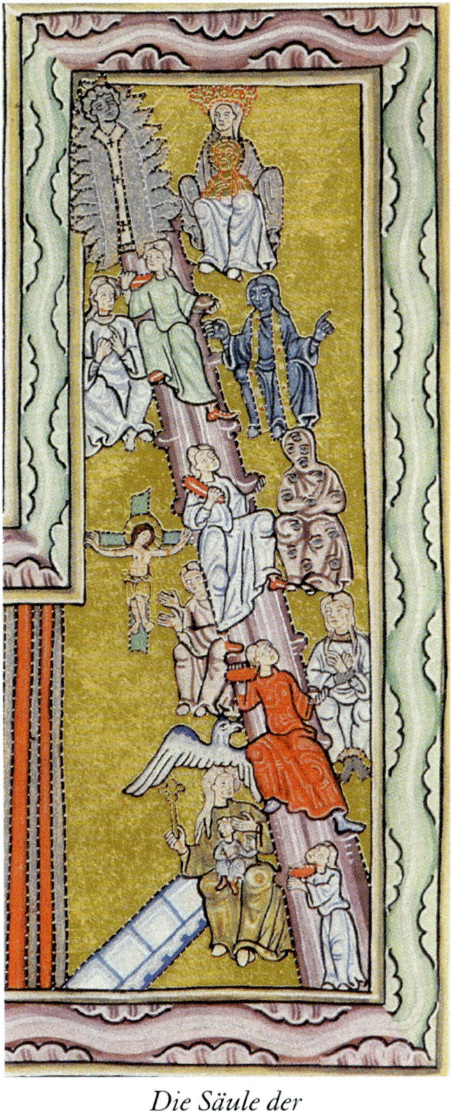

Die Säule der Menschheit

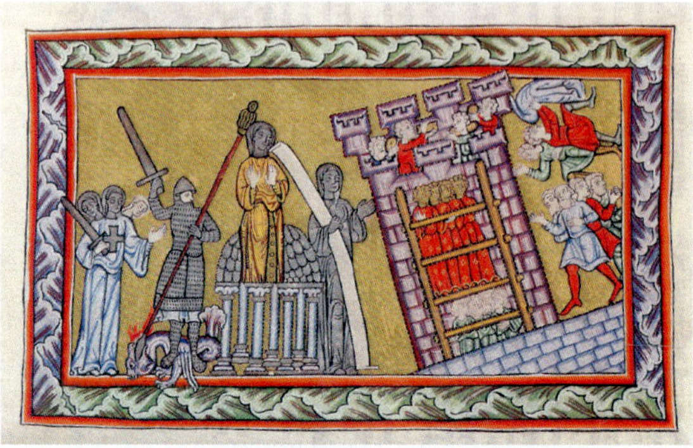

Das Haus der Weisheit

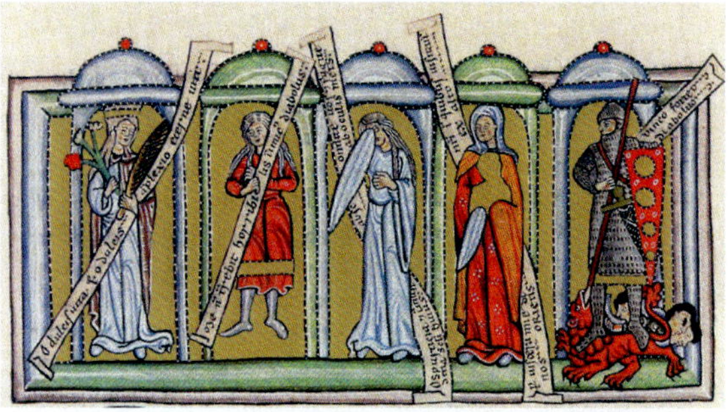

Der erste Turm

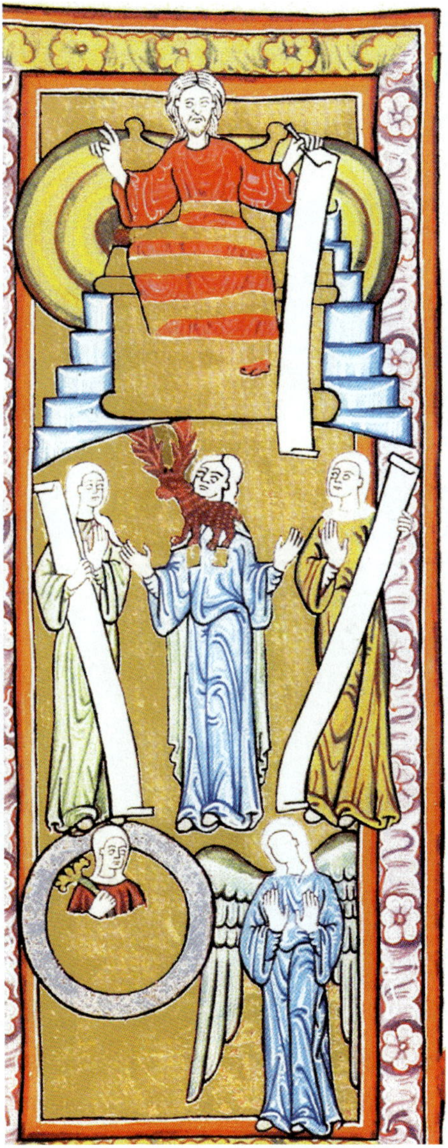

Der Menschensohn

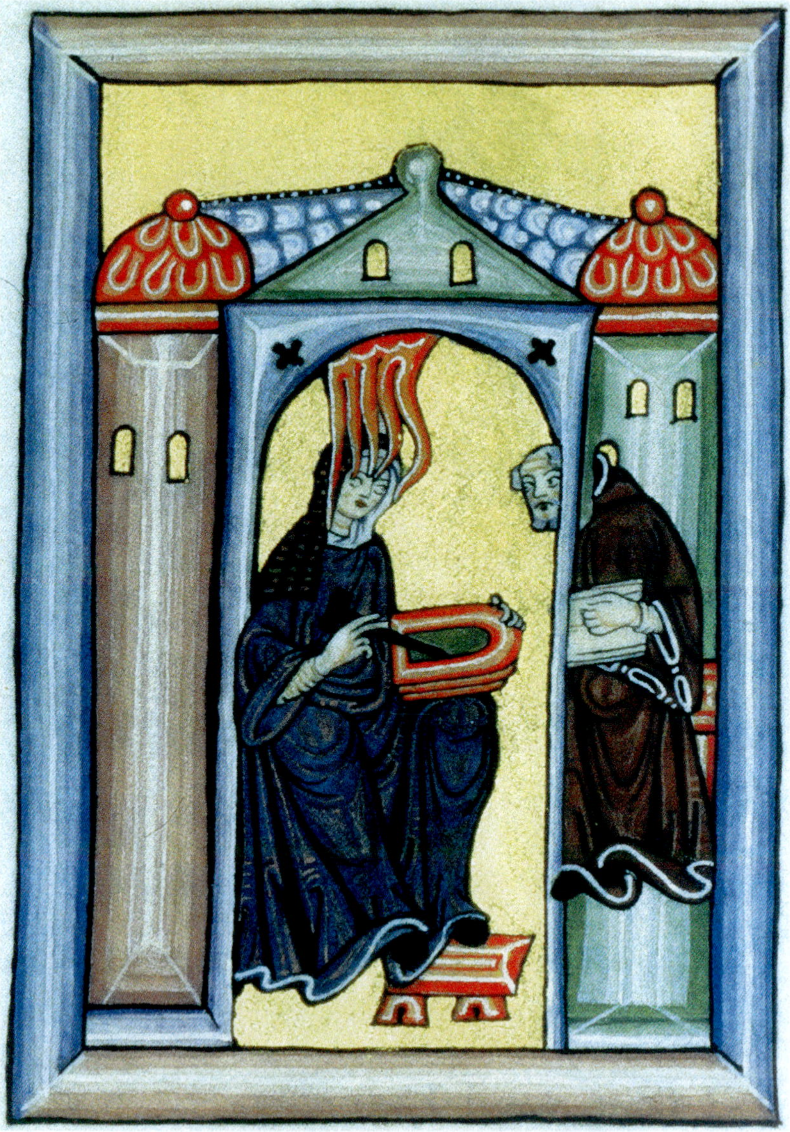

Hildegard und Volmar

Verehrung der Schöpfung in Aktion

Respekt und Ehrfurcht vor der Schöpfung sind für alle Menschen eine Selbstverständlichkeit, die das Göttliche in der Natur erkennen. Eines der schönsten Beispiele von Naturverbundenheit und Ehrfurcht ist die Schöpfungsreligion der australischen Ureinwohner, der Aborigines (lateinisch *ab origine* = »vom Beginn [der Schöpfung schon anwesend«]). In ihren Zeremonien, Tänzen, Gesängen und Märchen verehrten sie die gesamte Schöpfung. Jeder Baum, jedes Tier, jede Pflanze, alle Menschen, sogar die Flüsse, Gebirge und Wasserlöcher wurden das heilige Werk ihrer göttlichen Urväter. Diese wurden in ihren Zeremonien besungen und verehrt.

In unserer Zeit der Ausbeutung und Beherrschung der Natur stehen wir heute mit ihr auf Kriegsfuß. Die Sprache der Natur und der Naturwissenschaft führt zu total anderen Ergebnissen, die eine zur Weisheit, die andere zu mehr Wissen. Dennoch steckt auch heute noch in jedem Menschen ein erhebendes Gefühl von Respekt und Verehrung beim Anblick von Naturschönheiten und -ereignissen. Wenn Sie eine Rose in ihren Farben und Formen, in ihrem Duft und in ihrer Ganzheit auf sich wirken lassen, öffnet sich Ihr Herz und Verstand für die Größe Gottes in der Natur, und Sie erleben die Kraft, die aus der Bewunderung und dem Erstaunen über die zauberhaften Geheimnisse in der Natur kommt. »Gott kann man nicht sehen, aber in seiner Schöpfung kann man ihn erkennen.« In dem Augenblick, da wir die Anwesenheit Gottes in seiner gigantischen Natur erkennen, bleibt wenig Platz für Selbstherrlichkeit und Respektlosigkeit.

Weitere Weisheiten über die Verehrung der Schöpfung finden Sie in der Bibel unter anderen an folgenden Stellen: Psalm 92, 96, 98, und 100.

Edelsteintherapie

Der grüne Smaragd ist der Inbegriff der Schöpferkraft, die sich als Lebenskraft oder *viriditas* in allen Geschöpfen erkennen lässt.

Tragen Sie einen Smaragdring oder eine Smaragdkette auf der Haut, und die Kraft dieses Steins hilft Ihnen bei allen Schwächezuständen, weil er die Lebensenergie verstärkt.

19. Ungehorsam – Gehorsam

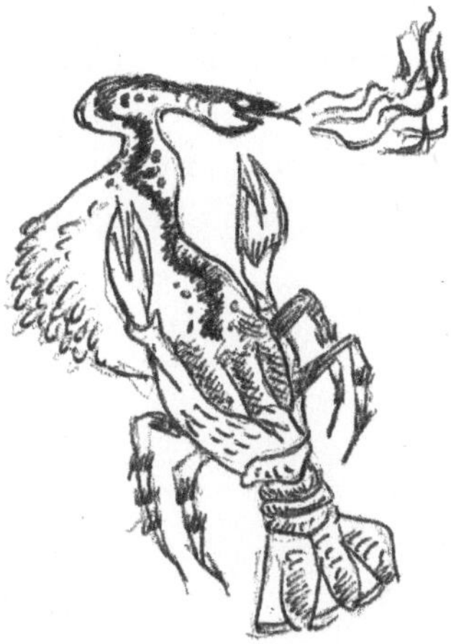

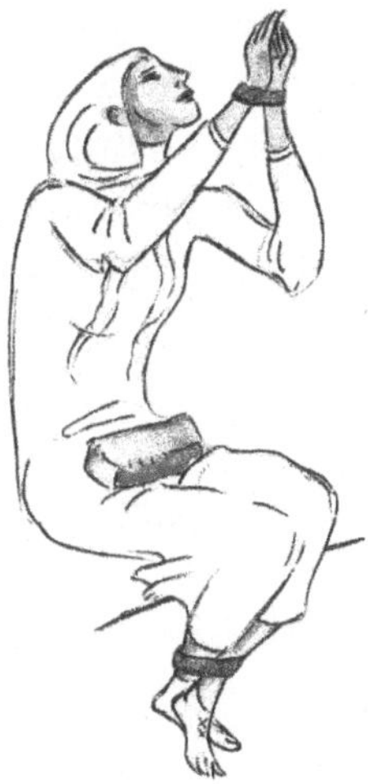

Inoboedientia	Oboedientia
Respektlosigkeit	Respekt
Widerstand	Solidarität
Misstrauen	Vertrauen
Unnachgiebigkeit	Flexibilität
Uneinsichtigkeit	Verständnis
Besserwisserei	Zuhören

Körperliche Störungen: Das neunzehnte Kräftepaar, lokalisiert im Bereich des 19. Wirbels, gleichzeitig zwölfter Brustwirbel, steht im Zusammenhang mit dem Dünndarm, dem Hüft- und Oberschenkelbereich und den Ausscheidungs- und Sexualorganen.

Die Pathologie des Enddarms kann zu Darmkrebs oder Hämorrhoiden führen. Ganz besonders betroffen sind die Nieren als Reinigungs- und Ausscheidungsorgane sowie die Nebennieren als Hormonproduzenten für die Blutdruck- und Stressregulation und die Kortisonausschüttung. Der Körper kann auf diesen Stress mit Zwölffingerdarmgeschwüren, Dysbakterie, Pilzinfektionen, Burn-out-Syndrom, Hormonregulationsstörungen, Nierenentzündung, Bluthochdruck, Menstruationsstörungen, Migräne sowie unruhigen Beinen, Venenentzündungen oder Beingeschwüren reagieren.

Psychotherapie: Fasten, Gebet, körperliche Abhärtungen, Einsamkeit, Vergeben und Loslassen.

Edelsteintherapie: Achat.

Was ist Gehorsam?

Gehorsam ist die Kraft, zuhören zu können, und die Fähigkeit, sich im Universum einzuordnen, damit wir den Sinn unseres Lebens erfassen. Das Resultat ist mit der Harmonie eines Symphonieorchesters vergleichbar, in dem gleichzeitig über achtzig Musiker auf verschiedenen Musikinstrumenten spielen und dennoch »ein und dieselbe Sprache sprechen«.

Ungehorsam und Besserwisserei sind die Folgen der Ruhmsucht und des Egoismus. Dadurch gehen viele Beziehungen verloren, und am Ende schädigt der rücksichtslose Mensch sich selbst am meisten, weil er allein ist. Die Folge sind Einsamkeit und Energieverlust.

Der Ungehorsam verführt die Menschen dazu, nach Lust und Laune ihr eigenes Glück zu schmieden. Die Frucht dieser Einstellung tobt sich heute in der radikalen und rücksichtslosen Globalisierung aus, wobei sich die »Mächtigen« auf Kosten der »Armen« schamlos bereichern.

Destruktive Worte und Bild des Ungehorsams

Ungehorsam und Besserwisserei sind Folgen des Lasters Nr. 18 Ruhmsucht und Egoismus. Dadurch gehen viele Beziehungen verloren und am Ende schädigt sich der rücksichtslose Mensch selber am meisten, weil Ungehorsamkeit isoliert. Die Folgen sind Einsamkeit und Isolation.

Der Ungehorsam hat in Hildegards Beschreibung einen Schlangenkopf, weil er genau wie die alte Schlange beabsichtigte, den Menschen zu überreden, nicht auf Gott zu horchen. Die Brust ist wie eine Möwenbrust geschmückt, weil er sich durch sein Wissen, das er sich durch seinen Ehrgeiz verschafft, stolz über andere erheben will.

Der Ungehorsam prägt den Menschen ein, mit Überheblichkeit und Frechheit Gott und seine Schöpfungsordnung zu ignorieren. Rücken und Schwanz wie auch der übrige Körper sehen wie ein Krebs aus, der im Rückwärtsgang alles anders macht. Mit seinem größenwahnsinnigen und krankhaften Selbstvertrauen und seiner Rebellion gegen jeden und alles verfolgt der Ungehorsam seine ehrgeizigen Ziele auf »Teufel komm raus«.

Typisch für den Ungehorsam ist seine Überzeugung, zum Philosophen geboren zu sein und alles besser zu wissen. Niemandem bringt er den nötigen Respekt entgegen, sondern versengt alles mit seinen beißenden Worten:

»Warum sollte ich auf andere Leute hören? Ich will doch meine eigenen Wege gehen, weil ich doch selbst so ein toller Kerl bin. Wir sind die geborenen Philosophen und noch viel klüger und weiser als alle anderen Menschen! Sollten wir nicht das tun, was wir für richtig halten? Genau nur das, was uns nützt, machen wir! Bisher haben uns schon genügend andere Meister nach ihrem Willen an der Nase herumgeführt. Was wissen die schon? Selbst wenn wir die ganze Natur kennten – die Bäume mit ihren Blüten, die Vogelstimmen und was sie uns sagen wollen –, wüssten wir nicht, was wir tun sollten. Nur wenn wir rücksichtslos unsere Ziele verfolgen, können wir uns selbst verwirklichen … Ich will nur das tun, was ich selbst besitzen, anfassen und begreifen kann. So beurteile ich auch alles, was aus meiner Sicht zu meinem Vorteil oder Nachteil ist, denn Gott hat mir doch die Macht gegeben, dass alles nach meiner Pfeife tanzt. Daher mache ich nur das, was mir gerade gefällt.«

Der Gehorsam antwortet ihm mutig und ruft den Menschen auf, dem Ungehorsam die Treue zu verweigern.

Heilende Worte und Bild des Gehorsams

Der Gehorsam ist das Herzstück des göttlichen Willens; er sucht den Sinn des Lebens zu verstehen, der darin besteht, für andere da zu sein und zuhören zu können:

»Ich horche auf Gott und bin mit Ihm fest verbunden, so habe ich ein vertrauensvolles Verhältnis zu Gott. Gott erschuf durch sein Wort das ganze Universum … So wurde ich, der Gehorsam, zum Werkzeug Gottes. Kaum aber war der erste Engel, ›Luzifer‹, geschaffen, da widersetzte er sich schon Gott. Da er auf seine eigene Art leben wollte, blockierte Gott seine Werke und ließ sie gar nicht erst zu …

Denn ich bin die Sonne, der Mond und die Sterne. Ich bin die Quelle des lebendigen Wassers. Ich bin die Wurzel in allen Werken Gottes. Ich bin wie die Seele im Körper. Ich bin Gottes Wille, so wie der Wille im Menschen ausführt, was man will. Ich führe alles aus, was Gott von mir verlangt. Ich war schon von Anfang an in Gottes Beirat, und Gott hat alles durch mich bewirkt, was er erschaffen wollte … Da ich aus Gott komme, will ich keinen anderen Gott, suche nichts anderes und wünsche auch nichts anderes außer meinem Gott.

Doch du verletzt die Gebote des Schöpfers und behauptest in deiner Überheblichkeit, selbst Gott zu sein. Doch wo ist dein Himmel und wo deine Erde, die du geschaffen hast? Wo ist die

Schönheit der Berge und der Felder, die aus dir hervorgegangen sind? Nichts von alledem hast du je gemacht und willst doch alles bekämpfen, was von Gott kommt. Wie kommst du dazu? Daher gleichst du Angeber den welken Blättern und den Schuppen der Fische, die man wegwirft, da dein Werk niemandem nutzt, sondern nur Zerstörung bringt.«

Organische Auswirkungen des Ungehorsams

Ungehorsam und Rebellion führen zur Erkrankung des autonomen Nervensystems in der Region der Brustwirbelsäule, ganz speziell mit Schäden am zwölften Brustwirbel. Diese Nervenregion kontrolliert über die Reflexbahnen nicht nur die Verdauung, sondern auch Leber, Galle, Bauchspeicheldrüse, die Nieren und Sexualorgane. Autoaggressionskrankheiten an diesen Organen gehen ebenso auf das Konto des Ungehorsams und der Überheblichkeit. Zusammen mit den fünf Lenden- und den ersten zwei Kreuzbeinwirbeln gehören die hier austretenden Nerven zum sogenannten Iliosakralgelenk, aus dem der mächtige Ischiasnerv austritt. Bei Nervenschäden in diesem Bereich kann es zu starken Schmerzen im gesamten Beckenbereich, Gesäß, Oberschenkeln, Knie bis hinein in die Füße und Fußsohlen kommen.

Vom Ursprung des Ungehorsams

Ungehorsam und Überheblichkeit sind nicht angeboren, sondern entwickeln sich erst auf dem Boden der Ruhm- und der Selbstsucht. Dämonische Kräfte haben ein großes Interesse an überheblichen Menschen, weil durch sie die Beziehungen zu Gott und zu anderen zerstört werden können: »Gott soll nicht unser Herr sein, sondern wir selbst schmieden unser eigenes Glück.«

Diese Geister rufen uns zum Ungehorsam gegen Gott auf und zeigen uns, wie man andere ausnutzen und foltern kann. Warum sind ganz »normale Menschen« aller Gesellschaftsformen fähig, Grausamkeiten an ihren Mitmenschen auszuüben, die sie mit ihrem eigenen Gewissen eigentlich nicht verantworten können? Sind wir nur so lange gut, bis wir durch äußere Mächte oder Geld zu Gemeinheiten verführt werden, oder sind wir schwach und gemein und müssen durch Staat und Polizei daran gehindert werden, bösartig zu sein? Hildegard betont immer wieder, dass beide Impulse in jedem Menschen vorhanden sind und dass wir Werte und Maßstäbe brauchen, an denen wir unsere Entscheidungen messen können.

Symbol und Symptom des Ungehorsams

Der Ungehorsam kann den Menschen in große Unruhe versetzen, so als ob er auf feurigem Boden tanzte und von heimtückischen Infektionen heimgesucht würde. In der Symbolsprache Hildegards kann man das Krankheitsbild der unruhigen Beine erkennen, die entzündet sind wie bei infizierten Krampfadergeschwüren oder bei Venenentzündung:

»Ich erblickte eine dichte Finsternis, in der die Seelen derjenigen, die zu ihren Lebzeiten den Ungehorsam liebten, auf einem feurigen Fußboden herumtanzten. Auf dem Boden wimmelte es von winzigen Würmchen, die nach ihnen schnappten. Sie mussten in der Finsternis herumirren, weil sie verblendet waren und die Anordnungen nicht ausführen wollten. Daher wurden sie vom Leben verbannt, da sie dreist und unverschämt nur taten, was sie sich selbst ausgedacht hatten. Sie wurden von den Würmern gequält, weil sie gegen ihre Lehrmeister trotzig und rechthaberisch auftraten.«

Spirituelle Heilung

Das beste Mittel gegen Ungehorsam und Überheblichkeit sind neben einigen anderen spirituellen Übungen das Fasten und Bürstenmassagen:

»Wer den Geist des Ungehorsams und der Rebellion überwinden will, soll sich mit demütigen Worten entschuldigen. Nach den Anweisungen ihres Fastenführers sollen die Menschen dabei kurzfristig in der Einsamkeit leben, fasten und sich körperlich abhärten. Dabei sollen sie einfache Kleider tragen und so durch diese Übungen Gehorsam und Solidarität lernen.«

Beschäftigen Sie sich auch immer wieder mit den heilenden Worten des Gehorsams (Hildegard-Gebet für den Gehorsam):

»Denn ich bin die Sonne, der Mond und die Sterne. Ich bin die Quelle des lebendigen Wassers. Ich bin die Wurzel in allen Werken Gottes. Ich bin wie die Seele im Körper. Ich bin Gottes Wille, so wie der Wille im Menschen ausführt, was man will. Ich führe alles aus, was Gott von mir verlangt. Ich war schon von Anfang an in Gottes Beirat, und Gott hat alles durch mich bewirkt, was er erschaffen wollte … Da ich aus Gott komme, will ich keinen anderen Gott, suche nichts anderes und wünsche auch nichts anderes außer meinem Gott.«

Gehorsamkeit in Aktion

Die Frage nach dem Gehorsam und der richtigen Erziehung ist ein Dauerbrenner. Nach 200 Jahren Pädagogik von Johann Heinrich Pestalozzi – Erziehungsziel: den Menschen zu stärken und ihn dahin zu bewegen, sich selbst helfen zu können – bis zur antiautoritären Bewegung der 60er Jahre mit dem Ziel: Kinder sollen sich ohne Führung frei entfalten und ihre Bedürfnisse selber regulieren, sind wir genauso schlau wie vorher.

Die Anregungen zur antiautoritären Erziehung kommen von Jean-Jacques Rousseau, der das Kind als gelungenes Geschöpf Gottes idealisierte, das durch Menschenhand verdorben wurde. Rousseau und seine Nachfolger kämpften für das Recht des Kindes auf Glück und Freiheit und forderten die Erfüllung aller Wünsche und Bedürfnisse der Kinder.

Fälschlicherweise wird die antiautoritäre Erziehung mit der »Laissez-faire-Erziehung« gleichgesetzt. Bei dieser Erziehung wird keinerlei Einfluss auf die Kinder genommen, um dem Kind grenzenlose Freiheit zu ermöglichen. Jedes noch so zügellose Verhalten ist erlaubt.

Im Vergleich dazu verlangt die autoritäre Erziehung die totale Unterordnung mit Hilfe von Befehlen, Anordnungen und Regeln, an welche sich die Kinder bedingungslos zu halten haben. Gehorsam ist die höchste Pflicht der Kinder.

Der autoritären Erziehung wurde vorgeworfen, die Kinder zu drillen, ihre Triebwünsche zu unterdrücken und damit dressierte Menschen zu entwickeln

So pendelt nach wie vor die Kindererziehung von starker Lenkung bis zu möglichst großer Freiheit hin und her. Die Kinder der »antiautoritären Erziehung« machen heute ihren Eltern große Vorwürfe, dass ihnen nicht mit Liebe und Strenge Grenzen gesetzt worden sind. Die Eltern wollten ihre Kinder stark machen und haben sie zu Versagern und Loosern erzogen.

Und so wird's gemacht: Nach wie vor ist die »herrliche Freiheit der Kinder Gottes« das beste und schönste Erziehungsziel, und ob aus einem Kind eine Maria Callas oder ein Rockstar wird, ist angeboren, eine Frage des Charakters. Aber man kann eine Atmosphäre schaffen, ein gutes Lernklima, in dem Kinder durch begabte Pädagogen gehorchen lernen und Aufgaben erfüllen, die sie von Natur aus eben nicht schaffen würden: Klavier spielen, Sport treiben, Bilder malen, Arzt oder Künstler zu werden. Alles das fällt nicht vom Himmel und erfordert viel

Disziplin. Gewiss, die Eltern können helfen, die Gesellschaft kann Angebote machen, aber es gibt keine Garantie.

Aus eigener Erfahrung weiß ich, dass Naturphänomene eine starke Faszination ausüben: aus Samen Pflanzen ziehen, chemische Experimente ausprobieren, Vögel beobachten, Sonne, Sterne, Mond betrachten, Fische züchten. Alle diese Naturphänomene sind stark motivierend und tragen dazu bei, ohne Leistungsdruck Kinder für die Naturwissenschaft zu interessieren. Dabei hilft Gehorsam, hinhören und sich einfühlen, je früher, je besser. Deshalb gehen Sie in die Natur zu Ihrem Lieblingsplatz und werden Sie still, achten Sie auf Geräusche und Bilder und fühlen Sie sich mit allem verbunden zu einer großen Einheit.

Gehorsamkeit ist die Fähigkeit, still zu werden und in der Stille die eigene Stimme des Herzens zu hören, die uns grenzenlose Möglichkeiten anbietet, ein glückliches Leben voller Vitalität und Lebensfreude zu führen. Solange wir aber mit dem äußeren Ohr beschäftigt sind, den Lärm der äußeren Welt aufzunehmen, haben wir nur wenig Gelegenheit, mit unserem inneren Ohr die Botschaften der spirituellen Welt zu erfassen. Dazu gehört die Kunst des Zuhörens und der Wunsch, dem eigenen inneren Ruf zu folgen. Geben Sie sich selbst täglich die Gelegenheit, still zu werden und auf die inneren Botschaften zu hören. Achten Sie auch auf die Botschaften, die das tägliche Leben Ihnen durch andere Menschen anbietet oder die Ihnen in der Natur begegnen. Achten Sie aufmerksam auf die Stimmen weiser Frauen und Männer, die sich selbst ihrer Vision anvertraut haben und dem Ruf Gottes gefolgt sind, um den Sinn ihres eigenen Lebens zu erfassen.

Ohne auf Gottes Stimme zu hören, können wir nicht an seinem Reich teilnehmen. Daher ist der Gehorsam eine wunderbare Möglichkeit, unser Leben in eine neue Welt zu transformieren, eine Welt, in der Mitgefühl, Liebe und Schönheit mehr zählen als Gewinnsucht, Machtausübung und Profitgier.

Weitere Weisheiten zum Gehorsam und zur Solidarität finden Sie in der Bibel: Psalm 119, 57–64; Johannes 14, 23–24; 1. Petrus 1, 13–15.

Edelsteintherapie

Der Achat macht Sie feinfühlig, geschickt und tüchtig. Er hilft bei menschlichen Schwächen, zum Beispiel bei schlechtem Einfühlungsvermögen, Süchten oder gegen atmosphärische Einflüsse, die diese Gewohnheiten auslösen: Trunksucht, Kleptomanie und Schlaflosigkeit bei Vollmond.

Tragen Sie einen Achatring oder eine Achatkette auf der Haut, und die Kraft dieses Steins macht Sie frei und unabhängig von unangenehmen Angewohnheiten oder von der Angst vor Menschen und von anderen Zwangsvorstellungen.

20. Unglaube – Glaube

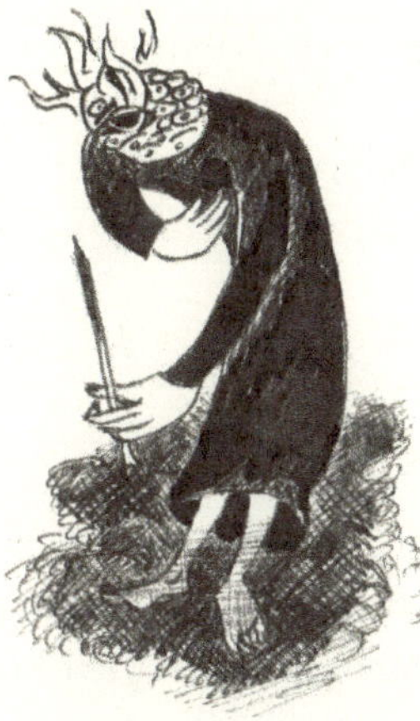 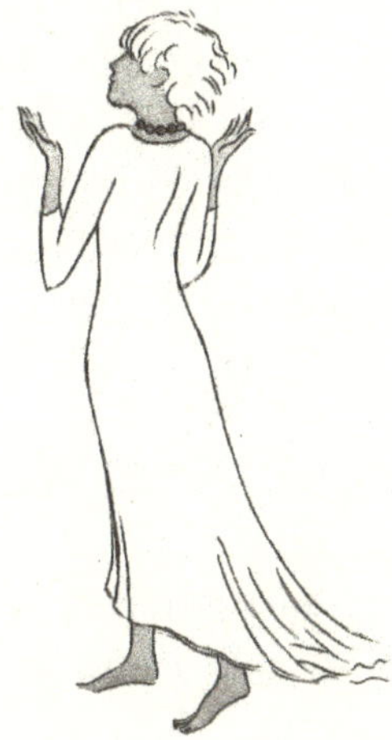

Infidelitas	Fides
Treulosigkeit	Treue
Misstrauen	Vertrauen
Gottlosigkeit	Spiritualität
Unglaubwürdigkeit	Glaubwürdigkeit
Schwäche	Stärke

Körperliche Störungen: Das zwanzigste Kräftepaar, lokalisiert im Bereich des 20. Wirbels, gleichzeitig erster Lendenwirbel, steht im Zusammenhang mit dem Hüft- und Oberschenkelbereich und der Funktion der Ausscheidungs- und Sexualorgane.

Die Pathologie des Enddarms kann zu Darmkrebs oder Hämorrhoiden führen. Ganz besonders betroffen sind die Nieren als Reinigungs- und Ausscheidungsorgane sowie die Nebennieren als Hormonproduzenten für die Blutdruck- und Stressregulation und die Kortisonausschüttung. Der Körper kann auf diesen Stress mit Bluthochdruck, Burn-out-Syndrom, Hormonregulationsstörungen, Menstruationsstörungen, Migräne sowie unruhigen Beinen, Venenentzündungen oder Beingeschwüren reagieren.

Psychotherapie: Fasten, körperliche Abhärtung, Gott auf Knien anbeten.

Edelsteintherapie: Saphir.

Was ist Glaube?

Glaube und Vertrauen entstehen durch die Kunst, zuhören zu können. Glaube ist das absolute Vertrauen in das Leben und in die Schöpfung. Unglaube macht sämtliche Heilungsvorgänge und Regenerationen beim Menschen und in der Natur unmöglich, weil der Unglaube das Wachstum und die Entwicklungsvorgänge blockiert. Ein Baby kann nur gedeihen, wenn es vollständiges Vertrauen in die Zuverlässigkeit seiner Mutter hat.

Jeder Mensch hat einen Glauben; der eine glaubt und vertraut nur auf sich selbst, der andere glaubt an die Macht des Geldes und des Besitzes, allenfalls an die Macht der Wissenschaft oder an die Macht des Schicksals.

Der christliche Glaube kommt aus der inneren Tiefe unserer Seele und kann nur vom inneren Auge wahrgenommen werden, das den verborgenen Gott empfinden kann. Aufgrund seiner Herkunft hat der Mensch von Natur aus ein großes Vertrauen auf Gott und die Lebenselemente des Universums.

Besonders das Wasser hat lebenspendende und lebenserhaltende Kräfte, die in der Taufe auf den Menschen übertragen werden. Der Mensch ist auf Wasser angewiesen und kann nicht länger als drei Tage ohne Wasser existieren. 70 Prozent unseres Körpers bestehen aus Wasser, in dem sämtliche lebensnotwendigen Informationen übertragen werden.

Glaube heißt nicht Unwissenheit, ganz im Gegenteil, Glaube erzeugt absolutes Vertrauen in Gott und in die Intelligenz seiner Naturgesetze, die jeder im Lauf seines Lebens erkennen kann. Glaube hat eine ganze Menge mit Wissen zu tun und ermöglicht enorme Kenntnisse über die Natur und das Universum. Dieses Wissen ist die Frucht vom Baum des Lebens und nicht die Frucht vom Baum der Erkenntnis des Guten und Bösen. Die Früchte dieses Baums sind total anders und nicht nur nützlich, sondern immer auch gleichzeitig schädlich. Die Früchte des Lebensbaums haben stets nur den einen Zweck, das Leben zu erhalten, zu schützen und zu fördern. Alle Naturheilmittel Hildegards sind Früchte des Lebensbaums und damit heilig – Geschenke Gottes.

Destruktive Worte und Bild des Unglaubens

Unglaube entsteht aus Ungehorsam. Wenn nämlich der Mensch dem Ungehorsam verfallen ist, gelangt er auf Irrwege, die ihn von Gott und dem Leben wegführen. Für den Unglauben zählt nur der Besitz. Selbst die Wahrheit hat er gepachtet. Alles wird zu Geld gemacht: Kunst, Wissenschaft und selbst die Religion. Glauben und Religion kann man aber nicht besitzen, sie sind Geschenke Gottes und damit gratis, das heißt kostenlos allen Menschen verfügbar. Wer meint, die Wahrheit für sich gepachtet zu haben, belügt sich selbst. Wahrheit ist keine Handelsware, sondern eine Eigenschaft Gottes; und Gott kann man nicht für sich allein besitzen. Das Gleiche gilt auch für die Religion und das Leben: Nur bei Gott ist der Weg, die Wahrheit und das Leben. Der Glaube als Besitz einer einzigen Kirche ist bereits Unglaube.

Von den Knien bis zu den Fußsohlen ist dieser in Finsternis gehüllt, weil er in Finsternis umherirrt. In Wort und Tat ignoriert er Gott. Dort, wo er seinen Kopf haben sollte, ist er mit

Blindheit geschlagen. Ein Auge brennt mit funkelndem Feuer, weil sich der Unglaube nur auf die Welt des Besitzes und Geldes beschränkt. Die Gestalt legt ihre rechte Hand auf die Brust und hält links einen Stock, weil die Menschen ohne Glauben und Vertrauen nur an sich selbst und nicht an andere denken.

Der Unglaube ist kopflos. Wo der Kopf sein sollte, flimmern drei schwarze Augen. Von den Knien bis zur Fußsohle steht die Gestalt in Finsternis. Auf die rechte Brust hat sie die rechte Hand gelegt, in der linken Hand hält sie einen Stock; sie trägt einen schwarzen Mantel und spricht:

»Ich kenne kein anderes Leben als das, was ich sehen, anfassen und anrühren kann. Was bringt mir schon die Aussicht auf ein ewiges Leben? Ich weiß ganz genau: So ist es und nicht anders! Und wie viel ich auch höre und erforsche, ich finde nichts anderes, als was ich sehen, hören und berühren kann. Warum sollte ich nicht die Schätze der Natur für mich selbst ausnutzen? Ich gehe nur ausgetretene Wege und akzeptiere nur die Wissenschaft, die ich selbst ganz genau kenne und verstehe. Selbst wenn ich Sonne, Mond und Sterne befragte, bekäme ich keine Antwort. Wer sagt mir schon, was mir nutzt oder was mir schadet? In Wirklichkeit weiß ich doch nicht, was so um mich herum passiert. Ich weiß nur, was ich sehe. Ich bekomme viel Blödsinn und Meinungen von anderen Menschen zu hören, sogar allerneueste Trends, von denen ich nicht viel verstehe. Was mir am meisten nutzt, das tue ich.«

Heilende Worte und Bild des Glaubens

Gegen den Unglauben kämpft der Glaube und befreit die Menschen vom Irrtum, durch eigene Werke glücklich werden zu können. Das Ziel des Lebens besteht aber genau darin, allein durch den Glauben glücklich zu werden:

»Alles ist denen möglich, die glauben.« – »Durch die Kraft

des Heiligen Geistes sollen wir zur höchsten Glückseligkeit gelangen, wahrhaftig und in Frieden das Gute in Angriff nehmen und in dankbarer Bruderliebe alles vollenden ... Der Glaube soll festgewurzelt, kraftvoll und präsent in uns sein.«

Dem gläubigen Menschen fällt es nicht schwer, im Unglauben die Macht des Bösen zu entdecken. Der Unglaube ist der Geist, der stets verneint:

»O du Versager, du Betrüger des Teufels, du verneinst alles, was du in deiner Brust als richtig spürst. Du bist der Geist, der stets verneint! ... Dein Tun und Denken streben dem Bösen zu, der dir zur Seite steht. Daher sind auch deine Augen so verdunkelt, weil du den Weg zum Heil und zur Heilung *(viam salvationis)* nicht mehr siehst. Dieser Weg steigt zum Himmel empor und drückt dich, der du Nacht bist, so zusammen, wie die rechte die linke Hand drückt.

Die rechte Hand bedrückt dich, die linke freut sich am Aufstieg. So wird das schlechte Gewissen zur Hilfe für das gute Gewissen ...

Du bist bereits verdammt und verloren, weil Gott den Urteilsspruch über dich gesprochen hat, denn du flüchtest vor dem Licht der Herrlichkeit des Glaubens.

Mit gezielter Absicht hält der Unglaube den Menschen nur immer wieder ihr Versagen vor, um sie zu entmutigen.

Ich aber, der Glaube, jubiliere mit den Engeln und bleibe Gott treu, da ich nur das will, was Gott will. Mit den Cherubim schreibe ich alle seine Gebote genau so auf, wie Gott es wünscht. Und so handle und entscheide ich in Übereinstimmung mit den Propheten und Weisen dieser Welt. Alle erfolgreichen Königreiche der Welt werden durch mich, den Glauben, zur Gerechtigkeit Gottes geführt, denn ich bin ein Spiegel Gottes und strahle in allen seinen Geboten.«

Organische Auswirkungen des Unglaubens

Unglauben und Authentizitätsverlust führen zur Schwäche und Erkrankung des autonomen Nervensystems in der Region der Lendenwirbelsäule, ganz speziell mit Schäden am ersten Lendenwirbel. Diese Nervenregion kontrolliert über die Reflexbahnen nicht nur die Verdauung und das Abwehrsystem, sondern auch Leber, Galle, Bauchspeicheldrüse, die Nieren und Sexualorgane. Autoaggressionskrankheiten an diesen Organen gehen auch auf das Konto des Unglaubens und des Misstrauens.

Vom Ursprung des Unglaubens

Unglaube und Misstrauen sind nicht angeboren, sondern entwickeln sich erst im Laufe der Kindheit durch die ersten bitteren Enttäuschungen mit den Erwachsenen. Kinder verlieren schnell das Vertrauen, wenn nichts mehr da ist, auf das man sich verlassen kann. Dämonische Kräfte haben ein großes Interesse an ungläubigen Menschen, weil man die Leute damit wurzellos und manipulierbar machen kann: »Am Ende wird Gott tot sein, und ein anderer wird ihm folgen. Diese Geister überreden die Menschen zum Unglauben und verführen sie, nicht mehr an Gott zu glauben.«

Symbol und Symptom des Unglaubens

Der Unglaube kann zu verschiedenen Krankheiten führen, wobei Hildegard symbolisch das Feuer (das heißt Fieber), Finsternis, möglicherweise Trübsinn und Depressionen sowie stinkenden Kot beschreibt.

Symptomatisch kann man sich darunter Magen- und Darm-erkrankungen mit Durchfall oder Verstopfung sowie Infektionskrankheiten wie Salmonellenbefall, Typhus und sogar Cholera vorstellen.

Spirituelle Heilung

Hildegard sieht verschiedene Möglichkeiten, um sich von den Folgen des Unglaubens zu erlösen und die diversen Krankheiten durch Fasten, Bürstenmassagen und durch Gebete zu Gott zu überwinden. Es ist kein Zeichen von Schwäche, auf die Knie zu fallen, denn die Knie sind das Kraftzentrum des Menschen. Nur dann kann ihm Gott seine helfende Hand entgegenstrecken, wenn der Mensch ihn um Hilfe bittet.

»Die Menschen, die sich im Unglauben aufzehren, sollen sich, falls sie die Geister, die ihnen solches suggeriert haben, überwinden und die Krankheiten dafür vermeiden wollen, mit Fasten und Gebeten sowie Kniebeugen kurieren, so dass der Einfluss des Unglaubens durch die göttliche Kraft des Glaubens von ihnen genommen werden kann.«

Die Ungläubigen leisten dem Göttlichen ständig Widerstand und streiten gern mit anderen Menschen. Meistens beschäftigen sie sich mit sich selbst, indem sie sich oft selbst in den Mittelpunkt stellen. Ständig bewerten sie das Leben aus der Sicht des Profits: »Was kann die Welt mir bieten? Was nutzt mir das? Warum ist nicht mehr für mich drin?«

Das negative Denken blockiert ihr Leben. Den Ruhm und die Freude, die von Gott ausgehen, lehnen sie ab, da sie Gott nicht verehren.

Beschäftigen Sie sich auch immer wieder mit den heilenden Worten des Glaubens (Hildegard-Gebet für den Glauben):

»Ich aber, der Glaube, jubiliere mit den Engeln und bleibe Gott treu, da ich nur das will, was Gott will. Mit den Cherubim schreibe ich alle seine Gebote genauso auf, wie Gott es wünscht.

Und so handle und entscheide ich in Übereinstimmung mit den Propheten und Weisen dieser Welt. Alle erfolgreichen Königreiche der Welt werden durch mich, den Glauben, zur Gerechtigkeit Gottes geführt, denn ich bin ein Spiegel Gottes und strahle in allen seinen Geboten.«

Glaube in Aktion

Der Glaube ist eine der stärksten Kräfte im Menschen: Er kann heilen, Wunder vollbringen und sogar »Berge versetzen«. Leben ohne Glauben und Vertrauen ist nicht möglich. In dem Moment, da wir das Licht des Glaubens verlieren, verlieren wir auch Energie, Vitalität, und die Kräfte unseres Immunsystems gehen gegen null. Von nun an haben alle äußeren Einflüsse eine Chance, uns zu vernichten.

Dem Glaubenden hingegen ist alles möglich. Ihm stehen Kräfte zur Verfügung, von denen die Nichtglaubenden keine Ahnung haben. Mit dem Glauben beginnt ein neues, außergewöhnlich freies und glückliches Leben.

Der Glaube hat die Kraft zur Transformation, er öffnet das Fenster in die unsichtbare, spirituelle, göttliche Welt und macht uns unsterblich. Er kann eine selbstsüchtige, egoistische Welt in eine liebende verwandeln, deshalb ist es lebensnotwendig, also unverzichtbar, bereits Kinder für die Welt des Glaubens zu begeistern, »denn glücklich sind die, die nicht sehen und doch glauben«. Der Glaube ist in diesem Sinne bereits ein Geschenk der Kindheit, denn wer möchte nicht glückliche und starke Kinder haben?

Weitere Weisheiten zum Glauben finden Sie in folgenden Bibelstellen: Psalm 91; 118; 119, 73–78.

Der Saphir hilft zur spirituellen Erleuchtung auf dem Weg zur menschlichen Entfaltung. Er ist blau und symbolisiert die göttliche Anwesenheit.

Nehmen Sie frühmorgens einen rund geschliffenen Saphir für eine Weile in den Mund. Bereiten Sie sich darüber hinaus einen Saphirwein. Halten Sie den Saphir im Sieb über ein Glas kochenden Weins, bis das Kondenswasser zurücktropft, und trinken Sie diesen Wein schluckweise. Die Kraft des Saphirs verhilft Ihnen auf diese Art zu einer souveränen Intelligenz, zu einer guten Auffassungsgabe und zu starker Erkenntnis.

21. Verzweiflung – Hoffnung

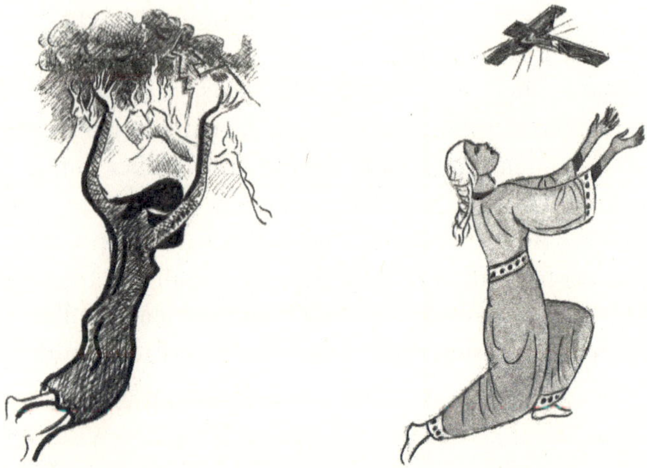

Desperatio	Spes
Hoffnungslosigkeit	Hoffnung
Ausweglosigkeit	Zuversicht
Pessimismus	Optimismus
Negatives Denken	Positives Denken

Körperliche Störungen: Das einundzwanzigste Kräftepaar, lokalisiert im Bereich des 21. Wirbels, gleichzeitig zweiter Lendenwirbel, steht im Zusammenhang mit dem Blinddarm, Dickdarm, Bauch sowie dem Hüft- und Oberschenkelbereich. Dieses Kräftepaar beeinflusst ebenfalls die Funktion des Dickdarms und der Beine.

Zu den Krankheiten des Enddarms gehören Hämorrhoiden oder Darmkrebs. Der Körper kann auf Verzweiflung mit Dickdarmstörungen, Verstopfung, Durchfall, Colitis, Bruchleiden (Hernien), Leistenschmerzen, Bluthochdruck, Menstruationsstörungen, Migräne sowie unruhigen Beinen, Venenentzündungen oder Beingeschwüren reagieren.

Psychotherapie: Gebet auf Knien, Stille, Meditation.

Edelsteintherapie: Smaragd.

Was ist Hoffnung?

Hoffnung ist die stärkste Kraft, eine verzweifelte Situation zu überleben. Hoffnung ist die Frucht des Glaubens, dass wir auch und gerade in den schwärzesten Stunden unseres Lebens von Gott begleitet werden. Diese Lebenseinstellung mobilisiert in lebensbedrohlichen Situationen Heilkräfte, die uns nur bei Unfällen zur Verfügung stehen, zum Beispiel morphiumähnliche Endorphine aus der Hirnanhangsdrüse, Adrenalin, um Angst und Furcht zu überstehen, und eine ganze Kaskade von Abwehrstoffen aus unserem Immunsystem, um Krankheiten zu verhüten. Die Hoffnung ist dazu das beste Heilmittel und eröffnet neue Möglichkeiten. Im Kosmos gibt es keinen Tod, sondern nur Übergänge in neue Daseinsbereiche. Daher öffnen sich auch mit der Hoffnung im Leben immer wieder neue Fenster, durch die auch in noch so perspektivlose Situationen Licht fallen kann. Mit der Hildegard-Heilkunde können wir immer helfen und Zuversicht verbreiten, denn selbst »hoffnungslose Patienten« müssen etwas Gesundes essen und ihr Leben in Ordnung bringen.

Hoffnung und Vertrauen sind nicht nur wichtige Heilmittel zur Erhaltung und Wiederherstellung der Gesundheit, sondern auch Meilensteine für die Entwicklung der sozialen Intelligenz. Alle Menschen, die bereits in der Kindheit eine vertrauensvolle und liebevolle Atmosphäre kennengelernt haben, sind auch in ihrem späteren Leben besser in der Lage, auf andere zuzugehen, Beziehungen aufzunehmen und zu kommunizieren. Hoffnungslosigkeit auf der anderen Seite entmutigt, lähmt und zerstört gesellschaftliche Beziehungen. Auf diesem Gebiet hat die ganze westliche Welt im Vergleich zu den Erziehungsbemühungen der Naturvölker ein großes Defizit. Die australischen Ureinwohner ziehen mit ihren Jugendlichen zehn Jahre in die Wüste, um sie für ihr späteres hartes Wüstenleben gut vorzubereiten. Selbst die Ameisen bereiten ihren Nachwuchs gründlicher auf das Leben vor als wir.

Das Schlimmste, was man einem kranken Menschen antun kann, ist, ihm das Vertrauen und die Aussicht auf Heilung zu nehmen. Auch wenn die Chancen noch so klein sind, erweckt die Hoffnung auf Heilung die Lebensgeister. Und es ist legitim, auf Heilung zu hoffen, auch wenn man eine sogenannte unheilbare Krankheit hat. Hoffnung auf Gott erzeugt Leben, ja ewiges Leben, weil Gott die Quelle allen Lebens ist. Hildegard schreibt dazu:

»Wenn der Gläubige Gott begriffen hat, erhebt sich in ihm die Hoffnung zum Leben, das man auf Erden noch nicht voll besitzen kann, das aber im Himmel bereits verborgen ist. Die Hoffnung richtet ihre ganze Sehnsucht nach diesem Leben wie ein Arbeiter nach seinem Lohn und ein junger Mensch nach seinem Erbe. Mit vielen Mühen erwartet die Hoffnung das Zukünftige, nach dem, was sie mit Sehnsucht verlangt … So erweckt die Hoffnung großes Vertrauen in den Gläubigen, damit sie den Blick auf die herrlichen Werke ihrer Arbeit und auf Gott richten …

Die Verzweiflung verletzt den Leib des Menschen und tötet seine Seele. Sie meint, dass Gottes Hilfe nichts taugt. Dabei redet sie sich selbst ein: ›Was hat Gott mir schon Gutes getan? Ich werde doch nur von ihm in den Tod geführt!‹«

Die göttliche Macht der Hoffnung zerstört den Irrlauf des Menschenherzens, in dem sich auf tödliche Weise die Verzweiflung festgesetzt hat, denn Gott jagt die Verzweiflung heraus, weil kein Mensch mit ihr glücklich werden kann.

Destruktive Worte und Bild der Verzweiflung

Die Verzweiflung wird allegorisch wie eine fallende Frau mit verschleiertem Kopf dargestellt. Auch der übrige Körper ist in schwarze Kleider gehüllt. Vor ihren Augen erscheint ein brennender schwefelspeiender Vulkan, der links und rechts von ihr mit Getöse in die Finsternis stürzt. Hinter ihrem Rücken kracht und poltert ein grauenhaftes Gewitter. Davon aufs äußerste erschreckt, wirft die Gestalt unter Zittern und Klagen ihre Arme und Hände in die Luft und schreit, indem sie vollständig in ebenjene Finsternis eintaucht:

»Ich bin total verzweifelt, wer kann mich trösten? Wer kann mir beistehen und mich aus diesem Schlamassel herausziehen? … Was bleibt mir noch? Nur der Tod! Ich habe keine Freude mehr am Leben, nicht einmal Trost in der Sünde, denn ich habe meinen Glauben in das Gute der Menschen verloren.«

Aus dem Unglauben wächst die Verzweiflung, sie folgt ihm auf Schritt und Tritt, weil der Unglaube der beste Nährboden für die Verzweiflung ist. Das Misstrauen vertraut weder sich selbst noch anderen, sondern tut so, als gäbe es keine Hoffnung. Wir sehen es als Frauengestalt in Schwäche und Ohnmacht, weil sie sich nicht trösten will. Daher tritt sie auch nicht sieghaft und triumphierend auf, sondern sie hastet wortlos durchs Leben. Ihren Kopf hat sie schwarz verschleiert, und auch am ganzen übrigen Körper ist sie schwarz gekleidet. Ihre Absichten sind ängstlich und kraftlos. Sie umhüllt sich mit Furcht und Verzweiflung sowie Unentschiedenheit, und ihr ganzes Getue bleibt fruchtlos. Ihr fehlt die Kraft zur Freude und der Glanz des Lichts. Sie umgibt sich nicht mit der Herrlichkeit der glückstrahlenden Hoffnung, sondern sucht in der Verzweiflung eine Ausflucht.

Heilende Worte und Bild der Hoffnung

Die Hoffnung antwortet der Verzweiflung und zeigt dem Menschen einen anderen Platz in unserer Seele. Sie nennt ihn »Gottes Reich«, in dem die Verzweiflung machtlos ist:

»O Verzweiflung, du bist der Zunder des Bösen, du bist der Nährboden der Laster. Du weißt ja noch nicht einmal, wie gut Gott zu dir ist. Dir kann keiner helfen, weil du das Leben und das Gute überall, nur nicht bei Gott suchst … Gott hat doch den Himmel, die Erde und alle Werte geschaffen und selbst das Böse unter seinen Befehl gestellt. Alle großen Werke gehen von ihm aus, und auch der Triumph über das Böse kommt von ihm. Warum stellst du dir immer schon das Unglück vor, bevor es überhaupt eingetreten ist? … Alle Geschöpfe richten sich nach dem Willen Gottes, nur das Böse winkt ab und widerspricht. Es wurde in die Finsternis verbannt, wo es keinen Schaden mehr anrichten kann.

Daher soll jeder, der etwas Großes erreichen will, sich auch immer nur Glück und Erfolg vorstellen.

Gott ist das höchste Gut und lässt keine gute Tat unbelohnt. Die Hoffnung hilft Gott und spricht: ›Ich sitze mit großer Freude am Throne Gottes und umarme hoffnungsvoll alle seine Werke. Ich bringe alles zu einem guten Ende und gewinne so die ganze Welt und die Menschen … Das ängstliche Wesen hat kein Gottvertrauen. Warum tust du das? In deiner Vorstellung herrschen immer nur Misere und Misserfolg, die dir noch nicht einmal zustoßen, so verlierst du dabei bereits in deiner Kindheit die Kraft für das Leben.‹«

Organische Auswirkungen der Verzweiflung

Hoffnungslosigkeit und Verzweiflung führen zur Erkrankung des autonomen Nervensystems in der Region der Lendenwirbelsäule, ganz speziell mit Schäden am zweiten Lendenwirbel. Diese Nerven stimulieren den Ischias, die Oberschenkelmuskulatur und die Beckenorgane. Weiterhin aktivieren sie über die Reflexbahnen nicht nur die Verdauung, sondern auch Leber, Galle, Bauchspeicheldrüse, die Nieren und Sexualorgane. Autoaggressionskrankheiten an diesen Organen gehen auch auf das Konto der Hoffnungslosigkeit und Verzweiflung.

Vom Ursprung der Verzweiflung

In den »Dämonen« (Stressoren) sieht Hildegard den Ursprung der Verzweiflung. Sie hetzen die Menschen auf und setzen sie unter Druck: »Ich sah in der Menge viele Dämonen, die lauthals schrien: ›Tempo, Tempo, lasst uns schneller gehen, damit das Böse seinen Willen bekommt.‹ Diese Dämonen treiben die Menschen zur Verzweiflung und raten ihnen, ihre Hoffnung nicht auf Gott zu setzen, obwohl er sie doch erschaffen hat.«

Stress und Überforderung sind heute die Risikofaktoren Nummer eins für Bluthochdruck, Schlaganfall und Herzinfarkt und permanente Entzündungen, die krebsartig entarten können. Blutdrucksenker können Sie nicht vom Stress befreien, sondern ganz im Gegenteil, sie können Schlaganfall, Herzinfarkt oder die Zerstörung der Organe auslösen, weil sie nicht die Ursachen beseitigen.

Erst durch den Hildegard-Aderlass werden die Blutgefäße gereinigt, wodurch sich der Blutdruck sofort normalisiert. Wenn jetzt noch der seelische Druck beseitigt wird und Sie jeden Tag mindestens eine Stunde im Wald spazieren gehen, bleibt Ihr Blutdruck normal.

Symbol und Symptom der Verzweiflung

In den Traumbildern der Verzweiflung treten Symbole auf, die wir als Krankheitssymptome identifizieren können. Hildegard sieht in ihrer Vision über die Folgen der Hoffnungslosigkeit einen langen, dunklen Graben, brennendes Feuer und unangenehmen Gestank. Diese allegorischen Krankheitsbilder treten bei Magen- und Darmentzündungen und bei Entzündungen der Gallenblase, des Blinddarms sowie bei Blasenentzündung auf.

»Ich sah einen Graben von solch gewaltiger Länge und Tiefe, dass ich nicht mehr den tiefen Grund sehen konnte. In ihm brannte ein mächtiges Feuer und stieß einen unangenehmen Gestank aus. In dieser Grube befanden sich diejenigen, die, solange sie noch am Leben waren, an der Gnade und Barmherzigkeit Gottes verzweifelten. Sie lagen in diesem Graben, weil sie die Hoffnung auf Heilung aufgegeben hatten. Sie brannten in diesem Feuer, weil sie viele Sünden und Schuld auf sich geladen hatten. Sie mussten den Gestank des Feuers ertragen, weil sie maßlos an der Verzweiflung festhielten.«

Spirituelle Heilung

Wie kann man Verzweiflung in Hoffnung und Vertrauen transformieren? Hildegard empfiehlt hier Gebet, Kontemplation und Meditation, das Innehalten und demütige Ersuchen der Hilfe Gottes. Die Verzweifelten sollen nicht fasten, weil sie ohnehin schon keine Freude am Leben haben. Vielmehr sollen sie durch wohlschmeckende Speisen und Getränke aufgebaut werden.

Beschäftigen Sie sich auch immer wieder mit den heilenden Worten der Hoffnung (Hildegard-Gebet für die Hoffnung):

»Daher soll sich jeder, der etwas Großes erreichen will, immer nur Glück und Erfolg vorstellen. Gott ist doch das höchste Gut für den Menschen und lässt keine gute Tat unbelohnt. Die Hoffnung spricht: ›Ich sitze mit großer Freude am Throne Gottes und umarme hoffnungsvoll alle seine Werke. Ich bringe alles zu einem guten Ende und gewinne so die ganze Welt und die Menschen …‹«

Hoffnung in Aktion

»Sie leiden an einer unheilbaren Krankheit, Krebs im fortgeschrittenen Stadium mit Lebermetastasen, in der Schulmedizin gibt es noch kein Heilmittel. Sie müssen sich mit der Realität abfinden, nach unserer Erfahrung werden Sie nur noch sechs Monate leben. Ich kann Ihnen nicht mehr helfen, Sie sind ein hoffnungsloser Fall.« Diese Worte sind wie ein Todesurteil; und wenn man das glaubt und nichts tut, wird man tatsächlich wie programmiert ein halbes Jahr später sterben. Zu dem Arzt muss man gar nicht mehr gehen, denn wie er selbst sagt, kann er sowieso nicht mehr helfen. Und dennoch muss man nicht notwendigerweise verzweifeln und sterben – wenn man nur wüsste, was man in dieser verzweifelten Situation noch machen kann. Nun, sehr viel, es gibt ungeahnte Möglichkeiten, selbst in einer noch so aussichtslosen Situation! In der Hildegard-Heilkunde gibt es viele Tore zum Leben. Jeder Mensch muss essen, und in dieser Situation hilft immer Dinkelkost, viel gekochtes Gemüse und Obst. Sie enthalten alles, was der Mensch zum Leben braucht, und sind bis zu 55 Prozent am Heilungsprozess beteiligt. Die restlichen 45 Prozent bewirken die spirituellen Heilkräfte, die in jedem Menschen verborgen sind. Dazu gehören vor allem liebende Beziehungen zur eigenen Familie und zu Freunden. Jedes kreative Tun und jegliche sportliche Betätigung führt zu einem Energiegewinn und stärkt somit das Immunsystem. Alle diese neuen Möglichkeiten führen aus der Hoffnungslosigkeit und somit auch aus der Unheilbarkeit.

Weitere Weisheiten über den Glauben finden Sie in der Bibel: Psalm 42, 56 und 130; Sprüche 3, 5–6; Jesaja 25, 1–9; 40, 31; Johannes 14, 1.

Edelsteintherapie

Der grüne Smaragd ist der Stein der Hoffnung, dass hinter allen Dingen Gott zu finden ist. Er hilft bei allen menschlichen Schwächezuständen, weil er die Kraft des Lebens enthält, die Kraft der Farbe Grün, die Hildegard *viriditas* nennt.

Tragen Sie einen Smaragdring oder eine Smaragdkette, und die Kraft dieses Steines hilft Ihnen bei Schwäche und in sogenannten »aussichtslosen« Situationen.

22. Ausschweifung – Einfachheit

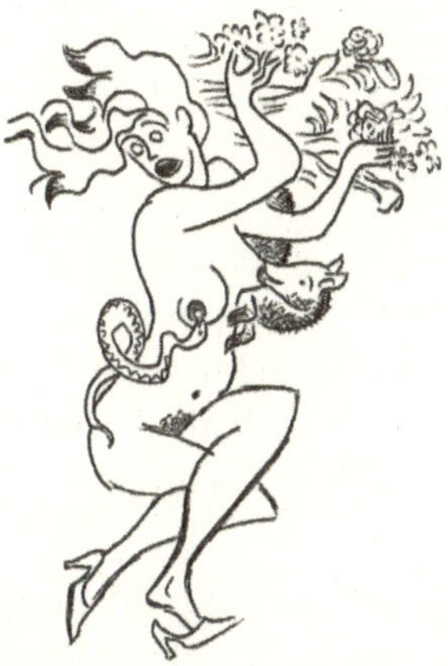

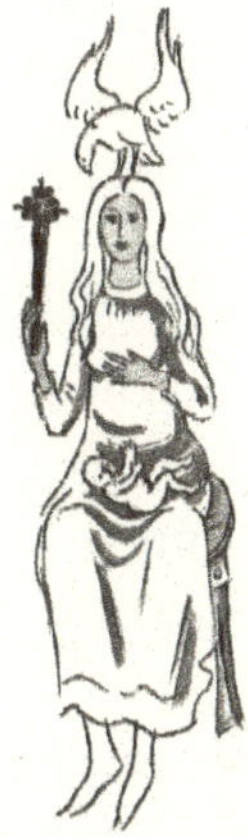

Luxuria	Castitas
Überfluss	Natürlichkeit
Luxus	Schlichtheit
Unersättlichkeit	Enthaltsamkeit
Verschwendung	Bescheidenheit
Wollust	Beherrschung

Körperliche Störungen: Das zweiundzwanzigste Kräftepaar, lokalisiert im Bereich des 22. Wirbels, gleichzeitig dritter Lendenwirbel, steht im Zusammenhang mit der Blase, dem Unterleib, Geschlechtsorganen, Gebärmutter, Hoden und dem Hüft- und Oberschenkelbereich.

Der Körper kann mit Blasenfunktionsstörungen, Harnwegsinfektionen, Hormonregulationsstörungen, Burn-out-Syndrom, Unterleibskrebs, Hodenkrebs, Krankheiten im Urogenitalbereich, Menstruationsbeschwerden, Arthritis in Hüft- und Kniegelenken, Bauchkrämpfen oder Blinddarmentzündung reagieren.

Psychotherapie: Fasten, körperliche Abhärtung, Gebete, Fürbitten.

Edelsteintherapie: Saphir.

Was ist Einfachheit?

Einfachheit ist die Kunst, sich von einem komplizierten Alltag zu befreien, der Sie daran hindert, am wirklichen Leben teilzunehmen. Trennen Sie sich in jedem Bereich Ihres Daseins von allem, was Sie behindert und Ihnen im Wege steht:

- Leben Sie gesund und beachten Sie die sechs goldenen Lebensregeln (im Kapitel »2. Ausgelassenheit – Disziplin«).
- Nehmen Sie liebende Verbindungen zu Ihrer Familie auf und trennen Sie sich von komplizierten Dreiecksbeziehungen.
- Entrümpeln Sie Ihre Wohnung, indem Sie sich von allem trennen, was Sie schon ein Jahr lang nicht mehr getragen oder in der Hand gehabt haben.
- Trennen Sie sich vom Luxus, das heißt von allem Überfluss, weil er Sie krank macht und erstickt.
- Lernen Sie die Kunst, Nein zu sagen, wenn Ihnen danach zumute ist. Seien Sie ehrlich zu sich und zu anderen, indem Sie nicht immer »lieb und nett« sind.

Destruktive Worte und Bild der Ausschweifung

Die Ausschweifung folgt der Verzweiflung. Wenn nämlich die Menschen an Gottes Barmherzigkeit zweifeln, so dass die Hoffnung und der Glaube an das Gute verloren gegangen sind, geben sie sich der Ausschweifung und dem Luxus hin. So befriedigen sie ihre ganze Leidenschaft mit ihrer Gier nach mehr

Sexualität, Besitz und Geld. Der Luxus blockiert den Weg in die göttliche, spirituelle Welt.

Aus ihrem Mund quillt giftiger Schleim. An ihrer rechten Brust saugt ein junger Hund, an ihrer linken Brust eine Giftschlange. Sie ist ganz nackt und in Feuer gehüllt. Alle, die sich ihr nähern, werden von ihren Worten wie Heu im Feuer verletzt:

»Ich will den Menschen, das Spiegelbild Gottes, in den Schmutz ziehen, auch wenn es ihm (Gott) nicht gefällt. So kann ich den Menschen am meisten schaden ... Ich setze alle Mittel gegen ihn ein. Das liegt nun einmal so in meiner Natur, die mir angeboren ist. Warum sollte ich mich einschränken und warum so ein hemmungsloses Leben mit seinen Übertreibungen aufgeben? Soll das schon ein Fehler sein, wenn ich diese meine besondere Neigung ausnutze? Wenn ich nicht meinen Trieben nachgehen kann, werde ich zornig, traurig, hinterlistig und voller Frustrationen. Wenn schon der Himmel seine eigene Gerechtigkeit hat, so hat auch die Erde ihre besonderen Verlockungen. Und wenn Gott die Triebe der menschlichen Natur wirklich so abstoßend findet, warum hat er es denn so eingerichtet und dem Mensch die Wollust zur Befriedigung seiner Triebe gegeben?«

Heilende Worte und Bild der Einfachheit

Der Mensch ist allein in der Lage, seine übertriebene Sexualität durch die Kraft der Natürlichkeit unter Kontrolle zu bringen, dazu hilft ihm die Liebe zu Gott und zu einem liebenden anderen Menschen. Unterstützend helfen auch eine einfache Kost aus Dinkel, Obst und Gemüse, der Verzicht auf zu viel Fleisch, Wein und Bohnenkaffee. Die Kubebenfrucht kann die Hormonströme in der Hypophyse beeinflussen und die überspannte Sexualität in spirituelle Energie überführen.

»Mit dem Schaden, der durch deine Unzucht entsteht, möchte

ich nicht leben. Ich meide deine geilen Worte, mit denen du dich noch öffentlich zur Schau stellst.

Ich sitze in der Sonne und betrachte den König der Könige, weil ich alle meine guten Werke aus Liebe zu Gott vollende. Ich verachte den Stachel des Skorpions, der dich dauernd mit seinem Gift verwundet. Ich habe in der Symphonie das frohe Leben. Ich liebe die Freude an der Menschenwürde und das Verlangen nach einem einfachen Leben.

Das frohe Leben, das ich in mir fühle, lasse ich weder durch deine Hässlichkeit ersticken noch durch die Folgen der übertriebenen Wollust verletzen. Du aber verkörperst mit deiner Sucht die Unersättlichkeit der Schlange.

Ich aber komme aus der höchsten Kraft des Vaters.

Gott hat doch alles richtig eingerichtet, genauso hat er den Erdkreis nach seinem Gesetz zum Dienste des Menschen gestaltet ... Damit hat der Mensch mehr als alle anderen irdischen Geschöpfe alles, was er zum Leben benötigt. Die Menschen sind dazu bestimmt, dass sie mit gutem Gewissen Gottes Gesetze einhalten können. Sie sollen jetzt oder in einer zukünftigen Zeit von ihrer Unersättlichkeit befreit werden, damit die Zerstörung der Schöpfung ein Ende findet. Sie sollen sich die unten erwähnten Aktionen auferlegen, um gereinigt zu werden, so werden sie ihr eigenes Heil und ihre Heilung selbst erleben.«

Organische Auswirkungen von Luxus und Ausschweifung

Ausschweifung und Übertreibungen führen zur Erkrankung des autonomen Nervensystems in der Region der Lendenwirbelsäule, ganz speziell mit Schäden am dritten Lendenwirbel. Dieser Lendenwirbel gehört zum Iliosakralgelenk und ist für den Ischiasnerv verantwortlich. Diese Nervenregion kontrolliert über die Reflexbahnen die Verdauung, den Urogenitalbereich, die Nieren, die Hüften und die Knie. Harnwegsinfektionen, Menstruationsbeschwerden und vor allem Arthritis in Hüft- und Kniegelenken gehen auch auf das Konto der Verzweiflung.

Vom Ursprung der Ausschweifung

Der Trend zum Luxus hat besonders in Europa die Einstellung zur Familie und zum Kinderwunsch entscheidend geändert. Während es noch vor hundert Jahren normal war, sechs bis zehn Kinder zu haben, hat die Familie heute höchstens zwei, meistens aber nur noch ein Kind. Es gehört zur Normalität, dass Kinder abgetrieben werden. Der Zeitgeist hat es so weit gebracht, dass selbst die Wissenschaftler der Versuchung nicht widerstehen können, Kinder zu klonen oder durch Reproduktionstechniken künstlich zu züchten. Nach Hildegard sollte die Frau allein über die Zeugung und Empfängnis entscheiden, weil nur die Frau Leben empfangen und weitergeben kann. »Wenn nämlich die Frau gebärt, nimmt sie an der Schöpfung Gottes teil.« Daher unternimmt der Zeitgeist alles, um sie an dieser natürlichen Aufgabe zu hindern.

»Gott hat doch den Menschen mit größter Würde und Ehre ausgerüstet und ihm einen zentralen Platz in der Schöpfung zugeteilt. Aber der Mensch folgte dem Rat des Bösen, und so verlor er die Liebe zur Natur und das Verständnis für die Sprache der Tiere ... Dämonen verführen die Menschen, damit sie die natürliche Sexualität in tierisches Verhalten verwandeln und an sich diese Leidenschaften ausprobieren. Sie haben einen derartigen Urhass auf die Fruchtbarkeit der Frau und unternehmen alles, damit sie keine Kinder mehr zu zeugen braucht. Gott will aber dennoch, dass der Mensch auf natürliche Art und Weise geboren wird.

Es ist daher ein großes Vergehen, wenn der Mensch seinen Samen in widernatürlicher Weise verschwendet!«

Symbol und Symptom der Ausschweifung

Als Folgen der Wollust und des Überflusses sieht Hildegard symbolisch Feuer, Hitze, Gift und Schwefel mit Fieber, Entzündungen und Schmerzen:

»Ich sah ein gewaltiges Feuer, das mit stärkster Hitze brannte, wobei es überall nach giftigem und ekelhaftem Schwefel roch, der glühend heiß mit großer Hitze herumbrodelte. Alles war in ständiger Bewegung und gab ein gewaltiges Getöse von sich. Mit diesen Maßnahmen wurden diejenigen geplagt, die der Leidenschaft und der Unzucht verfallen waren. Sie mussten unter dem Feuer leiden, weil ihnen die Glut ihrer Begierde zusetzte und sie ihre Unzucht vernichtete. Weil sie obendrein diese schmutzige Unzucht freiwillig ausgeübt hatten, wurden sie auch noch mit diesem Gift infiziert. In ihnen brannte es wegen ihrer Tollheit wie Schwefel.«

Spirituelle Heilung

Die beste Transformation der Ausschweifung und der Wollust in die Einfachheit geschieht im Fasten, weil während dieser Maßnahme der übertriebene Geschlechtstrieb vorübergehend abnimmt. Hilfreich ist auch eine Physiotherapie mit Sauna und körperliche Abhärtung durch kalte Güsse und Bürstenmassage. Dazu gehören spirituelle Übungen, unter anderem auf Knien zu beten, eine heute von einigen als peinlich empfundene Übung. Dabei gibt es in allen Religionen Gebete unter Einsatz des Körpers, sei es durch Yoga, Qi Gong, Verbeugungen bei den Muslimen oder eben Niederknien und Beten bei den Christen.

»Wenn die Menschen die bösen Geister, die sie zur Wollust und Unzucht angetrieben haben, überwinden und die Folgen dafür meiden wollen, sollen sie fasten und sich in der Sauna abhärten. In Gebeten und Fürbitten auf Knien sollen sie gegen ihre sexuellen Übertreibungen angehen, bis sie auf diese Weise das richtige Bewusstsein gefunden haben.«

Beschäftigen Sie sich auch immer wieder mit den heilenden Worten der Einfachheit (Hildegard-Gebet für die Einfachheit):

»Ich sitze in der Sonne und betrachte den König der Könige, weil ich alle meine guten Werke aus Liebe zu Gott vollende. Ich habe in der Symphonie das frohe Leben. Ich liebe die Freude an der Menschenwürde und das Verlangen nach einem einfachen Leben ...

Ich aber komme aus der höchsten Kraft des Vaters.

Gott hat doch alles richtig eingerichtet, so wie der Erdkreis nach seinem Gesetz zum Dienste des Menschen geschaffen und eingerichtet wurde ... Damit hat der Mensch mehr als alle anderen irdischen Geschöpfe alles, was er zum Leben benötigt. Die Menschen sind dazu bestimmt, dass sie mit gutem Gewissen Gottes Gesetze einhalten können ... so werden sie ihr eigenes Heil und ihre Heilung selbst erleben.«

Einfachheit in Aktion

Führen Sie einen einfachen Lebensstil in Harmonie mit der Natur. Orientieren Sie sich an den sechs goldenen Lebensregeln und stellen Sie Ihre Ernährung auf die wohlschmeckende Hildegard-Kost mit Dinkel, Obst und Gemüse um.

Transformieren Sie Ihre Sexualität. Sexualität lässt sich nicht unterdrücken, man soll sie aber auch nicht übertreiben, sonst werden die Menschen verrückt und besessen; das kann man heute zunehmend feststellen. Aber es gibt noch eine dritte wunderbare Möglichkeit, die Sexualität in einen spirituellen Akt zu transformieren. Bei dieser Transformation ist die Sexualität nicht mehr nur ein rein körperlicher, sondern ein ganzheitlicher Akt, bei dem aus zwei Menschen eine Einheit entsteht. Wenn sich hierbei menschliche und göttliche Kräfte vereinigen, dringt von nun an die Gottesenergie bis in jede Zelle unseres Körpers ein und löst auf dem Höhepunkt eine Vulkanexplosion aus, wie Sie es bisher nie erlebt haben. Dieser Moment ist absolut wunderbar und wohl für jeden Menschen eine der tiefgreifendsten Erfahrungen durch die Transformation der Sexualität in die Natürlichkeit einer Liebesbeziehung mit Hilfe der Gottesenergie.

Weitere Weisheiten über das einfache Leben finden Sie in der Bibel: Psalm 19; 24, 3–4; 51; 119, 9; Matthäus 5,8; Philipper 4, 8–9; 1. Timotheus 5, 22; Hebräer 13, 4; 1.Johannes 3, 1–3.

Edelsteintherapie

Der Saphirwein hilft als Ritual gegen sexuelle Ausschweifungen auf Geschäftsreisen oder gegen Seitensprünge in der Ehe.

Gießen Sie dreimal etwas Wein über einen Saphir und sprechen Sie folgenden Text: »Ich gieße diesen Wein mit seinen brennenden Kräften über dich, so wie Gott dir, du überheblicher Geist, deine Kraft genommen hat, damit du so die Liebe der brennenden Leidenschaft dieses Mannes und dieser Frau von mir nimmst.«

4. Lebensstation: Das Erwachsenenalter

Der kosmische Christus sieht im Süden acht spirituelle Kräfte: Auf der Suche nach Glück und Seligkeit wendet sich der erwachsene Mensch zum Universum und entdeckt im Südwesten hinter den Zerstörungskräften acht starke Führungskräfte für sein zukünftiges Leben – Gerechtigkeit, Lebenstüchtigkeit und das Bewusstsein, gesund und glücklich zu sein. Zusätzlich fünf weitere Kräfte, zu denen die Standfestigkeit, die Liebe zur Spiritualität, der Mut zur Veränderung, die Freiheit von den Süchten und die Liebe zur Harmonie gehören.

Mit ihnen kann er den Einflüssen der materiellen Welt widerstehen und einen Zugang zu einem außergewöhnlich glücklichen und kraftvollen Leben finden. Ein Leben ohne die Verletzungen der dämonischen Mächte, die ihn bisher daran gehindert haben, glücklich zu sein. Diese Erfahrung gelingt mit den acht starken, spirituellen Kräften, die sich im Südwesten verbergen.

Wiederum blickt Hildegard auf den Bauplan der menschlichen Seele und sieht eine Stadt mit Häusern, Türmen, Mauern und ihren Bewohnern allegorisch als Tugenden dargestellt (siehe Abb. 9 im Bildteil). Hildegard betritt nun das Innere und sieht ein Haus mit den sieben weißen Marmorsäulen, darin wohnt die Weisheit mit ihren drei Freundinnen, die Gerechtigkeit, die Tapferkeit und die dreiköpfige Heiligkeit (siehe Abb. 10).

Neben dem Haus der Weisheit befindet sich der Turmpalast Jesu Christi. Er sitzt auf seinem Thron mit sieben Marmorstufen, unter denen sich fünf weitere Tugendkräfte befinden, etwa die Beständigkeit, die himmlische Sehnsucht und die Suchtfreiheit.

Hierher kommen die Kraft zum Heilen und die Transformationskraft, um unserem Leben einen höheren Sinn zu geben.

Mit seinen Knien und Waden steht der kosmische Christus in der Erdatmosphäre, mit beiden Füßen auf der Erde. Anatomisch wird dieser Bereich zwischen Knien und Füßen durch den Ischiasnerv kontrolliert, der in der Gegend unserer Wirbelsäule zwischen dem vierten Lendenwirbel und dem Kreuzbein austritt. Hier liegt das sehr empfindliche Iliosakralgelenk, zwischen dem fünften Lendenwirbel und dem Kreuzbein. Der erste Kreuzbeinknochen – das Sakrum – ist der 25. Wirbel, und an der 25. Stelle wirkt die Kraft der Heiligkeit. Die Nerven dieser Region kontrollieren alle Organe und Funktionen im Urogenitalbereich, ganz besonders alle Organe für Sexualität und Fruchtbarkeit.

Hierzu gehören auch die Nieren als Reinigungs- und Ausscheidungsorgane sowie die Nebennieren als Hormonproduzenten für die Blutdruckregulation, die Sexualität und die Kortisonausschüttung. Weitere Belastungen in diesem Bereich können als Nierensteine, Rheuma und Gicht in Erscheinung treten.

Das Erwachsenenleben

Die acht Kräftepaare dieser Gruppe sind über das autonome Nervensystem mit den entsprechenden Organen in diesem Bereich verbunden und symbolisieren die Werte der Erwachsenen.

Die acht negativen Kräfte dieser vierten Gruppe blockieren und beeinflussen das Leben des Erwachsenen. Sie verhindern, dass wir erwachsen werden und ein erfülltes Leben führen. Aber dennoch verbergen sich hinter diesen Problemen acht positive Kräfte, mit denen das Leben gelingt. Dazu gehört die Gewissheit über die kosmische und göttliche Gerechtigkeit: Alles, was wir tun oder nicht tun, kommt früher oder später aus dem Universum auf uns selbst zurück. Zur Gerechtigkeit gehört bei

Hildegard die Kunst für Erwachsene, Entscheidungen treffen zu können und tapfer seinen Standpunkt umzusetzen, ohne ständig seine Meinung zu wechseln oder sein Wort zu brechen.

Alles gelingt besser, wenn man von sich selbst und vom guten Zweck seines Tuns überzeugt ist, weil auf jedem guten Werk ein Segen liegt. Niemand kann gesund und glücklich werden, wenn er in einer unharmonischen Umgebung in Zank und Streit lebt. Zur Heilung gehört die Fähigkeit, aus dem selbstgewählten Gefängnis auszubrechen, um die eigenen dummen Angewohnheiten und Süchte hinter sich zu lassen. Dazu hilft die Kraft, umzukehren und ein neues, glücklicheres Leben anzufangen.

Außerdem braucht der erwachsene Mensch ein starkes Selbstvertrauen und das Gefühl, heil, heilig und geheilt zu sein.

23. *Ungerechtigkeit – Gerechtigkeit*

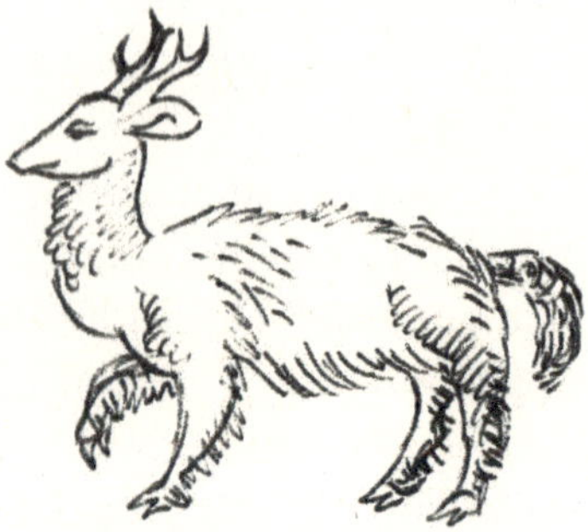
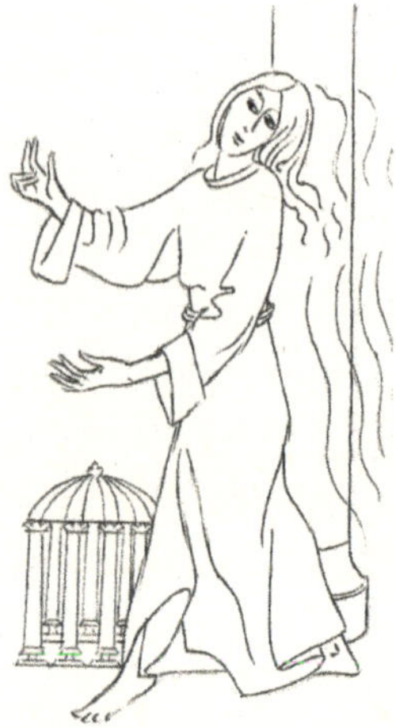

Iniustitia	Iustitia
Unrecht	Recht
Rücksichtslosigkeit	Rücksicht
Rache	Vergebung
Rechthaberei	Großzügigkeit
Gewissenlosigkeit	Gewissenhaftigkeit

Körperliche Störungen: Das dreiundzwanzigste Kräftepaar, lokalisiert im Bereich des 23. Wirbels, gleichzeitig vierter Lendenwirbel, steht im Zusammenhang mit den Krankheiten und Funktionsstörungen im Bereich der Prostata und dem Hüft- und Oberschenkelbereich.

Der Körper kann mit Prostataleiden, Ischialgie, Burn-out-Syndrom, Hormonschwäche, Sexualitätsverlust, Nierenschwäche, Nebennierenschwäche, Nierensteinen, Knochenmarksentzündung, Rheuma, Krampfadern, Hämorrhoiden sowie mit Arthritis oder Arthrose in Hüft- und Kniegelenken reagieren.

Psychotherapie: Fasten, Gebete, körperliche Abhärtung.

Edelsteintherapie: Aquamarin.

Was ist Gerechtigkeit?

Jeder Mensch hat Sehnsucht nach einer gerechten Welt, einer Welt, in der er sich wohl fühlt und verstanden weiß, wo Friede und Gerechtigkeit herrschen, fern von kleinkariertem Eigensinn, der meistens darauf beruht, auf Kosten des anderen recht zu haben und zu dominieren. Wir sehnen uns nach einer Gerechtigkeit, die auch dem anderen Raum zum Leben lässt. Denn Gerechtigkeit ist noch viel mehr: Sie ist eine Symphonie, ein Wohlklang, ein Zusammenspiel mit allen Menschen. Zu einer gerechten Welt gehört die ganze Schöpfung mit besonderer Rücksicht auf alle, die sich nicht wehren können, weil sie noch keine Stimme haben oder sich nicht zu verteidigen vermögen, insbesondere die Ungeborenen. Unser heutiger Rechtsstaat ist weitgehend vom Darwinismus geprägt: »Die Stärksten werden sich durchsetzen und überleben.« Aber man stelle sich doch nur mal eine Welt vor, wo das Recht allein von Wölfen, Piranhas und Krokodilen ausgeübt wird.

Gerechtigkeit gibt es nur bei Gott und im Universum. Diese Gerechtigkeit ist total anders als das, was wir unter Gerechtigkeit verstehen. Sie folgt dem Prinzip des Bumerangs: Was du tust oder nicht tust, kommt zu dir irgendwann wieder zurück. Diese universelle Gerechtigkeit befreit uns von dem »süßen« Verlangen nach Rache und Vergeltung. Sie erzeugt die nötige Gelassenheit, aus dem Zwang »Auge um Auge, Zahn um Zahn« auszusteigen. Die jüngste deutsche Geschichte hat gezeigt, dass das Leiden und Grauen immer größer wird, wenn das Unrecht mit Unrecht vergolten wird. Den barbarischen Verbrechen der

Nazis folgten ebenso verabscheuungswürdige Verbrechen an der deutschen Zivilbevölkerung: Terrorangriffe auf Städte mit wehrlosen Bürgern, vierzehn Millionen vertriebene Flüchtlinge aus dem deutschen Osten, jahrelange Kinderverschleppungen mit Folter und Vergewaltigung in Sibirien und grauenhaftes Leid an unbekannten Menschen, die dieses Elend nicht mehr überlebt haben. Nur die Vergebung und das Suchen nach Gerechtigkeit sind in der Lage, die Spirale der Gewalt zu beenden. Die Gerechtigkeit Gottes besteht darin, die Menschenwürde zu respektieren und jeden Menschen aus seiner Sicht gleichwertig zu schätzen.

Persönliche und soziale Gerechtigkeit müssen im Gleichgewicht sein wie die Waagschalen einer Waage.

Durch die heutige maßlose Übertreibung der sozialen Gerechtigkeit ist die persönliche Gerechtigkeit auf der Strecke geblieben. Der Sozialstaat treibt ungerechte Steuern ein, um sie dann wieder zu verteilen. So tötet der Sozialstaat die Privatinitiative der Menschen, für sich selbst Verantwortung zu übernehmen, weil es sich nicht mehr lohnt, zu arbeiten, wenn der Staat Arbeit mit hohen Steuern bestraft. Soziale Gerechtigkeit auf Kosten persönlicher Gerechtigkeit ist nicht nur eine der häufigsten Ursachen für soziale Unruhe, sondern auch eine Zerstörungskraft, die zu großen psychosozialen Ungerechtigkeiten führen kann. Kaum eine Generation hat vom Staat so viel soziale Gerechtigkeit verlangt und selbst so wenig geleistet wie die heutige. Durch die Vergrößerung der sozialen Gerechtigkeit ist aber nicht automatisch auch das persönliche Glücksgefühl gewachsen, ganz im Gegenteil: Das Zusammenleben ist durch den Sozialneid schwieriger geworden. Wir verlieren das Mitgefühl füreinander, wenn wir dem Staat die Fürsorge überlassen. Das führt zu mehr Egoismus und seelischer Gleichgültigkeit. Der Sozialstaat kann es aber trotz aller Umverteilung nicht schaffen, die sozialen Unterschiede zu beseitigen. Ganz im Gegenteil, im Sozialstaat werden die Großen immer größer und die Kleinen immer ärmer. Der Gewinn der Wirtschaft ist aber nicht nur für eine kleine Schicht von Managern da, sondern dafür, dass alle Menschen einen gerechten Anteil am Wirtschaftsvermögen erhalten, um die große Kluft zwischen Arm und Reich zu beseitigen und Gerechtigkeit zu üben. Gerechtigkeit wird es erst geben, wenn den Reichen bewusst wird, dass der Sinn des Lebens darin besteht, den Bedürftigen zu helfen.

Destruktive Worte und Bild der Ungerechtigkeit

Die Ungerechtigkeit hat einen Kopf wie ein Hirschkalb und einen Bärenschwanz; der übrige Körper sieht aus wie ein Schwein. Sie spricht: »Worauf beruht meine Gerechtigkeit? Auf meinem Vorteil! Würde ich auf alle anderen Rücksicht nehmen, so wäre ich so machtlos wie ein dummer Esel, der nur noch so dahertrottet und mit der Peitsche angetrieben werden muss. Ich bin doch klüger und gescheiter als alle anderen. Ich kenne doch die Kräfte des Universums, Sonne, Mond und Sterne und die übrige Schöpfung ganz genau und studiere alles. Warum sollte ich mich denn selbst einschränken und auf andere achten? Wenn ich die anderen kleinhalte, so ist doch mein Platz umso größer. Warum soll ich mir schaden, ich weiß doch, wo mein Vorteil ist? Sind nicht alle meine Ideen besser als die aller anderen? Ich bin der Stärkste, damit ich über alle anderen herrschen kann.«

Ist Rache für ergangenes Unrecht wirklich süß? Ein Schwein mit dem Kopf eines Hirschkalbs symbolisiert die Rache, weil die Menschen, die Unrecht rächen, im Sumpf dieses Lasters versinken und sich im Schmutz wälzen. Nur Schweine fühlen sich im Dreck wohl! Das Unrecht trägt einen Bärenschwanz, weil es durch seinen sinnlosen, stumpfsinnigen und liederlichen Lebenswandel mit Bosheit und Hinterlist Recht in Unrecht verdreht. Das Unrecht kämpft gegen alle und widerspricht allen.

Es wird von der Gerechtigkeit besiegt und in den Abgrund geschleudert.

Ungerechtigkeit versetzt alles ins Chaos. In egoistischer Gier schafft sich die Ungerechtigkeit ihre eigenen Gesetze, um auch noch den Anschein der Gerechtigkeit zu erwecken. Paradoxerweise werden »Rechtsverdreher« auch noch wegen ihrer Kaltschnäuzigkeit geschätzt und geachtet, weil sie mit ihrer Ellenbogenmentalität über Leichen gehen. Das Unrecht ist wie eine Nacht ohne Mond und Sterne.

Heilende Worte und Bild der Gerechtigkeit

Gegen das Unrecht kämpft die Gerechtigkeit: »Du schamloser Schmarotzer, was schwatzt du daher? Gott hat doch alles so eingerichtet, dass einer den anderen respektiert. Das Wissen wird doch umso größer, je mehr der eine vom anderen lernt.

Der Mensch kann nur mit Hilfe der Natur seine Werke vollbringen. Alles misslingt, was gegen die Naturgesetze verstößt. Beginne daher alle deine Werke in Übereinstimmung mit der Natur.

Warum verachtest du den Menschen, in dem sich doch Himmel und Erde vereinigen? Warum lehnst du das großzügige Geschenk der Gerechtigkeit ab, was Gott für dich bereithält?

Ich, die Gerechtigkeit, bin eine Symphonie und ein Wohlklang für alle Menschen. Mich schmückt die Gerechtigkeit wie Kronjuwelen. Ich respektiere die Schöpfung und vollende mit ihr großartige Taten. Und alles freut sich mit mir, denn ich bin für alle ein Leuchtturm auf dem Weg zur Gerechtigkeit. Darum wird jeder scheitern, der gegen mich verstößt.

Ich erwache mit der Morgenröte, weil ich die geliebte Freundin Gottes bin. Ich werde an seiner Seite wandern und nicht weichen. Ich bin die Blütenkraft aller Bäume, die der Winter nicht vernichten und der Sturm nicht entwurzeln kann … Ich wohne in aller Stille auf den Bergen des Friedens und wandere sanftmütig wie ein Lamm. Ich steige wie ein Sieger mit Gottes Kraft empor, weil ich selbst die Königskrone Gottes bin. Niemand kann mich besiegen, niemand wird mich verjagen, niemand kann mich erschüttern, weil ich eine Freundin Gottes bin.«

Organische Auswirkungen der Ungerechtigkeit

Ungerechtigkeit und Rücksichtslosigkeit können zur Erkrankung des autonomen Nervensystems in der Region der Lendenwirbelsäule führen, ganz speziell am vierten Lendenwirbel. Das hier austretende Nervenpaar des Ischiasnervs ist für die Funktion des Urogenitalsystems, die Nierenfunktion und die Beweglichkeit der Beine verantwortlich. Ein Beispiel dafür sind die Autoaggressionskrankheiten dieser Organe, ausgelöst durch die acht Risikofaktoren dieser Gruppe. Erst wenn die dahinter verborgenen spirituellen Heilkräfte erkannt und aktiviert werden, können die Blockaden beseitigt werden, die bisher eine Heilung verhindert haben.

Vom Ursprung der Ungerechtigkeit

So wie die Menschen in einer Partei gezwungen werden, nach der Pfeife aller anderen zu tanzen, so lassen sich auch die Menschen von dämonischen Kräften zu Ungerechtigkeiten verführen. Die meisten KZ-Schergen waren zu Hause liebende Familienväter oder harmlose Kirchgänger. Die Propagandamaschine schreit mit lauter Stimme: »Der Volksführer verlangt nur das zu tun, was ihm selbst nutzt. Daher werdet ihr gehorchen und nur das tun, was er will.«

Diese Geister verführen die Menschen zum Unrecht und machen es ihnen auch noch vor. Sie arbeiten mit Angst und Druck und zwingen sie, ebenfalls andere Menschen zu betrügen und einzuschüchtern, indem man sie unterdrückt.

Symbol und Symptom der Ungerechtigkeit

In ihrem Visionsbild sieht Hildegard die Ungerechtigkeit als einen schrecklichen Ort voller Terror, Krieg, Seuchen und Infektionen. Diesen Heimsuchungen sehen sich alle ausgesetzt, die zum Beispiel von Infektionen, Rheuma, Arthritis, Arthrose oder anderen Autoaggressionskrankheiten geplagt werden:

»Und ich sah einen grauenhaften Ort voller glühender Dornen, Stacheln und gefährlicher Würmer. Hier wurden die Seelen derjenigen gereinigt, die sich zu Lebzeiten mit allen möglichen Formen des Unrechts eingelassen hatten. Sie wurden von den bösen Dämonen mit feurigen Ruten geschlagen (Waffen und Kriege). Sie wurden mit den Stacheln und Dornen bestraft, weil sie sich mit Wort und Tat ungerecht betätigten. Sie wurden mit Würmern geplagt, weil sie das Unrecht mit aller Schärfe ausführten. Sie wurden mit feurigen Schlägen bestraft, weil sie niemanden mit Ungerechtigkeit verschont hatten.«

Spirituelle Heilung

Wenn Ihnen bei der nächsten Gelegenheit Unrecht geschieht, wägen Sie einfach ab, ob es sich lohnt, darauf zu reagieren und auf das Niveau des Angreifers hinabzusteigen. Seien Sie großzügig wie Gott im Verzeihen, und die Giftpfeile können Sie nicht mehr verletzen. Im Hildegard-Fasten können Sie sich vom Unrecht distanzieren und Ihre Aufmerksamkeit in eine ganz neue Richtung lenken. Gönnen Sie Ihrem Körper mehr Bewegung und entgiften Sie sich und Ihre Seele über die Haut in der Edelkastanien-Sauna, bei der Nierenmassage vor dem Ulmenholzfeuer, mit Zypressenbädern und Massagen. Beten Sie an Ihrem Lieblingsplatz im Wald und auf der Wiese und beherzigen Sie das folgende Hildegard-Gebet für die Gerechtigkeit:

»Ich, die Gerechtigkeit, bin eine Symphonie und ein Wohlklang für alle Menschen. Mich schmückt die Gerechtigkeit wie Kronjuwelen. Ich achte die Schöpfung mit Respekt und vollende mit ihr großartige Taten. Und alles freut sich mit mir, denn ich bin für alle ein Wegweiser auf dem Weg zur Gerechtigkeit.

Ich erwache mit der Morgenröte, weil ich die geliebte Freundin Gottes bin. Ich werde an seiner Seite wandern und nicht weichen. Ich bin die Blütenkraft aller Bäume, die der Winter nicht vernichten und der Sturm nicht entwurzeln kann ... Ich wohne in aller Stille auf den Bergen des Friedens... Ich steige wie ein Sieger mit Gottes Kraft empor, weil ich selbst die Königskrone Gottes bin. Niemand kann mich besiegen, niemand wird mich verjagen, niemand kann mich erschüttern, weil ich eine Freundin Gottes bin.«

Gerechtigkeit in Aktion

Tagtäglich werden wir mit vielen Ungerechtigkeiten konfrontiert und es ist für unser Wohlbefinden und unsere Gesundheit von allergrößter Wichtigkeit, wie wir damit umgehen. Instinktiv neigen wir dazu, Gleiches mit Gleichem heimzuzahlen. Aber Rache ist nicht süß, sondern sehr bitter und die Ursache von vielen Krankheiten. Bluthochdruck, Schlaflosigkeit, Gallenkoliken, Nierensteine, Magengeschwüre, Herzinfarkt und Schlaganfall können die Folge von unseren eigenen Rachegefühlen sein.

Überlassen Sie die Vergeltung dem freiheitlichen Rechtsstaat mit seinen über 500 000 Richtern und Rechtsanwälten. Da müsste es doch eigentlich gerecht und fair zugehen? Erwarten Sie bitte keine Gerechtigkeit, höchstens einen Vergleich, denn leider hat sich auf dem Gebiet der Rechtsprechung seit Dorfrichter Adam aus Heinrich von Kleists *Zerbrochenem Krug* nicht viel geändert. Recht haben und recht bekommen sind heute auch noch zwei verschiedene Schuhe. Versuchen Sie lieber gleich, Ungerechtigkeiten durch Vergebung und Versöhnung zu beseitigen. Vergebung hat die Kraft, die eigene Seele von der bitteren Schwarzgalle zu befreien. Laden Sie Ihren Widersacher zu gelöschtem Wein und Nervenkeksen ein. Sie sparen Geld, Zeit und Ihre Nerven.

Weitere Weisheiten zur Gerechtigkeit finden sich in der Bibel: Psalm 1, 1–3; 19, 7–14; 119, 33–40, 44–48, 65–72, 97–104 und 105–112.

Edelsteintherapie

Der Aquamarin hilft gegen Streitsucht und verleiht seinem Träger Toleranz und Kompromissbereitschaft.

Tragen Sie einen blauen Aquamarin oder grünen Beryll als Ring oder Kette, und schon durch den Anblick des Steins bleiben Sie in kritischen Situationen friedlich und streiten nicht mit anderen Menschen.

24. Antriebslosigkeit – Tatkraft

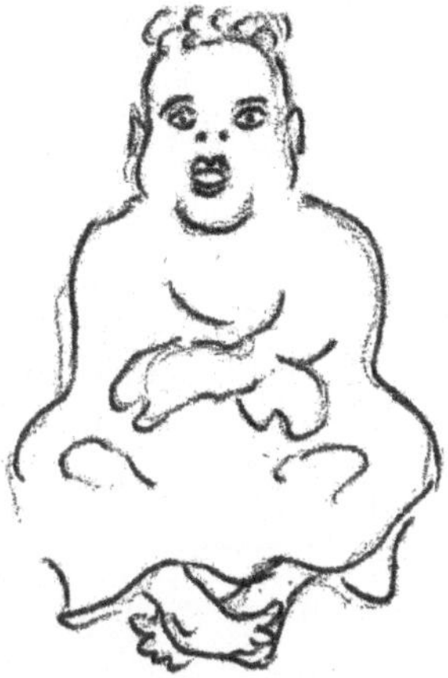

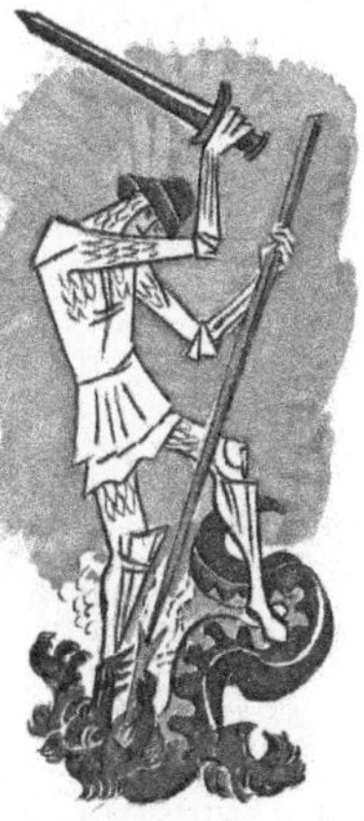

Torpor	Fortitudo
Schwäche	Stärke
Feigheit	Tapferkeit
Mutlosigkeit	Mut
Bequemlichkeit	Entschlossenheit
Kraftlosigkeit	Energie
Willensschwäche	Willensstärke

Körperliche Störungen: Das vierundzwanzigste Kräftepaar, lokalisiert im Bereich des 24. Wirbels, gleichzeitig fünfter Lendenwirbel, steht im Zusammenhang mit den Krankheiten und Funktionsstörungen im Bereich des Iliosakralgelenks, der Unterschenkel sowie der Knie bis zu den Füßen. Der Körper kann hier besonders häufig mit Ischialgie, aber auch mit Burn-out-Syndrom, Hormonschwäche, Sexualitätsverlust, Impotenz, Nieren- und Nebennierenschwäche, Nierensteinen, Knochenmarksentzündung, Rheuma, Krampfadern, Hämorrhoiden sowie mit Arthritis oder Arthrose in Hüft- und Kniegelenken reagieren.

Psychotherapie: Fasten, Gebet, körperliche Abhärtung.

Edelsteintherapie: Smaragd.

Was ist Tatkraft?

Wozu brauchen Sie Willensstärke? Ganz einfach, um etwas zu Ende zu bringen. Doch lässt sich Willensstärke einfach so erhöhen? Ich sage Ja, denn schließlich ist Willensstärke eine Kopfsache. Die Motivation, die man am Anfang eines Projekts hat, reicht aus, die ersten Tage ohne große Schwierigkeiten bei der Stange zu bleiben. Doch Willensstärke ist nicht gleich Motivation, Willensstärke ist die Kraft, die man aufbringen muss, wenn normale Motivation nicht mehr ausreicht. Sie ist quasi die letzte Instanz vor dem Aufgeben und darum ist sie so wichtig. Ihnen sollte also viel daran liegen, Ihre Willensstärke zu erhöhen, doch wie ist dies ohne große Anstrengung zu schaffen? Ganz einfach, durch Übung. Die Tatkraft ist stark wie ein Fels in der Brandung, nichts kann sie zerstören und sie abhalten, ihren Platz im Leben einzunehmen. Tatkraft und Willensstärke sind die Kräfte, die es ermöglichen, gegen den Strom zu schwimmen. »Nur ein toter Fisch schwimmt mit dem Strom.« Willensstärke und Tatkraft sind stark wie Stahl und kämpfen gegen die Faulheit, Feigheit und Trägheit, mit denen das Leben fruchtlos, sinnlos und bedeutungslos wird. Aber auch die sinnlose Arbeitswut und die unersättliche Profitgier sind nutzlos wie das Haschen nach Wind.

Tatkraft ist eine Tugend des täglichen Lebens, die an den Taten der Menschen sichtbar wird. Das beginnt bereits mit der Kindererziehung. Eltern, die starke Kinder haben wollen, geben ihnen natürliche Lebensmittel wie Dinkel, der die Nerven stärkt und Knochen und Muskeln wachsen lässt. Mit Naturheilmitteln schützen wir das Abwehrsystem und die Gesundheit. Überlassen Sie nichts dem Zufall und sorgen Sie dafür, dass die Fähigkeiten und Begabungen Ihrer Kinder gefördert und entwickelt werden. Eltern, die sich für ihre Kinder engagieren, zeigen ihnen Möglichkeiten und Chancen, damit sie lebenstüchtig werden. Beten Sie mit und für Ihre Kinder, damit sie die Pläne und Ziele erkennen, die Gott für sie bereithält.

Die Tatkraft soll auch in Ihrem Leben an Ihren Taten und Entscheidungen sichtbar werden. Mal ehrlich, glauben Sie wirklich, dass Sie mit chemischen Arzneimitteln Fehler und Schwächen beseitigen können, die für Ihre Magenschmerzen, Hautausschläge, Asthma, Kopfschmerzen oder für Ihren Bluthochdruck verantwortlich sind? Glauben Sie wirklich, dass man mit chemischen Drogen Stress, Wut und Zorn, Lügen und Betrügen, Ehebruch, Jähzorn und anderes seelisches Fehlverhalten ändern kann, das die Ursache Ihrer körperlichen Krankheiten ist? Es gehört viel Mut und Tatkraft dazu, sich von seiner inneren Stimme leiten zu lassen und im Leben seinen eigenen Weg zu gehen.

Destruktive Worte und Bild der Antriebslosigkeit

Hildegard sieht die Schwäche wie einen schlaffen Mehlsack mit Kindskopf und einem ausgeblichenen Kleid, unter dem sie ihre Arme, Beine und Füße versteckt, so dass man keine Körperformen mehr erkennen kann. Die Antriebslosigkeit hat sich im finsteren und nächtlichen Nebel verhüllt und spricht:

»Warum sollte ich so viele Mühe und Arbeit ertragen und ein klägliches, arbeitsreiches Leben führen? Jedermann hat doch das Recht, das zu tun und zu lassen, was ihm gefällt. So viele Leute jammern und klagen und quälen sich durchs Leben und arbeiten sich halbtot für ihre Familie. Was nützt denn die ganze Mühe? Mir passt die Arbeit einfach nicht. Ich suche lieber in der Bequemlichkeit mein Vergnügen und fliehe vor der Arbeit.

Warum sollte mich Gott verachten, wenn ich doch nur der Arbeit und den Mühen aus dem Wege gehe?«

Die Antriebslosigkeit geht allen Taten aus dem Weg, sie ist eine Folge der Angst, im Leben zu versagen. Menschen, die sich dem Nichtstun ausgeliefert haben und allen Mühen und Konflikten aus dem Weg gehen, sehen überall Schwierigkeiten. Sie sind oberflächlich und werden im Leben nichts Außergewöhnliches erreichen, sondern eben nur ein ganz »normales bequemes Leben«, die niedrigste Stufe der menschlichen Existenz. Die Trägheit vegetiert im Ekel des Überdrusses dahin und kümmert sich nicht um das Heil ihrer Seele. Sie arbeitet nicht für ihr leibliches Wohl, sondern treibt in ihrer »Null-Bock-Stimmung« dahin. Inhaltslos wird sie sterben, und auf ihrem Grabstein steht geschrieben: »Ich bin allen Schwierigkeiten des Lebens aus dem Weg gegangen, mein Leben war sinnlos.«

Heilende Worte und Bild der Tatkraft

Die Tatkraft verleiht den Menschen die Kraft, den Schwierigkeiten nicht aus dem Weg zu gehen, sondern mutig in die Zukunft zu blicken. Das größte Glück im Leben ist die Stärke, für andere da zu sein, Freunde zu gewinnen und zu behalten. Die Stärke kämpft gegen die Antriebslosigkeit und spricht:

»O Bequemlichkeit, du Staub von Staub, o glühende Asche von elendiger Fäulnis. Schon von Anfang an warst du eine giftige Missgeburt, wie es jetzt noch deine nutzlose Untätigkeit und Feigheit beweisen. Dich kann man nicht einmal mit den Würmern vergleichen, die sich in den Erdlöchern mühen, um Nahrung zu finden. Auch nicht mit den Vögeln, die sich Nester bauen und ununterbrochen für ihre Jungen Futter suchen. Was wäre denn dieses Leben sonst, wenn nicht Mühe und Arbeit? Nichts! Dieses Leben ist noch weit vom heiß ersehnten Leben im Paradies entfernt, wo die lebendigen Augen niemals verfinstern. Du elendes Geschöpf der Schwäche bist ohne Gottes Weisheit; ausgeschlossen von seiner Barmherzigkeit, weil du ersehnst, was dir niemand geben kann. Du willst ohne Anstrengung und Arbeit das Paradies erreichen, doch du wirst es niemals erblicken.

Ich aber bin mit der Stärke des Löwen vergleichbar und arbeite mit Freuden für das Wohl der Menschheit. Ich sehne mich nach der Güte Gottes. Ich überfliege alles wie einer, der seinen Mantel zum Fliegen bereithält. Alle Völker rufen mich in ihren Sprachen, weil sie in Gerechtigkeit leben wollen. Dich aber verachten sie wie einen unbrauchbaren, stinkenden Kadaver.«

Organische Auswirkungen der Antriebslosigkeit

Antriebslosigkeit, Feigheit und Schwäche können zur Erkrankung des autonomen Nervensystems in der Region der Lendenwirbelsäule führen, ganz speziell am fünften Lendenwirbel. Das hier austretende Nervenpaar des Ischiasnervs kontrolliert die Funktionen des Enddarms und des Urogenitalsystems, der Nierenfunktion sowie die Funktion der Geschlechtsorgane Uterus, Eierstöcke, Prostata und der Hoden. Bei Reizung oder Entzündung des Ischiasnervs ist die Beweglichkeit des Beckens eingeschränkt, die starken Schmerzen strahlen bis in die Beine aus. Erst wenn die seelische Schwäche durch die dahinter verborgene Tatkraft und Stärke überwunden ist, können die Blockaden beseitigt werden, die bisher einer Heilung im Wege standen. Die Blockaden in diesem Nervenbereich signalisieren im wörtlichen Sinne: »So kann es mit mir nicht weitergehen!«

Vom Ursprung der Antriebslosigkeit

Hildegard sieht in der Antriebslosigkeit Feigheit und Schwäche jener Menschen, die in Gottesvergessenheit leben und dem Zeitgeist folgen: »Ich sah in der Menge andere Geister und hörte sie laut schreien: ›Wir wissen nicht, wer Gott ist. Wir kennen und sehen nur uns selbst!‹ Diese Dämonen erzeugen im Menschen die Schwäche der Bequemlichkeit und feuern sie an, in allen Dingen lau, matt und gleichgültig zu sein.

Dämonische Kräfte verführen die Menschen zur Faulheit und Untätigkeit, weil schwache Menschen von ihnen leichter ausgenutzt werden können.«

Symbol und Symptom der Antriebslosigkeit

Von der Antriebslosigkeit ist es nur ein kleiner Schritt zur körperlichen Schwäche: zu Herz-Kreislauf-, Nervenschwäche, Depressionen und zu einem Zustand der Abwehrschwäche mit ständiger Müdigkeit und Erschöpfung. Die Faulheit erstickt im Mief ihrer eigenen Untätigkeit. Hildegard sieht in ihrer Vision diese Schwäche als eine finstere Nebelschicht durchmischt mit Feuer. Fackeln treiben die Menschen hin und her, durch Kriege und Terror, Angst und Schrecken.

»Und ich sah eine finstere Luftschicht durchmischt mit Feuer, in der die bösen Geister die Seelen der Menschen, die in ihrem Leben der Schwäche und Untätigkeit verfallen waren, mit Fackeln hin und her trieben. Wegen ihrer eigenen Trägheit erstickten sie in der finsteren Luftschicht, die sie einatmeten. Wegen ihrer Faulheit konnten sie keine besonderen Werke vollbringen und mussten die Schicksalsschläge der Dämonen aushalten.«

Spirituelle Heilung

Der Sinn des Lebens besteht darin, Schwierigkeiten und Schwächen zu überwinden. Dazu gehört zunächst einmal der Mut, sich einzugestehen, dass man Fehler und Schwächen hat, und der Wunsch, aus den Fehlern zu lernen, um die Schwächen zu überwinden.

Wer an seiner eigenen Antriebslosigkeit und Motivationsschwäche leidet, braucht die Kraft der Entschlossenheit, diese Schwächen loszuwerden. Hildegard empfiehlt das Fasten, Beten und die körperliche Abhärtung:

»Die Menschen, die sich von den Geistern, die sie zur Schwäche ermutigten, befreien und die Folgen meiden wollen, sollen sich im Fasten üben, sich körperlich abhärten und mit reinsten Gebeten die Schwäche austreiben, um so mit der Kraft der Stärke den Gipfel des Lebens zu erreichen.

Die Bequemlichkeit schwächt und behindert die Werke des kreativen Menschen und behindert ihn, sein Lebensglück voll auszukosten. Die Schwäche ist wie ein nutzloser Luftzug, der die Früchte der Erde austrocknet. Sie sagt sich: ›Wenn es einen Gott gibt, soll er doch in der Welt eingreifen und seine Aufgaben selbst erfüllen. Gott braucht nicht meine Hilfe. Ich helfe lieber nur mir selbst.‹ Und so verdrängt die Bequemlichkeit die guten Werke. Der bequeme Mensch ist ein großer Tor, weil er Gott, welcher ihn geschaffen hat und ihn bis zum Ende der Welt erhält, weder liebt noch verehrt.

Der tatkräftige Mensch aber ist voller Weisheit und betrachtet Gott, dem er Leib und Seele verdankt, ständig im Spiegel seines Herzens. In diesem Sinne ist die Tapferkeit eine Stärke, die in den Taten der Menschen kraftvoll zum Zuge kommt.«

Beschäftigen Sie sich auch immer wieder mit den heilenden Worten der Tatkraft (Hildegard-Gebet für die Tatkraft):

»Ich aber bin mit der Stärke des Löwen vergleichbar und arbeite mit Freuden für das Wohl der Menschheit. Ich sehne mich nach der Güte Gottes. Ich überfliege alles wie einer, der seinen Mantel zum Fliegen bereithält. Alle Völker rufen mich in ihren Sprachen, weil sie in Gerechtigkeit leben wollen.«

Tatkraft in Aktion

Nehmen Sie sich ein Beispiel an den schwachen und behinderten Menschen, die im alltäglichen Leben Tapferkeit und Stärke unter Beweis stellen. Jesus betont immer wieder, dass seine Kraft in den Schwachen mächtig ist.

Jeder stößt im Laufe seines Lebens immer wieder mal an die Grenzen seiner Kraft. Besonders in Krisenzeiten, bei starken beruflichen und familiären Belastungen und in Zeiten von Krankheit und Not glauben wir, den Herausforderungen nicht mehr gewachsen zu sein. Viele Menschen resignieren und flüchten, aber es gibt auch immer wieder solche, die gerade in der Krise großartige Kräfte entfalten und nun erst recht tapfer und mutig den Herausforderungen entgegentreten. Tatsache ist, dass alle Menschen, die in ihrem Leben Großartiges geleistet haben, berichten, dass sie sich mit einer Kraft verbunden haben, die größer war als sie selbst.

Stärken Sie Ihr Selbstwertgefühl und Ihren Mut, indem Sie durch Gebet und Meditation Kontakt zum Allerhöchsten aufnehmen. Sie werden, wenn es im Willen Gottes und des Universums ist, grenzenlose Kräfte empfangen, die Sie durch die allerschlimmsten Krisen Ihres Lebens tragen oder Ihnen helfen, Taten zu vollbringen, die Sie nie für möglich gehalten hätten.

Weitere Weisheiten zur Tatkraft und Stärke finden Sie an folgenden Bibelstellen: Psalm 28, 7–9; 46, 2; 91; 92; 121; Jesaja 41, 10–13.

Edelsteintherapie

Der Smaragd hilft gegen Schwäche und Antriebslosigkeit. Tragen Sie einen Smaragdring oder eine Smaragdkette bei allen Gelegenheiten von Schwäche.

25. *Gottesvergessenheit – Heiligkeit*

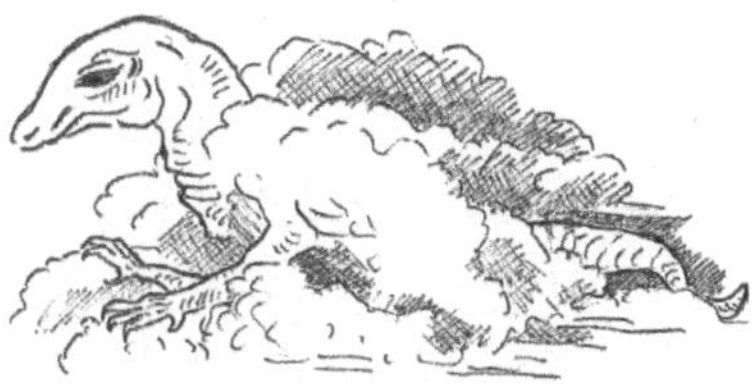

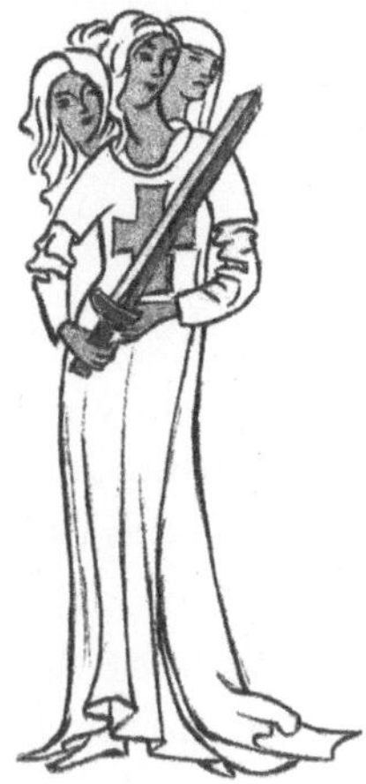

Oblivio	Sanctitas
Unheil	Heiligkeit
Gottesferne	Gottesnähe
Unvollständigkeit	Vollständigkeit

Körperliche Störungen: Das fünfundzwanzigste Kräftepaar, lokalisiert im Bereich des ersten Wirbels des Kreuzbeins (lateinisch Sacrum, das Heilige oder der heilige Ort, von dem unsere Gesundheit abhängt), steht im Zusammenhang mit dem Bereich von den Knien bis zu den Füßen sowie mit dem Iliosakralgelenk. Dort sind die Nervenpaare aus Kreuz- und Steißbein mit dem pferdeschwanzähnlichen Ischiasnerv verbunden.

Der Körper kann mit Ischialgie, Darmkrebs, Burn-out-Syndrom, Hormonregulationsstörungen, Sexualitätsverlust, Impotenz, Nieren- und Nebennierenschwäche, Nierensteinen, Knochenmarksentzündung, Rheuma, Krampfadern, Hämorrhoiden sowie mit Arthritis oder Arthrose in Hüft- und Kniegelenken reagieren. Es können Thrombose oder Embolien auftreten.

Psychotherapie: Einsamkeit, Fasten, derbe Kleider, Gebet, körperliche Abhärtung.

Edelsteintherapie: Diamant.

Was ist ganzheitliche Heilung?

Erinnern wir uns, dass unser Körper das sichtbare Haus des unsichtbaren Gottes ist, der im Tiefsten unserer Seele lebendig ist. Die Gegenwart Gottes liefert uns alle Kräfte, die wir zum Leben und zur Aufrechterhaltung unserer Gesundheit brauchen. Zusammen mit den kosmischen Energien unserer Seele sind die göttlichen Kräfte unser eigentliches Heilungszentrum, von dem alle Heilungen ausgehen. Niemand kann heilen, kein Arzt hat je eine Heilung zustande gebracht. Was heilt, sind die Kräfte unserer Seele. Heilung läuft ohne unser Zutun ab, wenn unsere Seele und die Gegenwart Gottes sich berühren. Wie immer wir es auch nennen – eins sein mit Gott, ein Gefühl, zu Hause zu sein, mit dem Universum verbunden zu sein –: Sobald wir uns mit den kosmischen und göttlichen Kräften in unserer Seele verbinden, stehen uns grenzenlose Heilkräfte zur Verfügung. Alle Aktivitäten, die uns mit dem Göttlichen in Verbindung bringen, führen zur Heilung, zum Heil, zur Vitalität und zur spirituellen Gesundheit, einer Voraussetzung körperlicher Gesundheit.

Jeder Einzelne findet irgendwann in seinem Leben Möglichkeiten, sich mit der göttlichen Energie aufzutanken, das mag individuell ganz verschieden sein. Einige unter uns lieben eine herzhafte Begegnung mit Gott im freien Gespräch, wie mit einem Freund oder im Gebet, in den Psalmen, in der Meditation, im Tanz und Gesang, beim Malen, in der Gartenarbeit, beim Schwimmen im Meer, Bergwandern oder einfach beim

Spaziergang durch den Wald. Alle kreativen Tätigkeiten sind geeignet, uns mit der göttlichen Heilungsenergie zu verbinden.

In der Hildegard-Heilkunde ist daher das Eingreifen Gottes in den Heilungsprozess eine erwünschte Notwendigkeit, das heißt, die Begegnung mit Gott ist eine unabdingbare Voraussetzung für den Heilungsprozess, weil Gott selbst das heilende Prinzip im Menschen ist. Eine echte Heilung kann nur im Namen Gottes erfolgen, denn der Name »Jesus« heißt: »Der Herr heilt, rettet und befreit.« Mit Sicherheit ist das Fehlen dieser persönlichen Beziehung die Ursache dafür, dass es heute so wenig echte Heilungen, sondern nur noch Symptomverschiebungen gibt, zum Beispiel mit Antibiotika: Die Infektion ist weg, dafür ist die Darmflora zerstört. Alle Ärzte, von Hippokrates bis Paracelsus, haben dieses göttliche Prinzip gekannt, sogar in den Naturreligionen wird durch das Eingreifen einer höheren Macht geheilt.

Aber nicht nur in der Heilkunde, sondern auch in allen Bereichen unseres täglichen Lebens, in Wirtschaft, Wissenschaft und Politik, ist die Gottesvergessenheit die Ursache vieler Misserfolge und Katastrophen. Die geistige und seelische Umnachtung ist Ursache der verheerenden psychosozialen Fehler, mit denen sich einige wenige auf Kosten der meisten Menschen bereichern.

Destruktive Worte und Bild der Gottesvergessenheit

Menschen, die das göttliche Prinzip aus ihrem Bewusstsein streichen, richten sich ihr Leben nach ihren eigenen Wünschen und Vorstellungen ein. Im Mittelpunkt steht nun nicht mehr Gott, sondern das Ego, alles dreht sich nur noch um sie selbst.

»Die Gottlosigkeit ist eine Folge der Bequemlichkeit. Die Menschen, die im Dienst für das Leben lahm geworden sind, vergessen Gott und fallen in geistige und seelische Umnachtung. Sie haben kein Verlangen mehr nach Gott, weil sie ständig von Einflüsterungen diabolischer Geister beeinflusst werden. Gleichzeitig halten sie ihre eigenen Überzeugungen für gottgegeben. Die meisten Menschen unserer Zeit haben kein Verlangen mehr nach Gott, weil die persönliche Gottesvorstellung verschwunden ist: Oblivio, vom französischen j'ai oublié, ich habe vergessen, wer ich bin – ich habe keine Ahnung, einfach alles vergessen. Hildegard sieht in ihrer mystischen Schau die Gottesvergessenheit durch eine Sterneidechse symbolisiert. Die Eidechse erscheint in einer schwarzen nebulösen Wolke. Die Gestalt hat ihre Vorderfüße auf eine Nebelwolke gelegt und empört sich bei Gott, dass er sie vergessen hat. So dreht die Gottesvergessenheit den Spieß um, denn nicht Gott hat den Menschen vergessen, sondern der Mensch hat sich von Gott abgewendet. Dabei blockiert er sich selbst und stellt sich mit seinen Taten Gott in den Weg …

Weil die Menschen, die Gott aus ihrem Leben gestrichen haben, durch unnütze Gedanken viel Energie verlieren, sind sie oft kraftlos, benebelt und trübsinnig, eingehüllt in dunkle Wolken. Mit Grausamkeit und Rücksichtslosigkeit gehen sie vor und treiben einen unruhigen Lebenswandel:

»Warum sollte ich meinen eigenen Willen nicht durchsetzen? Ich weiß nichts von Gott, und er kennt mich auch nicht. Ich will nichts von ihm wissen, weil er mich auch vergessen hat. Ich mache sowieso nur, was ich will und was mir gefällt.

Viele erzählen mir vom ewigen Leben, von dem ich sowieso nichts verstehe und das mir auch noch niemand zeigen konnte. Sie weisen auf einen Gott hin, auf ein anderes Leben und den Verdienst in einer späteren Zeit. Von alldem habe ich keine Ahnung. Das Leben ist für mich eine Illusion, die mehr falsch als richtig ist. Daher sind mir alle anderen egal, und ich mache nur, was mir nutzt. Ich habe meine eigenen Vorstellungen, da weiß ich, was ich habe. Ich brauche keine anderen Schulmeister.

Wenn es wirklich einen Gott geben sollte, dann steht eines fest, nämlich dass er mich nicht kennt!«

Heilende Worte und Bild der Heiligkeit

Wer glücklich werden will und nach einem sinnvollen Leben sucht, kann jetzt schon wie im Paradies leben, indem er sich bemüht, Gottes Willen zu tun und sich für sein Reich einzusetzen:

»Was redest du in deiner Blindheit für einen Blödsinn? Wer hat dich denn geschaffen, und wer erhält dein Leben? Nur Gott allein! Warum begreifst du nicht, dass Gott dein Schöpfer ist und nicht du selbst? Ich rufe zu Gott und bitte ihn um alles, was ich zum Leben benötige. Ich folge seinem Willen und halte daran fest. Und dabei erkenne ich Gott selbst. Wie? Ich erspüre die Nähe Gottes, wenn ich ihn anbete und mit ihm rede.

Der Zeitgeist hat Gott schon lange aus dem Sinn verloren. Nur Gott schenkt dem Menschen alles Notwendige zum Leben: Speise, Kleidung und Freunde. Zwar sehen wir, wie alles wächst, haben aber keine Ahnung, wie das geschieht. Nur die wenigsten wissen, dass sie aus Gott leben. Keiner kann diese Menschheit retten und am Leben erhalten, wenn nicht Gott allein ... Ich will daher die Kraft der Heiligkeit nutzen, um in die heilige Gegenwart Gottes zu gelangen. Denn ich bin der Fahnenträger im Reiche Gottes, ich bin ein Fürst, ein Befehlshaber in seinem Militär, mit dem er seine Werke ausführt.«

Das Leben stirbt nicht, sondern wird gewandelt. Es gibt keine Wandlung in die spirituelle göttliche Ganzheit ohne das ständige Sterben und Werden, das nach dem Griechischen »Apotheosis« im Sinne einer »Teilnahme am Göttlichen« genannt wird. Die Heilung schließt den Tod nicht aus, sondern sieht ihn als Möglichkeit der Regeneration, weil das Leben selbst ein ständiger Vorgang des Sterbens und Werdens ist: Jede Körperzelle stirbt nach einiger Zeit ab und regeneriert sich zu neuem Leben. Durch den Tod findet der Mensch zu seinem endgültigen Ziel und vereinigt sich mit Gott; nur das Böse will nicht sterben und hält am Status quo fest. Der Tod ist demnach kein endgültiges Aus, sondern nur ein Übergang ins ewige Leben. Hildegard schreibt, dass das Leben nicht stirbt, sondern sich wandelt: »Vita mutatur, non tollitur.« Daher kann auch der Tod als letzter befreiender Akt in der Krankheitssituation begrüßt werden, sozusagen als »Befreiung vom Leiden«.

Die Heiligkeit braucht den Kampf, um gegen die Krankheit vorzugehen, denn das Leiden kommt nicht von Gott, sondern ist ursprünglich ein Übel, ein Fluch, ein Mangel.

Auf keinen Fall ist die Krankheit ein von Gott geschicktes Übel, gegen das man ohnehin nichts tun kann. Anfänglich ist jede Krankheit ein Energieverlust durch eine Schwäche, ein Leid, das auf dem Menschen lastet und durch die Kraft des Himmels vertrieben werden kann.

Keine Heilung ohne Reinigung der Seele! Niemand kann heilen, wenn wir nicht die seelisch auslösenden Ursachen beseitigen.

Dazu gehören drei wichtige Schritte: die Fehler erkennen, die Fehler vor Gott und den Menschen bereuen und zur Umkehr bereit sein. So wirken auch die Hildegard-Heilmittel. Das ist die tiefe Weisheit der Hildegard-Heilkunde.

Organische Auswirkungen der Gottesvergessenheit

Das »Burn-out-Syndrom« und die Gottesvergessenheit können zur Erkrankung des autonomen Nervensystems in der Region des Kreuzbeins führen, ganz speziell am ersten Wirbel (S 1). Die hier austretenden Nervenbahnen gehören zum Kreuzbein, lateinisch *sacrum* (Sakrum), dem heiligsten, heilenden Teil der Wirbelsäule, Sitz des großen Ischiasnervs und spirituell engster

Partner der Heilungskraft. Die hier austretenden Ischiasnerven kontrollieren die Funktion des Enddarms, des Urogenitalsystems, der Nierenfunktion sowie die Funktion der Geschlechtsorgane Uterus, Eierstöcke, Prostata und der Hoden. Bei Reizung oder Entzündung des Ischiasnervs ist die Beweglichkeit der Hüften eingeschränkt, die starken Schmerzen strahlen bis in die Oberschenkel, Knie und Füße aus. Erst wenn die seelische Schwäche durch die dahinter verborgene Gotteserinnerung überwunden ist, können die Blockaden beseitigt werden, die bisher einer Heilung im Wege standen.

Vom Ursprung der Gottesvergessenheit

Menschen in der Gottesvergessenheit leben in einem Zustand geistiger und seelischer Umnachtung, fern aller kosmischen und göttlichen Einflüsse: »Wiederum sah ich eine große Zahl von Dämonen, die mit großem Geschrei riefen: ›Lasst uns dorthin eilen, wohin wir nach unseren eigenen Vorstellungen müssen.‹ Diese Dämonen erzeugen im Menschen die Schwäche der Gottesvergessenheit, die nicht nur die Heilung, sondern auch ein sinnvolles glückliches Leben blockiert.«

Symbol und Symptom der Gottesvergessenheit

Von der Bequemlichkeit ist es nur ein kleiner Schritt zur körperlichen und geistigen Schwäche: Herz- und Kreislauf-, Nervenschwäche, Demenz, Depressionen und zu einem Zustand der Abwehrschwäche mit ständiger Müdigkeit und Erschöpfung. Zielorgan dieser Schwäche sind meistens Magen und Darm mit einer folgenschweren Zerstörung der Darmflora. Hildegard sieht in ihrer Vision das Krankheitsbild des entzündeten Magen-Darm-Trakts: Gastritis, Colitis, Morbus Crohn und Helicobacter-pylori- oder Hefepilzinfektionen mit Parasitenbefall. Alle diese Krankheiten können zu Magen- oder Darmkrebs führen.

»Ich sah ein tiefes Tal mit gewaltiger Länge und Breite (Magen-Darm-Trakt), in dem ein starkes Feuer brannte mit unvorstellbarem Gestank (Blähungen, Entzündungen, Fieber, Infektionen, Darmkrebs). In dieser Gegend wimmelte es von scheußlichen Würmern mit grausamer Gestalt.

Hiermit wurden die Seelen derjenigen Menschen gereinigt, die am Zustand geistiger und seelischer Umnachtung festhielten. Sie waren ohne jegliche Einsicht und fühlten sich auch nicht dafür verantwortlich. Sie mussten in dieser Finsternis hausen, weil ihr Herz von dieser Schwäche geschädigt war. Sie brannten in diesem Feuer, weil sie die Gottesferne liebten. Im Widerstand gegen Gott fingen sie an zu stinken. So wurden sie auch noch von den Würmern geplagt, weil sie immer wieder neue Gemeinheiten gegen andere Menschen ersannen.«

Spirituelle Heilung

Die Transformation der Gottesvergessenheit in den Zustand der Ganzheit verläuft im Hildegard-Fasten durch den Wunsch, geheilt zu werden. Wer die erwähnten Krankheitsfolgen meiden möchte, sollte sich für ein bis zwei Wochen in die Einsamkeit zurückziehen, damit er danach umso mehr die Gemeinschaft mit den Menschen sucht. Ganz nach der Anweisung dieses Buches kann man im Fasten in sich selbst die göttlichen Heilkräfte entdecken und sich nach den entsprechenden Methoden abhärten.

Je näher wir die Gottesgegenwart in uns spüren, umso stärker wird unsere eigene Ausstrahlung, denn »der Mensch hat so eine Strahlungsenergie in sich, dass sie nicht ganz durch die Sünde verloren gehen kann. Daher soll der Mensch Gott im Inneren seines Herzens suchen, weil er sein Leben von Gott empfangen hat. Erinnere dich an Gott mit dem Gedächtnis deines Gewissens: Denk an deinen Schöpfer in den Tagen deiner Jugend, ehe die Tage deiner Bedrängnis kommen und die Jahre sich nahen, da du sagen wirst: ›Sie gefallen mir nicht.‹«

Beschäftigen Sie sich auch immer wieder mit den heilenden Worten der Ganzheit (Hildegard-Gebet für die Ganzheit):

»Ich rufe zu Gott und bitte ihn um alles, was ich zum Leben benötige ...

Nur Gott schenkt dem Menschen alles Notwendige zum Leben: Speise, Kleidung und Freunde ... Ich will daher den Schmuck der Ganzheit anlegen und in der heiligen Gegenwart Gottes verweilen. Denn ich bin der Fahnenträger im Reiche Gottes, ich bin ein Fürst, ein Befehlshaber in seinem Militär, mit dem er seine Werke ausführt.«

Ganzheit in Aktion

Hildegard heilte vielfach ohne Medikament allein durch die seelischen Arzneimittel und hat über 25 Wunderheilungen durchgeführt. Sie verrät uns im Buch *Scivias* ihre ganz speziellen Heilungsschritte für die allerschwersten Konflikte und Krankheiten:

»Es geht also nicht ohne Schweiß, denn durch Gott hast du das, wodurch du arbeiten kannst. Wenn du Frucht bringst, wirst du den Lohn davontragen. Daher, o Mensch, warum hast du nicht den Acker deiner Seele vorbereitet und die unnützen Dornen und Disteln ausgerissen? Mich hättest du fragen sollen, bevor du dich wie ein Betrunkener in deine Arbeit stürztest. Wenn du mich aber in innigster Erkenntnis deiner Seele suchst, tue ich alles, was du begehrst. Und wenn du bei deiner Arbeit zusammenbrichst, dann suche mich mit Seufzen, auch wenn alles in Schutt und Asche gefallen ist. Ich werde dich wieder aufrichten, wenn du gefallen bist, wenn du mich suchst und zu mir sprichst:

›Oh, mein Gott, ich unwürdiger Mensch habe in mir nicht die Kraft, meine Unschuld zu bewahren. Wenn du mir hilfst, entzündest du in mir das Feuer, damit die Glut meiner Gewohnheitssüchte ausgelöscht werde, so dass ich wieder am Quell des lebendigen Wassers trinken kann.«

Plötzlich fallen uns die Schuppen von den Augen, und wir fühlen uns wieder mit der ganzen Kraft der Schöpfung in Liebe, Respekt und Bewunderung verbunden.

Die Heils- und Heiligungskraft dieses Gebets ist absolut fabelhaft. Sie können mit dieser Kraft Ihr ganzes Leben heiligen. Es gibt keine einzige Angelegenheit Ihres täglichen Lebens, die Sie nicht mit dieser Kraft verbinden können: Ihre Gesundheit, Ihre Arbeit, Ihre Finanzen, Ihre Sexualität, beim Kochen und Saubermachen, Einkaufen. Überall treffen Sie Entscheidungen, die mit der Heiligkeit harmonisch übereinstimmen. Selbst Ihre Verdauung wird zu einem Akt der Heiligkeit: Das ganze profane Leben lässt sich so zu einem Akt der Heiligkeit verfeinern, verschönern und ins Erhabene steigern.

Alle Menschen und Geschöpfe betrachten wir aus dieser Sicht mit den Augen eines Freundes, dem es nicht gleichgültig ist, wenn seine Freundin leidet. Wir werden getrieben von der Ungerechtigkeit in der Welt und von der Vorstellung, wie schön sie sein könnte. Alle Menschen und die ganze Natur sind mit dieser Heilungsenergie ausgerüstet und von Gott bestimmt, gemeinsam das Göttliche, Himmlische, Wunderbare und Großartige zu schmecken, zu fühlen und zu begreifen.

Von jetzt an werden wir das Ganze nicht mehr aus den Augen verlieren.

Weitere Weisheiten über die Kraft der Heilung finden Sie in der Bibel: Psalm 6, 3; 41, 5; 147, 3; Jeremia 17, 14; 30, 17; 33, 6; Matthäus 4, 23; 13, 16; 14, 14. Zu »heilig«: 2. Mose 3, 5; 22, 30; 3. Mose 11, 45; Psalm 86, 2.

Edelsteintherapie

Der Diamant schützt vor den Folgen der Gottesvergessenheit, zum Beispiel Immunschwäche, Autoaggression, Schlaganfall, Hörsturz, Herzinfarkt, Vergesslichkeit und Demenz.

Legen Sie einen Rohdiamanten für 24 Stunden in eine Wasserkaraffe und verwenden Sie dieses Diamantwasser zum Trinken oder zur Essenszubereitung, um sich vor den Folgen der Autoaggression zu schützen oder nach einem erlittenen Schlaganfall oder Hörsturz leichter zu regenerieren.

26. *Unbeständigkeit – Beständigkeit*

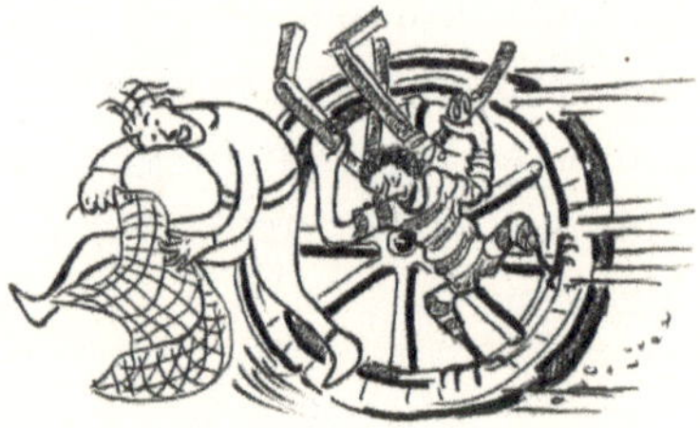

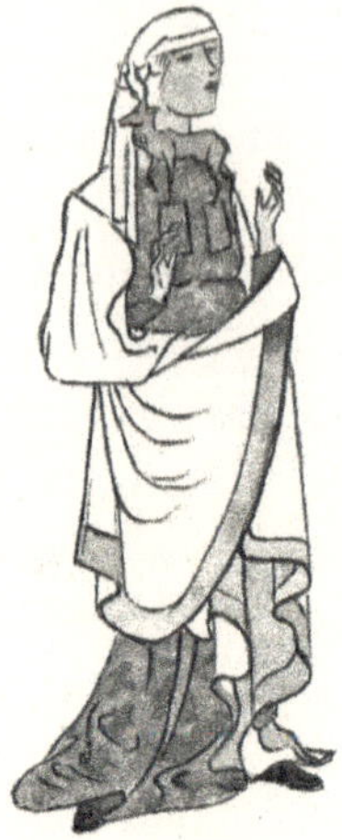

Inconstantia	Constantia
Ziellosigkeit	Zielstrebigkeit
Charakterschwäche	Charakterstärke
Sprunghaftigkeit	Kontinuität
Unentschlossenheit	Entschlossenheit
Wankelmut	Durchhaltevermögen
Unzuverlässigkeit	Zuverlässigkeit

Körperliche Störungen: Das sechsundzwanzigste Kräftepaar, lokalisiert am zweiten Wirbel des zusammengewachsenen Kreuzbeins, steht im Zusammenhang mit Krankheiten und Funktionsstörungen im Bereich des Iliosakralgelenks sowie der Region von den Knien bis zu den Füßen. Der Körper kann mit Immunschwäche, Krebs, AIDS, Infektionsanfälligkeit, Rheuma, Ischialgie, Burn-out-Syndrom, Hormonschwäche, Nierenschwäche, Krampfadern, Hämorrhoiden sowie mit Arthritis oder Arthrose in Hüft- und Kniegelenken reagieren. Es können chronische Verstopfung, Thrombose oder Embolien auftreten.

Psychotherapie: kein Fasten! Einsamkeit, Stille.

Edelsteintherapie: Goldtopas.

Was ist Beständigkeit?

Die nächsten fünf Kräfte befinden sich im Zentrum unserer Seele. Hier werden die Energien freigesetzt, die unsere Gesundheit erhalten und wiederherstellen, wenn wir krank geworden sind und unser Immunsystem stärken. Auf diese Kräfte können wir uns verlassen, wenn alles ins Wanken gerät. Sie lassen Wurzeln wachsen, wenn wir wurzellos geworden sind. Sie vertreiben unsere Sorgen um das tägliche Brot. Wir können einen neuen Anfang machen, wenn wir uns verrannt haben. Sie befreien uns von unseren Süchten und den Zwängen der materiellen Welt und transformieren das Chaos in Harmonie.

Jeder, der sich mit diesen göttlichen Kräften seiner Seele verbindet, kann sein Leben kraftvoll verändern. Plötzlich ist die Sexualität nicht mehr nur ein rein körperlicher, sondern ein spiritueller Liebesakt, die Vereinigung von Mann und Frau zu einer göttlichen Ganzheit geworden. Diese Liebe ist erfüllt und stabil durch das Vertrauen auf eine kompromisslose Treue in der sexuellen Beziehung.

Wir vertrauen dem Leben, weil der Mikrokosmos in uns und der Makrokosmos um uns herum durch die ewig geltenden Naturgesetze auf ein solides standfestes Fundament gegründet sind:

»Streck doch deine Hände und versuch, die Wolken zu berühren. Du kannst es nicht? Der Mensch soll auch nicht erforschen, was er nicht wissen kann, nämlich die Geheimnisse der

Schöpfung. Das Gras kann nicht die Wiese begreifen, denn es hat nicht Sinn und Verstand. Mücke und Ameise können nicht über den Löwen herrschen und haben nicht die Kraft, die großen Tiere zu beeinflussen. Himmel und Erde und die ganzen Naturgesetze laufen ordnungsgemäß ab, ohne Zutun des Menschen. Es ist nicht deine Aufgabe, die Naturgesetze zu verändern. Gott allein erhält die Ordnung in der Schöpfung mit einer Kraft, die alles im Inneren zusammenhält und ordnet.«

Es ist immer wieder erstaunlich, wie rasch und problemlos die Menschen von allein wieder gesund werden, wenn man sie von giftigen Medikamenten befreit und die Hindernisse aus dem Weg räumt, die die Heilung blockieren. Das Wunder der Medizin besteht darin, dass sich die Leute wohler und gesünder fühlen, wenn sie nicht mehr mit drei Bluthochdrucksenkmitteln, Lipidsenkmitteln, Betablockern, Kortison und Migränetabletten herumlaufen, sondern ihre Gesundheit durch eine gesunde Ernährung und einen vernünftigen Lebensstil wiederherstellen.

Destruktive Worte und Bild der Unbeständigkeit

Der instabile Mensch steht mitten auf einem wackeligen Rad, mit dem er durchs Leben jagt. Ein Irrtum löst den anderen ab, und der höhere Sinn des Lebens geht vollständig verloren.

Das schleudernde Rad charakterisiert seinen unsicheren Zustand, und so wird der wurzellose Mensch von der Mode wie vom Wind umhergetrieben.

Die Unbeständigkeit trägt gefärbtes krauses schwarzes »Modehaar«, weil die Mitläufer glauben, auf dem neuesten Stand der Dinge zu sein und die neuesten Informationen und Tricks zu kennen, obwohl sie im Grunde genommen gar nichts wissen. Die Unbeständigkeit hat Hände wie Affenpfoten, weil das Tun ihrer Mitläufer eher Torheit als Klugheit ist, obwohl sie so tun, als ob sie »die Weisheit mit dem Löffel gefressen« hätten. Dennoch schwanken sie von einer Torheit zur anderen.

Ihre Kleider sind schwarz-weiß gestreift, weil sie ständig in öffentliche Skandale verwickelt sind und dabei noch so tun, als ob sie Saubermänner wären. So dekoriert und als Wohltäter getarnt, betrügen sie die Menschen, lügen und schummeln sich durchs Leben. Zwischendurch versucht die Unbeständigkeit vergeblich, andere für sich zu gewinnen, aber die charakterfesten Menschen lassen sich nicht fangen, weil sie die Nichtstuerei verabscheuen.

»Ich sah die Unbeständigkeit in der Finsternis wie ein Rad eines Ackerwagens liegen, das vom Winde hin und her bewegt wurde. An seinen Speichen waren vier Knüppel, die auf die Unbeständigkeit einprügelten. Zwischen den Knüppeln stand ein Mensch auf den Speichen und hielt mit jeder Hand einen dieser Knüppel fest, wobei die beiden anderen Knüppel hinter seinem Rücken zu liegen kamen. Alles drehte sich wie im Kreis herum. Der Mensch hatte krauses, schwarzes Haar, Hände wie die Vorderpfoten eines Affen und Füße wie ein Falke. Seine Kleider waren mit weißen und schwarzen Streifen durchzogen. Ab und zu warf er ein Netz aus, um vergeblich Tiere zu fangen.«

Die Unbeständigkeit spricht:

»Ich bekenne mich zu meiner Unzuverlässigkeit! Weil ich das weiß, tue ich alles nach meiner Flatterhaftigkeit. Ich wäre ja dumm, es nicht zu tun. Ich bewundere, wie andere die Klugen zum Narren halten, Reiche ausplündern und ehrliche Leute betrügen ... Soweit ich nur kann, setze ich meinen Willen durch, sonst wäre ich ja ganz schön blöd ... Wenn du es zu Wohlstand bringen willst, verfolge nur deine eigenen Ziele ohne Rücksicht auf Verluste, bevor dich dein Glück im Stich lässt.«

So ist der Irrlauf unbeständiger Menschen, die lebenslang von einem Extrem zum anderen schwanken und schließlich im Chaos versinken. Lebenstüchtigkeit und Stabilität verleihen den Menschen die Kraft, ihr Leben kraftvoll zu gestalten:

»Kehre um, du befindest dich auf dem Holzweg. Sieh die Leiter, die dir Gott schenkt, damit du den Himmel bestürmst. Gott schenkt den Menschen das zweiseitige Schwert, das Gute zu tun, aber auch Minderwertiges abzutrennen. Bearbeite den instabilen Menschen so lange mit dem Knüppel des schlechten Gewissens, bis er sich wieder auf dem richtigen Wege befindet.«

Heilende Worte und Bild der Beständigkeit

Die Beständigkeit kämpft gegen die Unbeständigkeit und weist darauf hin, dass die unbeständigen Menschen ihr Leben vergeuden und in einen fürchterlichen Abgrund stürzen:

»Du bist unvernünftig und von allen guten Geistern verlassen. Komm wieder zur Vernunft! Der Wankelmut stürzte in die Hölle. Adam wurde mit seinem ganzen Geschlecht sterblich, weil er schwach und labil wurde. Goliath wurde von einem kleinen Jungen geschlagen, weil er seine Energie durch seine Arroganz verloren hatte. Was für Möglichkeiten gehen verloren, wenn der Mensch seine Chancen verpasst und als Nichtstuer durchs Leben geht? Gott schenkt dem Menschen die Fähigkeit zum aktiven Wirken und auch das Wissen, zwischen Gut und Böse zu unterscheiden. Ergreife das zweiseitige Schwert des guten Gewissens und den Knüppel des schlechten Gewissens. Wenn dich die Wollust umhertreibt und deinen Geist antreibt, Liebloses zu tun, ergreife das gute Gewissen, um gegen das Bösartige anzugehen. Nimm den Knüppel des bösen Gewissens, damit der Mensch im Voraus sieht, was für ihn gut ist … Du bist kalt wie der Tod, wenn du das Böse wählst und das Gute verachtest. Du fällst in den See und übersiehst die Leiter, die dich rettet und in den Himmel führt.«

Die Kraft der Beständigkeit und Stabilität ist über das autonome Nervensystem untrennbar mit dem Kreuzbein, dem

Sakrum, verbunden, aus dem der starke Ischiasnerv austritt. Durch diesen Sakralnerv fließt sehr starke Energie in unseren Körper, um die Funktion der Ausscheidungs- und Sexualorgane zu regulieren. Aber auch alle anderen Nerven, die die Funktion des Beckens und der Beine steuern, haben hier ihren Ausgang.

»Ich, die Stabilität, bin die stärkste Säule. Der Leichtsinn der Unbeständigkeit erschüttert mich nicht. Kein Windhauch kann mich so in Bewegung setzen wie die Blätter am Baum, die hin und her flattern. Ich bin im Sturm des Lebens fest verankert wie der Gottessohn, der auf dem Felsen wohnt. Wer kann mich dann noch in Unruhe versetzen? Wer kann mich verwunden und verletzen? Keiner, weder Starke noch Schwache, Vornehme oder Fürsten, Reiche oder Arme können mich aus der Ruhe bringen. Ich ruhe in Gott, der fest in der Ewigkeit ist. So werde ich auch nicht schwanken. Ich ruhe auf den stärksten Fundamenten.«

Organische Auswirkungen der Unbeständigkeit

Unbeständigkeit und Charakterschwäche können zur Erkrankung des autonomen Nervensystems in der Region des Kreuzbeins führen, ganz speziell am zweiten Wirbel S 2. Die hier austretenden Nerven gehören zum Iliosakralgelenk und bewegen die Muskeln des Beckens, des Oberschenkels, der Knie, des Unterschenkels und der Füße. Die hier austretenden Ischiasnerven kontrollieren die Funktion des Enddarms, des Urogenitalsystems, die Nierenfunktion sowie die Funktion der Geschlechtsorgane Uterus, Eierstöcke, Prostata und Hoden. Bei Reizung oder Entzündung des Ischiasnervs ist die Beweglichkeit der Hüften eingeschränkt, die starken Schmerzen strahlen bis in die Oberschenkel, Knie und Füße aus. Gesundheit in dieser Region ist Voraussetzung für Standfestigkeit und Stabilität im Leben.

Vom Ursprung der Unbeständigkeit

Menschen in der Unbeständigkeit leben in einem Zustand geistiger und seelischer Unsicherheit. Das Bombardement der Medien trägt dazu bei, dass sie ständig ihre Meinung ändern. Das Gehirn schaltet ab und reagiert mit dem ADD (*Attention Deficit Disorder*) eine Art des Abschaltens. Erneut sieht Hildegard eine große Zahl von dämonischen Kräften, die mit aller Macht versuchen, die Menschen unter ihre Kontrolle zu bringen. Sie glauben, mit ihren Methoden alles erforschen und herausfinden zu können, wie die Menschen denken, damit sie sie besser manipulieren können. Diese Mächte ermuntern die Menschen zur Unbeständigkeit und treiben sie in die Verwirrung.

Symbol und Symptom der Unbeständigkeit

Ein instabiler Lebensstil kann das Immunsystem schwächen und schwere Infektionen, Viruserkrankungen und Seuchen auslösen. Alle diese Zustände führen zu chronischen, das heißt unheilbaren Zivilisationskrankheiten, an denen das heutige Krankensystem mächtig verdienen kann: »Und ich sah ein gewaltiges Feuer, in dem sich verschiedene Würmer mit unterschiedlichen Formen tummelten. Hier wurden die Seelen derjenigen gereinigt, die sich in ihrem Leben mit Wort und Tat der Unbeständigkeit ausgeliefert haben. Sie mussten in diesem Feuer brennen, weil sie durch ihre Betrügereien viele Menschen arglistig geschädigt hatten. Wegen ihrer großen Hinterlist wurden sie heimtückisch von Würmern (Viren und Parasiten) gequält.«

Spirituelle Heilung

Die Menschen, die in einem Zustand geistiger und seelischer Instabilität leben und sich von diesem Sog befreien wollen, sollen nicht fasten, weil der Entzug von Essen eine Art von Unbeständigkeit ist. Konkret sollen sie sich für ein bis zwei Wochen in die Einsamkeit zurückziehen. So können sie die spirituellen Kräfte in der Tiefe ihrer Seele entdecken und sich mit den göttlichen Energien verbinden, die hier schon immer auf sie gewartet haben. Sobald uns diese göttlichen Kräfte bewusst werden, sind wir in der Lage, göttliche Erfahrungen in unserem täglichen Leben anzuwenden. Von jetzt an lassen wir uns nicht mehr von politischem, finanziellem und kommerziellem Druck beeinflussen. Wir hören auf unsere innere Stimme und können besser von der Mode und den Medien abschalten. Schauen Sie mal drei Monate nicht mehr ins Fernsehen, es wird Ihnen nicht fehlen. Stattdessen haben Sie mehr Zeit für Ihre Familie, Ihre Kinder, Freunde und Nachbarn. Sie werden so wieder ein großes Bedürfnis entwickeln, mit Menschen zusammen zu sein.

Beschäftigen Sie sich auch immer wieder mit den heilenden Worten der Beständigkeit (Hildegard-Gebet für die Beständigkeit):

»Ich bin im Sturm des Lebens fest verankert wie der Gottessohn, der auf dem Felsen wohnt. Wer kann mich noch in Unruhe versetzen? Wer kann mich verwunden und verletzen? Keiner, weder Starke noch Schwache, Vornehme oder Fürsten, Reiche oder Arme können mich aus der Ruhe bringen. Ich ruhe in Gott, der fest in der Ewigkeit und in mir verankert ist. So werde ich auch nicht schwanken, denn ich ruhe auf den stärksten Fundamenten.«

Beständigkeit in Aktion

Der kosmische Mensch in Hildegards Visionsbild hat einen festen Stand. Mit beiden Händen und Füßen ist er in allen vier Himmelsrichtungen verankert. Körper und Seele sind mit dem Universum zu einer Einheit verschmolzen. Diese Verschmelzung verleiht auch uns gewaltige spirituelle Transformationskräfte. Von nun an sind wir in der Lage, Grenzen zu überschreiten. Nichts kann uns mehr vom Ganzen trennen. Auf diese Weise sind wir sterblich, aber dennoch mit der Ewigkeit verbunden. Die Kunst, Gegensätze zu überbrücken, ist die Grundlage der Transformation.

Auf diese Weise können wir auch nach unserer göttlichen Natur handeln und leben: Hass in Liebe, Verzweiflung in Vertrauen, Ungerechtigkeit in Gerechtigkeit und Unbeständigkeit in Beständigkeit umwandeln. Jeder Mensch besitzt von Natur aus diese Möglichkeiten, ob er sich nun dessen bewusst ist oder nicht. Zur Realisation hat uns Gott die sieben Gaben seines Geistes gegeben: Charakterstärke, Güte, Weisheit, Verstand, Wissen, guten Rat und Respekt. Aus der Aktivität dieser sieben Gaben entsteht eine neue, höhere, göttliche Intelligenz. Mit diesen Gaben haben wir alle Möglichkeiten, unser Leben liebevoll, sinnvoll und glücklich zu gestalten.

»Du hast die größte Kraft geschenkt bekommen, nämlich deinen Verstand, die Erkenntnis darüber, Gutes zu tun und Böses zu lassen. Mit diesem Verstand sollst du erkennen, dass du ein verantwortungsvoller Mensch bist. Das Gute zu tun fällt dir schwer, das Böse regt sich aber in dir von allein. Nutze deinen Verstand, um für dich und für andere Gutes und Nützliches zu tun.«

Beginnen Sie jeden Morgen mit Ihrem eigenen Ritual. Suchen Sie sich dazu einen ruhigen Platz in der freien Natur. Stehen Sie mit beiden Füßen fest auf dem Boden und nehmen Sie Kontakt mit der Erde auf, verwurzelt wie ein starker Baum in der Erde.

Nehmen Sie nun Kontakt zum Universum auf, indem Sie sich wie ein Kirchturm zum Himmel strecken. Drehen Sie sich wie der kosmische Christus voller Ruhe in alle vier Himmelsrichtungen und sprechen Sie zu Gott wie mit einem Freund. Schließen Sie Ihr Ritual mit dem Goldtopas-Gebet (siehe unten) und spüren Sie, wie sich die schützende Hand Gottes über Sie legt.

Von nun an stehen Sie den ganzen Tag lang unter seiner persönlichen Obhut.

Weitere Weisheiten über die Beständigkeit finden Sie in der Bibel: Psalm 40; 1. Korinther 15, 58; 2.Thessalonicher 2, 13–17.

Edelsteintherapie

Der Goldtopas bringt Sicherheit, Schutz und Selbstvertrauen gegen Angst, Unheil und Unglück. Legen Sie morgens einen Goldtopas auf Ihr Herz und sprechen Sie dazu das Goldtopas-Gebet. So finden Sie Eingang ins goldene Zelt, ein Symbol für Gottes schützende Hand, und an diesem Tag wird Ihnen nichts Unheilbringendes zustoßen.

Hier das Goldtopas- als Schlüsselgebet:

»Gott, der du in allem und von allen verherrlicht wirst.

In deiner großen Ehre verwirf mich nicht, sondern in deiner großen Güte kräftige, stütze und erhalte mich.«

27. Sorge um das Irdische – Urvertrauen

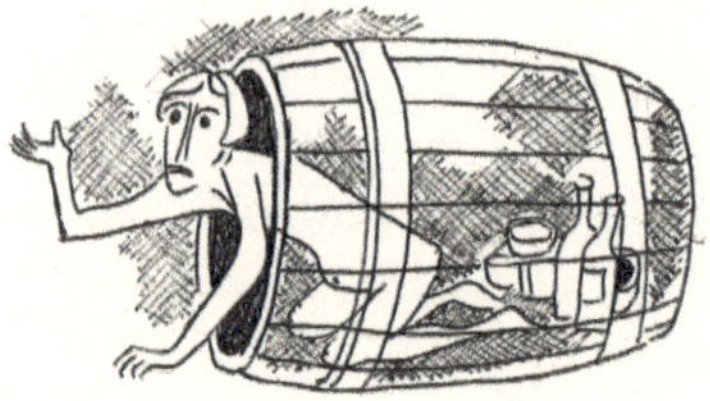

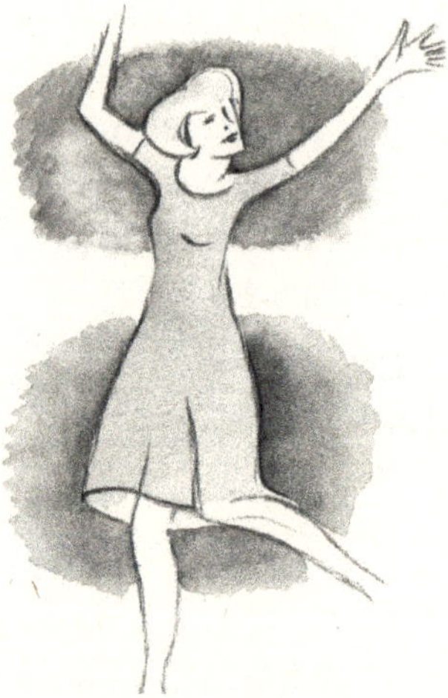

Cura terrenorum	Caeleste desiderium
Sorgen um Materielles	Gottvertrauen
Bedrücktheit	Unbeschwertheit
Existenzangst	Spiritualität

Körperliche Störungen: Das siebenundzwanzigste Kräftepaar, lokalisiert am dritten Wirbel des zusammengewachsenen Kreuzbeins, steht im Zusammenhang mit Krankheiten und Funktionsstörungen im Bereich der Blase, Prostata, des Iliosakralgelenks sowie der Region von den Knien bis zu den Füßen. Der Körper kann mit Blasen- oder Prostataleiden, Infektionsanfälligkeit, Rheuma, Ischialgie, Burn-out-Syndrom, Hormonregulationsstörungen, Menstruationsstörungen, Nierenschwäche, Krampfadern, Hämorrhoiden sowie mit Arthritis oder Arthrose in Hüft- und Kniegelenken reagieren. Es können Thrombose oder Embolien auftreten.

Psychotherapie: Fasten, körperliche Abhärtung.
Edelsteintherapie: Sardonyx.

Was ist Urvertrauen?

»Sorget euch nicht um euer Leben, was ihr essen sollt, auch nicht um euren Leib, was ihr anziehen sollt. Das Leben ist mehr als die Speise und der Leib mehr als die Kleidung ... Fraget nicht danach, was ihr essen und was ihr trinken sollt, und machet euch keine Unruhe. Nach solchem allem trachten die Heiden in der Welt; denn euer Vater weiß wohl, dass ihr dessen bedürfet. Trachtet vielmehr zuerst nach dem Reich Gottes, so wird euch alles andere zufallen« (Matthäus 6, 25–33).

Das Reich Gottes hat oberste Priorität und kann nicht mit irdischen Gütern erworben werden. Es ist ein Geschenk für glückliche, sorgenfreie Menschen. Jesus vergleicht diese Lebenseinstellung mit dem Urvertrauen eines Säuglings zu seiner Mutter, weil die Mutter, die weibliche Seite Gottes, dem Baby alles gibt, was es zum Leben braucht. Ein Baby an der Mutterbrust ist das denkbar schönste Bild von Urvertrauen und totaler Hingabe. So sollen wir Menschen leben: mit Hingabe, Bewunderung, Leidenschaft und inniger Liebe.

Destruktive Worte und Bild der Sorge um das Irdische

Hildegard sieht die Sorge um das Irdische wie eine Frau, die nackt in einem Fass haust, in dem sie ihre Lebensmittel hortet. Sie hockt in der Dunkelheit und spricht:

»Welche Sorge wäre wohl noch größer als die Sorge um das tägliche Leben? Woher kommen denn Getreide und Obst, Wein und Lebensmittel, wenn nicht durch die menschliche Mühe und

Sorge um das Leben? Ich würde doch sterben, wenn ich ständig mit Tränen in den Augen schuldvoll an meine Brust klopfte, um Gott auf Knien um Lebensmittel anzuflehen. Daher kommt doch gar nichts, weder Essen noch Kleidung. Selbst wenn ich den Himmel bestürmen würde, um von Sonne, Mond und Sternen meinen Lebensunterhalt zu erbetteln, es würde mir nichts nutzen. Ich will lieber mein eigenes Können und Tun einsetzen, um in dieser Welt zu überleben.«

Die alltägliche Sorge um das Irdische frisst die Menschen so auf, dass sie das Wichtigste aus den Augen verlieren. Die Fragen nach spirituellem Reichtum sind ihnen völlig unbekannt, obwohl uns kein finanzieller oder materieller Reichtum im Leben mehr helfen kann als spiritueller Reichtum. Durch die Sorge und Angst um das Leben sind sie pausenlos mit sich beschäftigt, dass sie alles andere um sich vergessen und nicht mehr ihr Schneckenhaus verlassen.

Sorgenerfüllte Menschen stöhnen unter den Lasten des Lebens, ihre Gedanken kreisen um alle möglichen Gefahren und Vorstellungen – »Was wäre, wenn?« – sowie das daraus folgende innere »Katastrophenkino«: schreckliche Ängste über Krankheiten im Alter, Armut und Not und die Vorstellung, wie wir trauernd am Grab unserer Liebsten stehen.

Heilende Worte und Bild des Urvertrauens

Das Urvertrauen ist von Kopf bis Fuß auf Liebe zu Gott eingestellt. Es ist der Inbegriff der Gottes- und Menschenliebe und von Gott fasziniert:

»O Seelendieb, was schwätzt du da? Dein Tun und Trachten ist eine Täuschung, weil du kein Gottvertrauen hast, obwohl doch Gott Tag für Tag für dich sorgt. So wie der Körper nicht ohne Seele auskommt, wächst keine Frucht ohne Gottes Zutun. Schau dir doch die Toten an, ihre Gebeine liegen bewegungslos herum, weil sie keine Seele mehr haben. Ohne die Gnade Gottes kannst du in deinem zerbrechlichen Leben nichts erreichen! Du hast einfach in deinem täglichen Trubel Gott vergessen und fragst noch nicht einmal danach, daher ist dein Leben so sinnlos.

Ich aber habe im Himmel meine Heimat und lebe mit allen Geschöpfen harmonisch zusammen. Ich bin die Lebenskraft für alles Tun und Dasein. Ich bin der Schatz für alle Gotteskräfte. Ich bin die Freude und Faszination über die Liebe Gottes zum Menschen ... Ich fliege mit meinen Flügeln durchs Universum und erfülle alles mit Gerechtigkeit. Ich steige auf die höchsten Berge, um die Werke Gottes von Angesicht zu Angesicht zu bewundern. Ich suche nichts anderes als Heil und Heilung für alle Menschen. Ich bin das Saitenspiel und der Klang der Zither für die Liebenswürdigkeit Gottes. Ich bin von Kopf bis Fuß von seiner Liebenswürdigkeit durchdrungen.«

Organische Auswirkungen der Sorge um das Irdische

Die alltäglichen Sorgen können unseren Körper in Angst und Panik versetzen. Unsere Muskeln spannen sich an, Atmung und Herzschlag werden schneller. Viele Menschen leiden unter Konzentrations-, Merkfähigkeits- und Schlafstörungen oder bekommen Magen- oder Kopfschmerzen.

Die Sorge und Angst um das Leben können zur Erkrankung des autonomen Nervensystems in der Region des Kreuzbeins führen, ganz speziell am dritten Wirbel S 3. Die hier austretenden Ischiasnerven kontrollieren die Funktion des Enddarms, des Urogenitalsystems, die Nierenfunktion sowie die Funktion der Geschlechtsorgane. Bei Reizung oder Entzündung des Ischiasnervs ist die Beweglichkeit der Hüften eingeschränkt, die starken Schmerzen strahlen bis in die Oberschenkel, Knie und Füße aus. Erst wenn die Angst und Sorge durch die Liebe zum Leben überwunden wird, können die Blockaden beseitigt werden, die bisher einer Heilung im Wege standen.

Vom Ursprung der Sorge um das Irdische

Menschen in der Sorge und Angst um ihr Leben werden von Dämonen getrieben, die ihnen einreden, dass der Mensch diesen materiellen Überfluss zum Leben braucht. Sie nehmen den Menschen die Sehnsucht nach dem wahren Lebensglück und überreden sie, sich nur noch um das materielle Leben zu sorgen. Von dieser Angst leben die Versicherungen, die mit den Sorgen und Ängsten der Menschen große Geschäfte machen.

Symbol und Symptom der Sorge um das Irdische

Wer sich nur um materielle Dinge kümmert, muss sich nicht wundern, dass er ständig von der Angst und Sorge getrieben wird, sein Hab und Gut zu verlieren. In dem Moment, da ihn schwere Schicksalsschläge treffen oder sein ganzes Vermögen vernichtet wird, wird er haltlos und arm und bemerkt zum ersten Mal die Sinnlosigkeit und die innere Armut seines bisherigen Lebens. Das Abwehrsystem bricht zusammen, und die Liste seiner Krankheiten wird täglich länger. Hildegard sieht in den Symbolen von Feuer, schwarzen Wolken und Würmern Infektionskrankheiten.

Von der Angst und Sorge ist es nur ein kleiner Schritt zur körperlichen und geistigen Schwäche: Schlaflosigkeit, Nervenschwäche, Depressionen, Pessimismus, Selbstmordgedanken, Schilddrüsenfehlfunktionen, Herz- und Kreislauferkrankungen, Abwehrschwäche mit ständiger Müdigkeit und Erschöpfung. Zielorgan dieser Schwäche ist meistens Magen und Darm mit einer folgenschweren Zerstörung der Darmflora.

Spirituelle Heilung

Die Menschen, die in Sorge und Angst leben und sich von den Zwängen befreien wollen, sollen fasten und sich körperlich fit halten, indem sie in die Sauna gehen und sich abhärten. Im Fasten werden sie eine spirituelle Erfahrung machen, dass weniger mehr ist. Sie werden nicht hungern, obwohl sie so gut wie nichts essen, und ihre Lebensenergie in der tiefsten Tiefe ihrer eigenen Seele entdecken. Wer dieses Kraftzentrum anzapft, hat unendliche Energie und Zugang zur größten Entfaltung seiner göttlichen Persönlichkeit. Wer diese Kraft der Sorglosigkeit durch das Fasten kennengelernt hat, muss sich im Leben keine Sorgen mehr machen, denn es steht alles zur Verfügung: Urvertrauen, Segen, Liebe, Glück und Lebensfreude sowie eine klare Vorstellung davon, was Leben ist und wie es sein soll.

Beschäftigen Sie sich auch immer wieder mit den heilenden Worten des Urvertrauens (Hildegard-Gebet für das Urvertrauen):

»Ich aber habe im Himmel und auf der Erde meine Heimat und lebe mit allen Geschöpfen harmonisch zusammen. Durch mein Wirken besteht das wahre Leben, denn ich bin die Lebenskraft für alles Tun und Dasein. Ich bin der Schatz für alle Gotteskräfte. Ich bin die Freude und Faszination über die Liebe Gottes zum Menschen. Ich bin das Haus für die Sehnsucht nach Gott und erfülle alle seine Erwartungen.

Ich fliege mit meinen Flügeln durchs Universum und erfülle alles mit Gerechtigkeit. Ich steige auf die höchsten Berge, um die Werke Gottes von Angesicht zu Angesicht zu bewundern. Ich suche nichts anderes als Heil und Heilung für alle Menschen. Ich bin das Saitenspiel und der Klang der Zither für die Liebenswürdigkeit Gottes. Ich bin von Kopf bis Fuß von seiner Liebenswürdigkeit durchdrungen.«

Urvertrauen in Aktion

Die Sorge um das irdische Leben ist eine Folge der Instabilität und Heimatlosigkeit. Hinter dieser Furcht verbirgt sich die Sehnsucht nach spiritueller Weisheit, die man sich nicht mit irdischen Schätzen erkaufen kann. Erst die Distanz zum täglichen Lebenskampf und das Urvertrauen geben Mut, alles hinter uns zu lassen und zu neuen Ufern aufzubrechen.

Von einem weisen Inder wird berichtet, dass er eine Wette abschloss: Er wollte ohne Geld eine weite Reise antreten und dennoch auf nichts verzichten. Auf seinem weiten Weg traf er immer wieder Menschen, die er um Hilfe bat. Zu seinem großen Erstaunen wurden ihm fast alle Wünsche erfüllt: Es mangelte ihm weder an Essen und Trinken noch an Unterbringung und Hilfe. Ja noch viel mehr, durch seinen Mut, Fremde anzusprechen, traf er wunderbare Menschen und kam mit ihnen ins Gespräch.

Machen Sie selbst die Probe aufs Exempel. Bitten Sie fremde Menschen um einen Gefallen. Sie werden überrascht feststellen, dass die meisten Menschen nicht Nein sagen, weil sie von Natur aus hilfsbereit sind. Aber beachten Sie, es ist nur ein Spiel, bei dem man eigentlich ein Nein erwartet. Also stellen Sie ruhig hohe Ansprüche, erwarten Sie aber ein Nein, und Sie werden Ihr Wunder erleben.

Weitere Weisheiten über das Urvertrauen finden Sie in der Bibel: Psalm 42 und 55; Matthäus 6, 25–34; 10, 19–20; 1. Petrus 5, 7.

Edelsteintherapie

Der Sardonyx stärkt alle fünf Sinnesorgane und den Verstand. Tragen Sie einen Sardonyxring oder eine Kette mit diesem Stein, und seine Kraft wird alle Ihre Sinnesorgane stärken. Das harmonische Zusammenspiel aller Sinnesorgane ist eine Grundvoraussetzung für die Gesundheit.

28. Sturheit – Umkehr

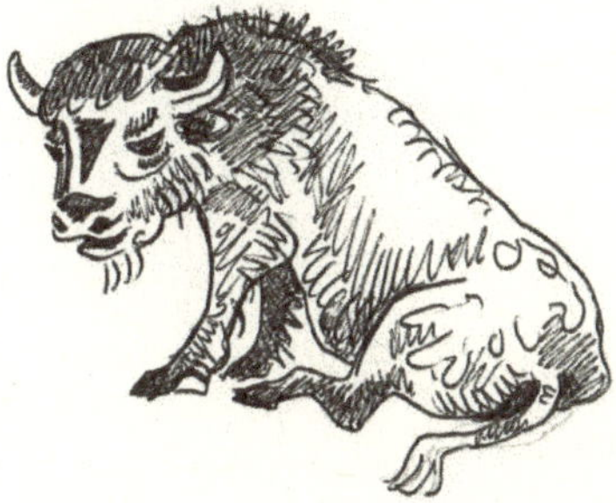 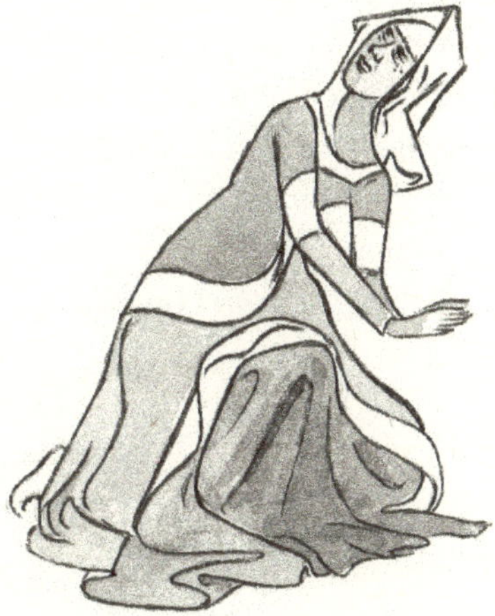

Obstinatio	Compunctio cordis
Verhärtung	Herzklopfen
Starrheit	Erneuerungskraft
Herzenshärte	Herzensgüte
Verschlossenheit	Offenheit
Uneinsichtigkeit	Toleranz
Unfähigkeit zur Veränderung	Wandlungsfähigkeit

Körperliche Störungen: Das achtundzwanzigste Kräftepaar, lokalisiert am vierten Wirbel des zusammengewachsenen Kreuzbeins, steht im Zusammenhang mit Krankheiten und Funktionsstörungen im Bereich des Iliosakralgelenks, der Hoden sowie der Region von den Knien bis zu den Füßen. Der Körper kann mit Hodenkrebs, Infektionsanfälligkeit, Rheuma, Ischialgie, Burn-out-Syndrom, Hormonschwäche, Krampfadern,

Hämorrhoiden sowie mit Arthritis oder Arthrose in Hüft- und Kniegelenken reagieren. Es können Durchblutungsstörungen sämtlicher Organe auftreten, Cerebralsklerose, Gedächtnisschwäche, Verhärtung der Nerven (Multiple Sklerose) und des Bindegewebes mit Fibromyalgie oder Verhärtung sämtlicher Organe. Darüber hinaus auch Schlaganfallgefahr.

Psychotherapie: Fasten, körperliche Abhärtung, Gebete, Niederknien.

Edelsteintherapie: Jaspis.

Was ist Umkehr?

Die Liebe zur spirituellen Umkehr setzt die Kraft frei, einen Neuanfang zu wagen. Mit der »Kunst, umkehren zu können«, eröffnen sich neue Möglichkeiten, die das Leben total verändern. Nur die Umkehr hat die Kraft, Irrwege, falsche Gewohnheiten und Blockaden zu beseitigen, die unsere Welt zu einem Gefängnis gemacht haben. Das Leben ist ständig im Wandel, in unserem Körper werden stets neue Zellen gebildet und alte abgebaut, darin liegt das Geheimnis der Regenerations- und Heilungsmöglichkeit. Hautzellen leben 28 Tage, Blutzellen ca. vier Monate und Knochenzellen drei Monate. In dieser Zeit haben sie sich vollständig erneuert.

Sobald wir uns aber von der Regenerationsquelle trennen, verlieren wir Energie, und das Leben ist in Gefahr. Wir erschöpfen uns bis zum »Burn-out-Syndrom«, und unser körpereigenes Immunsystem bricht zusammen. Über 20 000 Autoaggressionskrankheiten werden Tür und Tor geöffnet. Energieverlust und Trennungen von der Lebensquelle erzeugen Angst und Furcht und viele andere Katastrophen. Angst und Furcht können wir nur überwinden, sofern wir die kosmischen und die göttlichen Kräfte in unserer Seele aktivieren und wieder miteinander verbinden.

Wenn Sie die richtige Verbindung zwischen Körper und Seele, Göttlichem und Menschlichem, Herz und Geist hergestellt haben, kommt es zu einem gewaltigen Vulkanausbruch, der Sie explosionsartig erschüttert und ein starkes Herzklopfen auslösen kann. Hildegard nennt diese Explosion sinnigerweise *compunctio cordis* – »das Herzklopfen« bzw. »das Anrühren des Herzens«. Wir sind erstaunt und sehen plötzlich Möglichkeiten, die uns bisher verschlossen waren. Nur so werden wir aus unserem Koma und Nichtstun erwachen. Die Liebe wird von nun an unser Leben auf allen Ebenen verändern. Jetzt wird die Welt, wie sie ist, unser Arbeitsplatz. Wir fühlen uns auf einmal mit allen Menschen, Tieren, Pflanzen, ja mit der ganzen Schöpfung solidarisch verbunden und empfinden das Leid und die Qual, die Verwüstung und den Horror, den wir uns und der Schöpfung tagtäglich antun. Die göttliche Energie in uns gibt uns die Transformationskraft, unser eigenes Leben und das unserer Umgebung so zu verändern, wie es Gott von uns wünscht.

Das ist es, entweder wir werden lieben, dienen, mit Ehrfurcht die göttliche Gegenwart in allen Geschöpfen sehen und respektieren, oder wir werden alle an der unersättlichen Profitgier, am Nichtstun, Weglaufen und Wegsehen und an der zügellosen Zerstörung dieser unserer Erde zugrunde gehen. Das Herzklopfen ist also keine Krankheit, die man mit Betablockern blockieren soll, sondern ein Aufrütteln Gottes, die ungerechten, lieblosen und chaotischen Zustände dieser Welt durch eigene Aktivität zu verändern.

Destruktive Worte und Bild der Sturheit

Die Sturheit ist halsstarrig wie ein Stier. In seinem breiten Nacken sitzt die Kraft und der Zorn, mit dem er gegen alles losgeht, selbst gegen sein eigenes Leben (Autoaggression).

Die Stiergestalt repräsentiert das versteinerte Herz, das aus Sorge und Angst um das Leben entsteht. Wer innerlich versteinert, gleicht den Toten, die weder hören noch sehen noch durch Gottes Lebenshauch wiederbelebt werden können. Denn die Sturheit ist so bösartig und kalt, dass sie wegen ihrer inneren Gefühllosigkeit nichts erweichen kann:

»... Ich will die ganzen Möglichkeiten des Lebens gar nicht erst kennen. Wenn ich mich aber schon mal über dies oder jenes äußere, dann schlage ich mit Gewalt zu. Auch die Erde ist hart und felsenfest, damit sie nicht von Wind und Wetter zerstört werden kann.

Deshalb bleibe ich bei meinen eigenen Interessen kompromisslos und hart wie Stein. Es stört mich nicht, dass ich nicht mehr weinen kann. Ganz im Gegenteil, viele sind doch schon an ihrem Kummer zugrunde gegangen und in ihren eigenen Tränen ertrunken. Gott schenkt seine Güter eh denen, die er ausgewählt hat (Karma). Warum soll ich mich für etwas abrackern, was ich doch nicht ändern kann? Wenn ich mich bemühe um etwas, was ich doch nicht ändern kann, dann wäre das sinnlos.«

Heilende Worte und Bild der Umkehr

Die Umkehr kämpft gegen die Sturheit und spricht unter Tränen und auf Knien:

»Du bist total auf dem Holzweg, wenn du meinst, es ginge nicht ohne Anstrengung. Selbst die Vögel und die Fische, die wilden Tiere, Würmer und Reptilien mühen sich alle auf dieser Erde für ihr eigenes Dasein ab. Die Jungen fordern von den Alten ihr Futter, und die Erde erbittet ihre Lebenskraft von der Luft und von der Sonne ... Warum kämpfst du so leidenschaftlich gegen Gott?

Ich, die Erneuerungskraft, trinke vom Tau seines Segens und

rufe lächelnd unter Tränen: ›Herrgott, hilf mir!‹ Mit wunderbaren Harfenklängen antworten mir die Engel, wenn ich zu ihm rufe. Daher leuchtet mir die Morgenröte seiner Gnade entgegen. Er gibt mir die Kraft für das Leben, weil ich ihn bitte, er möge mich nicht im Stich lassen. Du aber bekommst nichts von ihm, weil du auch nichts von ihm bittest.«

Organische Auswirkungen der Sturheit

Verhärtung und Hartherzigkeit können zur Erkrankung des autonomen Nervensystems in der Region des Kreuzbeins führen, ganz speziell am dritten Kreuzbeinwirbel. Die hier austretenden Ischiasnerven kontrollieren die Funktion des Herzens, Enddarms, Urogenitalsystems, die Nierenfunktion sowie die Funktion der Geschlechtsorgane. Bei Reizung oder Entzündung der Ischiasnerven ist die Beweglichkeit der Hüften eingeschränkt, die starken Schmerzen strahlen bis in die Oberschenkel, Knie und Füße aus. Gesundheit in dieser Region ist Voraussetzung für Funktion und Durchblutung sämtlicher Organe, besonders von Herz und Gehirn.

Hildegard beschreibt viele Formen der Herzenshärte und Versteinerung durch die Leiden der Welt. Verhärtungen sind Sklerotisierungen, Symbole für eine menschen- und naturfeindliche Umgebung. Manche Menschen sind vollständig sklerotisiert: multiple Sklerose, Alzheimer-Krankheit, Zerebralsklerose, aber auch Versteinerungen des Herzens und der Herzkranzgefäße (Arteriosklerose), die im Herzinfarkt und Schlaganfall enden können.

Hildegard beschreibt bereits vor mehr als 850 Jahren die Ursachen und nennt die Therapie:

»Starrsinnige Menschen haben meistens keinen Respekt mehr vor Gott, weil ihr Herz wie mit Pech verschmutzt ist. Daher reden sie und handeln, als ob es Gott überhaupt nicht gäbe. Sie geben sich auch nicht die geringste Mühe, nach dem Guten zu fragen oder nach der Milde dankbarer Liebe. In ihrer Herzenshärte stehen sie trotzig gegen Gott, weil dieses Laster den Menschen gefühllos und abgestumpft macht. Sie steigen auf die höchsten Höhen einer fragwürdigen Sicherheit, von wo sie keinem Menschen mehr vertrauen. Sie haben auch keine Ahnung mehr von der Herzensgüte einer liebevollen menschlichen Beziehung. Sie schießen ihre Worte wie Pfeile und richten ihre Bosheit mit Vorwürfen auf ihre Mitmenschen, um ihnen absichtlich so viel wie möglich Angst und Schrecken einzuhauchen …

So bringt es dieses Laster auch durch seine erbarmungslose Sprache zum Ausdruck. Ihm leistet die Herzensgüte Widerstand und ermahnt die Menschen, häufig zu Gott aufzuseufzen und ihm treu zu bleiben. Sie zeigt den Menschen, wie sie von Gott alles erbitten und wie sie auf sanfte Weise vor dem Ansturm der bösen Mächte der Herzenshärte befreit werden können.«

Mit der Kunst, umkehren zu können, werden neue Möglichkeiten gesehen, die das Leben wieder lebenswert machen, denn wir warten schon seit zweitausend Jahren wegen unserer Tatenlosigkeit vergeblich auf den neuen Himmel und die neue Erde. Diese Transformation geschieht durch den Willen und die Kraft zur Umkehr.

Vom Ursprung der Sturheit

Die Sturheit beginnt bereits bei der Frage »Wie kann Gott so etwas zulassen?«. Was für ein grausamer Gott, der Menschen opfert, Kriege führt und Kinder sterben lässt und nicht rettend eingreift! Gott hat aber nicht die Schöpfung ins Leben gerufen, damit er sie vernichtet und uns einen Ausgang öffnet, uns von der Welt zu verabschieden. Wir tragen wegen unserer eigenen Lieblosigkeit, Untätigkeit und Sturheit selbst die Verantwortung für die Grausamkeiten gegen das Leben und die Schöpfung, weil wir uns von ihr verabschiedet haben. Nur die von diesen Zuständen profitieren, die Mächtigen und die Reichen, haben ein Interesse, alles beim Alten zu lassen und aus dem Leid und den Schmerzen der Menschen noch Kapital zu schlagen.

Symbol und Symptom der Sturheit

In den Seelen der Hartherzigen herrschen spirituelle Finsternis und Vernichtungswahn wie glühendes Pech und brennender Schwefel. Durch ihre finsteren Gedanken und bösen Taten lagern sich in ihrem Körper Schlacken und Giftstoffe ab, die zur Verhärtung sämtlicher Organe führen können.

Hartherzige Menschen versteinern innerlich und zeigen weder zu sich selbst noch zu anderen Freundlichkeit und Mitgefühl. Leider werden sie meistens erst durch die Krankheiten gezwungen, umzukehren oder neu anzufangen. Oft ist es auch zu spät. 60 Prozent aller Herzinfarktpatienten sterben bereits innerhalb von zwei bis drei Stunden nach der Herzattacke, meistens durch die brutale Öffnung der verstopften Arterien mit Nitroglycerin.

Mit Galgant öffnen sich dagegen die Gefäße nur behutsam und halten den Thrombus, damit er nicht ins Herz abwandert und einen Stillstand auslösen kann. Glücklich, wer Galgant bei sich hat und damit den Infarkt oder Schlaganfall verhüten kann.

Spirituelle Heilung

Wer seine Sturheit und Herzenshärte beseitigen und umkehren will, sollte im Hildegard-Fasten die Nähe zu Gott suchen, der die Quelle jeglicher Liebe ist. Wir haben in uns zu viele selbsterwählte Blockaden, mit denen wir die Hilfsbereitschaft und Herzlichkeit verdrängt haben. Der Heilungsprozess ist nicht leicht. Hildegard empfiehlt Fasten, körperliche Abhärtung sowie Gebete auf den Knien unter Tränen in Reue. Die Reue ist eine wunderbare Kraft, mit aussichtslosen Situationen fertig zu werden und einen Neuanfang zu wagen.

Beschäftigen Sie sich immer wieder mit den heiligen Worten der Umkehrkraft (Hildegard-Gebet für die Umkehr):

»Ich, die Erneuerungskraft, trinke vom Tau seines Segens und rufe lächelnd unter Tränen: ›Herrgott, hilf mir!‹ Mit wunderbaren Harfenklängen antworten mir die Engel, wenn ich zu ihm rufe. Daher leuchtet mir die Morgenröte seiner Gnade entgegen. Er gibt mir die Kraft für das Leben, weil ich ihn bitte, er möge mich nicht im Stich lassen. Du aber bekommst nichts von ihm, weil du auch nichts von ihm erbittest.«

Umkehr in Aktion

Die göttliche Liebe in uns hat die Kraft, alle Zellen in uns zu durchdringen und zu regenerieren. Sie hat die Kraft, das Immunsystem zu stärken, Krebszellen zu beseitigen, den Bluthochdruck zu senken, das Herz rhythmisch schlagen zu lassen, Wunden zu heilen, Schmerzen zu beseitigen und die Hormonregulation zu normalisieren. Chemische Arzneimittel werden durch die Wirkung der Heilenergie meistens vollkommen überflüssig. Das ist eine Tatsache, die viele tausend Hildegard-Patienten selber am eigenen Leib erfahren haben!

Die göttliche und kosmische Liebe ist eine gewaltige Befreiungskraft von allem, was das Leben hindert und blockiert. Immer sind wir es selbst, die sich im Wege stehen, einen neuen Anfang zu wagen. Dabei empfindet jeder selbst in seinem eigenen Herzen genau, was er tun muss, um sein Leben zu ändern, auszusteigen und den ganzen Wahnsinn hinter sich zu lassen.

Aber uns fehlt der Mut zum totalen Loslassen, um uns von unseren Blockaden zu befreien.

Viele müssen erst durch das Tal der Tränen gehen und durch schlimme Krankheiten gezwungen werden, am wirklichen Leben teilzunehmen. Viele schaffen es nie und sterben, bevor sie richtig gelebt haben.

Jeder bekommt im Laufe seines Lebens einmal oder sogar öfter sein Herz zu spüren. Meistens meldet sich unser Herz entweder durch harmloses Herzklopfen oder sogar durch Herzschmerzen, die, wenn sie nicht sofort beseitigt werden, einen lebensbedrohlichen Herzinfarkt auslösen können. Jetzt hat man die Wahl und kann sich chemisch mit Nitroglycerin oder Betablockern weiterhelfen. Aber diese Mittel verstärken die Herzschwäche, können geradezu Herzinfarkt, Schlaganfall und Rhythmusstörungen auslösen. Viel besser, genauso rasch wirksam und ungefährlicher ist die Herzschmerzbeseitigung mit Galgant, einer scharfen Wurzeldroge aus der Ingwerfamilie. Bereits innerhalb von wenigen Minuten verschwinden Herzschmerzen, Herzschwindel und Herzschwäche und so kann man den Herzinfarkt und Schlaganfall verhindern. Über 20 000 Hildegard-Patienten haben ständig Galgant bei sich und konnten sich von der zuverlässigen Wirkung überzeugen.

Weitere Weisheiten zur Umkehr und Erneuerung findet man an folgenden Bibelstellen: Jeremia 15, 19–21; Psalm 51, 12; 98; 109, 21–31.

Edelsteintherapie

Mit einem indischen Blutjaspis können Sie Wunder erleben. Die Jaspiskraft beseitigt funktionelles Herzrasen und Herzschmerzen. Für viele Patienten ist der Jaspis die einzige Hilfe, um Rhythmusstörungen zu beseitigen und in Harmonie zu kommen. Wegen seiner sicheren Wirkung wird er auch der

»Herzschrittmacher der Hildegard-Medizin« genannt. Aber auch andere Schmerzen nach Schlag und Stoß, beginnende Gallenkoliken, Seitenschmerzen und sogar Kopf- und Trigeminusschmerzen verschwinden, wenn Sie den kalten Jaspis auf die Schmerzstelle aufdrücken. Bei Ischiasschmerzen kann man den Jaspis mit medizinischer Seide (Leukosilk) 2–3 Tage auf den Wurzelschmerz aufkleben, bis der Schmerz verschwindet. Nachts kann man den Jaspis an einem Leder- oder Samtband zur Traumregulation umhängen und so Albträume verhüten.

Der Edelstein Jaspis, kalt aufs Herz gedrückt, nimmt dem unruhig schlagenden Herz die überschüssige Energie und wird dabei selbst sehr heiß. Wird er nach dem Abkühlen aufs Herz gedrückt, beseitigt er in kurzer Zeit stressbedingte Herzrhythmusstörungen.

29. Sucht – Freisein von Abhängigkeit

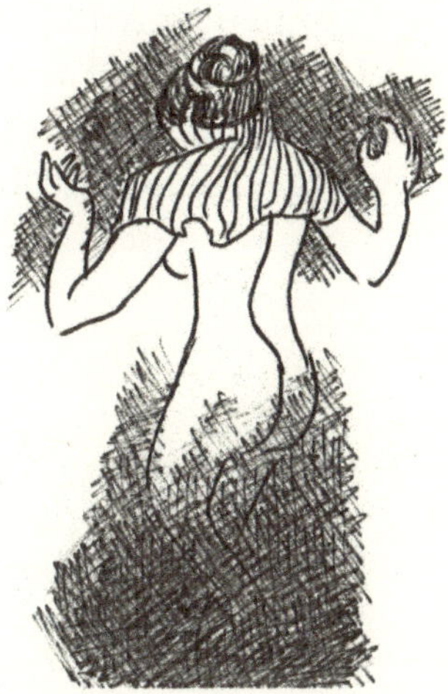

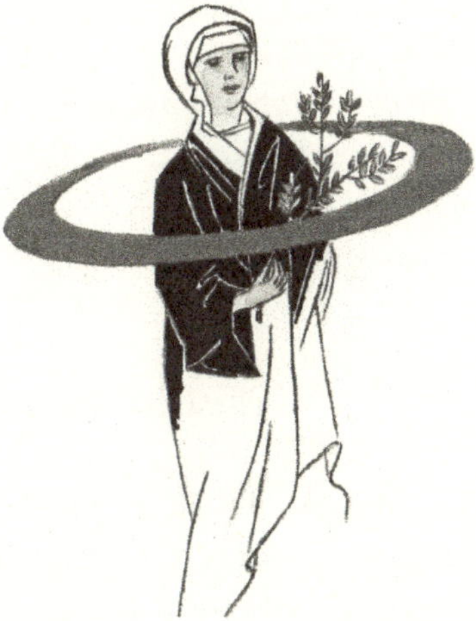

Cupiditas	Contemptus mundi
Abhängigkeit	Befreiungskraft
Zwang	Eigenständigkeit
Besessenheit	Unabhängigkeit
Selbstzerstörung	Lebenswille
Habgier	Genügsamkeit

Körperliche Störungen: Das neunundzwanzigste Kräftepaar, lokalisiert am fünften Wirbel des zusammengewachsenen Kreuzbeins, steht im Zusammenhang mit Krankheiten und Funktionsstörungen im Bereich des Iliosakralgelenks, der Hoden, Prostata, des Uterus, der Unterschenkel, Sprunggelenke und Füße. Der Körper kann mit Autoaggressionskrankheiten, Ischialgie, Hexenschuss, Verstopfung, Prostataleiden, Burn-out-Syndrom, Hormonregulationsstörungen, Menstruationsstörungen, schmerzhaftem oder zu häufigem Harnlassen, Rückenbeschwerden, Suchtkrankheiten, Krebs, AIDS, Rheuma, Krampfaderleiden, Hämorrhoiden sowie mit Arthritis oder Arthrose in Hüft- und Kniegelenken reagieren.

Psychotherapie: Fasten, körperliche Abhärtung, Sozialarbeit, Fürsorge, Diakonie, Verantwortung für die Schöpfung übernehmen.

Edelsteintherapie: Diamant.

Was ist Freisein von Abhängigkeit?

An dieser Stelle geht es um die Suche nach Glück, nach dem »Kick« in unserem Leben, einem schönen Gefühl oder einem Zustand, der uns in irgendeiner Weise zufriedenstellt. Unser Gehirn ist in der Lage, allein durch unsere eigene Vorstellungskraft Glückshormone wie zum Beispiel Serotonin oder morphiumähnliche Substanzen auszuschütten, die uns in eine wunderbare Gemütslage versetzen. Größte Glückseligkeit empfindet jeder Mensch nach einem atemberaubenden sportlichen Erfolgserlebnis (Adrenalinausschüttung), beim Anblick eines Sonnenaufgangs, beim Hören guter Musik, beim Anblick eines bewundernswerten Kunstwerks, in der Gegenwart eines liebevollen Menschen oder in völliger Harmonie mit dem Göttlichen in uns. Viele Menschen suchen diesen Zustand künstlich herbeizuführen, indem sie sich mit Drogen vollstopfen, die dieses Gefühl auslösen können. Dabei entstehen Gewohnheiten, die scheinbar »glücklich« machen, aber einen hohen Preis haben. Sie zerstören nicht nur die Gesundheit, sondern machen auch abhängig mit der Konsequenz, dass wir unsere Freiheit verlieren, und lösen eine Sucht, einen Zwang, eine Manie oder Obsession aus. Keiner zwingt uns, zu rauchen, uns sinnlos zu betrinken, vollzustopfen oder uns totzuarbeiten. Viele verschwenden Zeit und Geld, um den Hunger der Seele nach Glück und Liebe mit materiellen Gütern zu stopfen, die jedoch niemals diesen seelischen Hunger stillen können.

Aber welche ruinösen Folgen haben die Sucht und Habsucht? Sucht und Habsucht sind Schwestern der Herzenshärte und der Sorge um Materielles. Menschen, die den göttlichen Schatz in ihrer Seele nicht kennen, werden von der Sucht nach anderen Ersatzgöttern gepackt, weil sie das Vakuum in ihrer Seele nicht ertragen können.

Die Habgier rennt wie ein hungriger Wolf umher, der überall begierig nach Futter schnappt. Alles, was ihm in die Quere kommt, muss er an sich reißen.

Mit ihren Füßen steckt die Sucht tief in der geistigen und spirituellen Umnachtung, weil sie mit Blindheit für das wahre göttliche Leben geschlagen ist.

Die Sucht redet den Menschen heftiges Verlangen nach allem möglichen Hab und Gut ein. Onkel Dagobert, der wohlhabende Enterich aus Walt Disneys Zeichentrickwelt, hat seine Millionen in einem gepanzerten Tresor untergebracht. Er vergnügt sich damit, in seinem Geld zu baden, zu spielen und zu wühlen. Für Geld würde er alles tun; am allerliebsten möchte er noch mehr Geld haben.

Der Kopf der Sucht ist verschleiert, weil die süchtigen Menschen ihre gierigen Gedanken und Handlungen verbergen und verheimlichen. Niemanden lassen sie wissen, was sie eigentlich in ihrem Herzen bewegt. Der Zugang zum göttlichen Kraftzentrum ihrer Seele, in dem die himmlischen und die irdischen Kräfte zusammenschmelzen, ist ihnen verschlossen. Süchtige Menschen greifen gern nach den geistigen oder materiellen Gütern anderer Menschen.

Destruktive Worte und Bild der Sucht und Habgier

Die Habgier kann ihren Hals nicht voll genug bekommen. Sie bemüht sich außerordentlich, alles Gute, Schöne und Wertvolle an sich zu reißen und ihren eigenen Reichtum zu vermehren. Je mehr sie hat, umso mehr verlangt sie, umso stärker zeigt sich ihre Prahlerei. Die Habgier geht mit der Mode; sie trägt die neuesten Farben der Saison, sie achtet auf ihr Aussehen. Ihre Karriere nimmt sie sehr wichtig und greift nach jeder Aufstiegsmöglichkeit. Das Fernsehen, das Radio, die Tageszeitung und viele Zeitschriften informieren sie ständig und halten sie auf dem neuesten Stand. Sie kennt das Aktuelle in der Welt und auf dem Markt. Sie liebt nicht nur die schönen Sachen, die sie um sich sammelt, sondern möchte auch schön, jung und fit sein wie die hübsche Frau, die sie aus jeder Zeitschrift anlächelt. Die Habgier spricht:

»Ich habe ein riesiges Verlangen nach Vergnügen und eine Lust nach allem wertvollen und prachtvollen Luxus dieser Welt. Ich möchte alles besitzen, was meinen Ruhm und mein Ansehen vermehrt. Mit jeder Extravaganz steigt mein Einfluss und meine Macht bei den Menschen. Ohne Besitz und Luxus wäre ich wie ein untergehendes Schiff ohne Ansehen und Wert. So aber kann ich mit meinen Gütern Gott und den Menschen imponieren und auch an alle anderen angeberisch Almosen verteilen.«

Heilende Worte und Bild der Suchtfreiheit

In Hildegards Vision umgibt ein strahlender Schutzring die Gestalt der Suchtfreiheit, um uns vor den tyrannischen Einflüssen unserer Zwänge, Süchte und Obsessionen zu befreien. Der Strahlenring entsteht durch den schützenden Einfluss der Nähe Gottes und richtet sich gegen die Macht unserer schlechten Gewohnheiten. In ihrer rechten Hand hält die Suchtfreiheit einen grünen Zweig als Symbol der Hoffnung und des Siegs über uns selbst.

Die Suchtfreiheit spricht: »Du, Habgier, bist eine fürchterliche Fessel für die Menschen, weil du mit den irdischen Gütern gedankenlos herumspielst. Diese Suchtgüter dienen nicht dem wahren Vergnügen und verleihen dem Menschen eine fragwürdige Existenz. Schon so viele Generationen haben in ihrer unersättlichen Raffgier nach großen Reichtümern und Schätzen vergeblich Sonne, Mond und Sterne befragt, um ihren materiellen Gewinn zu vergrößern.

Dabei haben die Menschen ihre Astrologen wie Götter verehrt. Was nützten ihnen diese Eitelkeiten? Wo sind heute ihre Reichtümer, Schätze und ihr Besitz? Im Nichts! Dort leiden sie unter den Folgen ihrer materiellen Gewinnsucht, da sie sich nicht vom Feuer des Heiligen Geistes befreien ließen und nicht nach himmlischen, sondern nach irdischen Schätzen strebten.

Ich aber wohne mit all meinem Sinnen und Trachten in der Nähe des Heiligen Geistes und richte mein Leben nach dem Willen Gottes aus. Ich wandere auf seinen Pfaden und verehre ihn wie einen Vater. Ich verlasse mein Verlangen nach irdischen Lüsten und spreche offen über meine Abhängigkeiten und Süchte. Wenn mich die irdischen Süchte überkommen, so suche ich leidenschaftlich die Kraft des Heiligen Geistes, um wieder nüchtern zu werden ... Ich brauche nur das, was mich maßvoll am Leben erhält. Der materielle Überfluss hält mich von meiner Sehnsucht nach Gott ab. Ich erröte, wenn mich die Sucht überkommt, und antworte ihr mutig: ›Du hast keine Macht über mich und kannst mich auch nicht erlösen!‹ Ich verabscheue die Täuschung durch die Sucht, denn sobald mich das Feuer des Heiligen Geistes entzündet, verschwinden in mir alle irdischen Abhängigkeiten. So dringe ich im Höhenflug bis zur Freiheit empor.«

Das Feuer des Heiligen Geistes, das in unserer Seele brennt, verbrennt die Fesseln, um uns aus unserem selbstgewählten Gefängnis zu befreien. Alleinige Voraussetzung ist der Mut, unsere Sucht und Abhängigkeit offen beim Namen zu nennen, und der Wille zur Änderung. Das gelingt am besten, wenn wir uns Gott als eine noch stärkere Kraft als dem Suchtzwang ausliefern. Diese Partnerschaft zwischen Mensch und Gott ist wie ein Hochzeitsfest, und die Frucht dieser Partnerschaft ist eine neue Existenz. Wir werden durch Gott veredelt, gottähnlich und nehmen an dem teil, was Gott mit allen Geschöpfen immer tut: überschwenglich lieben und dienen, trösten, heilen, tanzen, singen und am Fest des Lebens teilnehmen. Unser Leben bekommt von nun an einen ganz anderen Sinn, nämlich Diener, Helfer und Täter dieser göttlichen Liebe zu sein.

Organische Auswirkungen der Sucht

Begierde, Sucht und Abhängigkeit können zur Erkrankung des autonomen Nervensystems in der Region des Kreuzbeins führen, ganz speziell am fünften Kreuzbeinwirbel. Die hier austretenden Ischiasnerven kontrollieren die Funktion des Enddarms und des Urogenitalsystems, die Nierenfunktion sowie die Funktion der Geschlechtsorgane. Nierenschwäche und Kreislaufversagen führen zu Wasseransammlungen im ganzen Körper, die zu Ödemen in den Beinen und schließlich auch zur Erstickung bei Lungenwassersucht führen kann. Die Nerven dieser Region kontrollieren auch die Beweglichkeit der Hüften, die Muskeln der Oberschenkel, Knie und Füße sowie die Venen und Arterien der Beine. Gesundheit in dieser Region ist Voraussetzung für Funktion und Durchblutung sämtlicher Organe.

Vom Ursprung der Sucht

Tyrannische Dämonen treiben die Menschen in die Sucht und Abhängigkeit und zeigen ihnen, wie man unersättlich wird. Die

Süchte sind zahlreich und grenzenlos. Alle Mittel sind recht, um uns abhängig und süchtig zu machen. Das beginnt schon mit koffeinhaltiger Cola für Kinder, Geschmacksverstärkern in Lebensmitteln, künstlichen Süßungsmitteln wie Saccharin, die das Hungerhormon Insulin ausschütten, und geht über Bohnenkaffee oder Alkohol, die süchtig machen, bis hin zu Arzneimitteln, die ebenfalls ein hohes Suchtpotenzial haben. Die dämonischen Mächte sind zahlreich und in allen Aspekten des Lebens tätig, um Erfahrungen auf politischem, sozialem, religiösem und sexuellem Gebiet zu machen.

Symbol und Symptom der Sucht

Hildegard sieht in den Seelen der Süchtigen gewaltige, tiefe, kochende Gewässer, womit die Menschen von ihren brennenden Leidenschaften geplagt werden. Bösartige, üble Würmer, Infektionen, Entzündungszustände und Ödeme plagen ihre schwachen Körper. Das Wassersymbol kennzeichnet die Wassersucht, die schließlich zu Erstickungsanfällen führen kann.

»Ich sah ein gewaltiges, tiefes und breites Gewässer, das kochte mit gewaltigem Feuer. Darin wimmelte es von bösartigen Geistern und vielen Würmern. Hierin wurden die Seelen der habgierigen Menschen gereinigt, die sich zu Lebzeiten der Sucht und Begierde ausgeliefert hatten und sich auf Teufel komm raus auf Kosten der anderen Menschen bereicherten.

Sie mussten wegen ihrer unersättlichen Gier, die sie in sich hatten, die Wassermassen und Hitze aushalten. Die üblen Würmer peinigten sie wegen der Schärfe, mit der sie diese Leidenschaft ausgeübt hatten. Und wegen des Eifers, mit dem sie dieses Laster betrieben hatten, wurden sie von den bösartigen Geistern in die feurigen Dämpfe des kochenden Wassers versenkt.«

Süchte, Abhängigkeiten, neurotische Angewohnheiten, Zwänge und Besessenheit sind Dämonen, die niemand aus eigener Kraft wieder loswerden kann. Dazu braucht man spirituelle Hilfe und Mitwirkung. Diese Kräfte stehen jedem von Geburt an in unserer göttlichen Seele zur Verfügung. Diese Befreiungskräfte Ihrer Seele können Sie durch praktische Übungen wecken wie Fasten, Beten und bedingungslose Taten der Mitmenschlichkeit. Durch die aktive Teilnahme an den Liebeswerken Gottes wird das Opfern unserer Süchte und Begierden gering im Vergleich zu dem Geschenk, das wir im Austausch dafür bekommen: Freiheit, Unabhängigkeit, Souveränität und Kraft, mit unseren Talenten und Gaben bei anderen Menschen Liebe zu erwecken und am göttlichen Leben teilzunehmen.

Wer seine Habgier, Sucht und Obsession beseitigen will, sollte im Hildegard-Fasten die Vereinigung mit Gott in seiner eigenen Seele suchen, anderen Mitmenschen hilfreich zur Seite stehen und sich körperlich, zum Beispiel in der Sauna, abhärten.

»Daher sollen die Menschen die Dämonen, die sie zur Leidenschaft angefeuert haben, wieder abschütteln, damit sie die Folgen der Suchtkrankheiten vermeiden. Sie sollen sich im Fasten üben und körperlichen Abhärtungen praktizieren und ihre Schwächen durch Opfergaben und gute Taten an Armen und Bedürftigen wiedergutmachen.«

Beschäftigen Sie sich auch immer wieder mit den heilenden Worten der Suchtfreiheit (Hildegard-Gebet für die Suchtfreiheit):

»Ich aber wohne mit all meinem Sinnen in der Nähe des Heiligen Geistes und richte mein Leben nach seinem Willen aus. Ich wandere auf seinen Pfaden und verehre ihn wie einen Vater und eine Mutter. Ich verlasse mein Verlangen nach irdischen Lüsten und spreche offen über meine Abhängigkeiten und Süchte. Wenn mich die irdischen Süchte überkommen, so suche ich leidenschaftlich die Kraft des Heiligen Geistes, um wieder nüchtern zu werden ... Der materielle Überfluss hält mich von meiner Sehnsucht zu Gott ab. Ich erröte, wenn mich die Sucht überkommt, und antworte ihr mutig: ›Du hast keine Macht über mich und kannst mich auch nicht erlösen!‹ Ich verabscheue die Täuschung durch die Sucht, denn sobald mich das Feuer des Heiligen Geistes entzündet, verschwinden in mir alle irdischen Abhängigkeiten. So dringe ich im Höhenflug bis zur Freiheit empor.«

Freisein von Abhängigkeit in Aktion

Es gibt zwei Wege in die Freiheit: einen spirituellen mit Hilfe der Kräfte unserer Seele und einen schmerzreichen durch eigene leidvolle Erfahrung mit den Krankheiten.

Menschen, die sich von ihren Süchten und Leidenschaften befreien wollen, brauchen eine Kraft, die noch stärker ist als ihre Sucht; und das ist die Kraft Gottes in unserer Seele.

Wir sind von Natur aus reichlich mit allem beschenkt, was uns heilt, rettet, befreit von allem, was uns krank, süchtig, abhängig oder kaputtmacht. Wir haben in uns alle Fähigkeiten, ein gesundes und glückliches Leben zu führen, wenn wir diese göttliche Kraft in unserer Seele zum Einsatz bringen. Alles ist möglich, sofern wir uns mit dieser spirituellen Energie verbinden. Das setzt aber voraus, dass wir das auch wirklich wollen. Wir müssen uns entscheiden, ob wir weiter in unserem selbstgewählten Gefängnis hocken bleiben oder uns mit Hilfe der göttlichen und kosmischen Kraft von unseren Fesseln befreien wollen. Das geschieht im Fasten.

Der zweite Weg in die Freiheit der Kinder Gottes ist die Ochsentour, lebensgefährlich und sehr schmerzlich, weil sie mit Leiden, Süchten und Qualen gepflastert ist. Der Fahrpreis ist sehr hoch, es kann uns das Leben und die Gesundheit kosten, und trotzdem gehen die meisten Menschen diesen Leidensweg. Jeder kennt die katastrophalen Folgen vom Rauchen und Alkohol, die in Lungenkrebs und Leberzirrhose enden, und dennoch greifen viele freiwillig zu Nikotin und Alkohol. Ähnlich ist es mit allen anderen Suchtmitteln, die uns fernseh-, arbeits-, koffein- oder drogensüchtig machen können. Selbst Arzneimittel können eine Sucht auslösen und beim Absetzen Entzugserscheinungen auslösen, die grauenhaft sind.

Beim Fasten kann man sich meistens freiwillig von all diesen Süchten trennen, weil im Fasten die meisten Arzneimittel überflüssig werden und weder geraucht noch getrunken oder sonst etwas konsumiert werden braucht. Bereits nach einer Woche beginnt die befreiende Wirkung des Fastens, und mit der Zeit verliert man die zwanghafte Gier nach all diesen Substanzen.

Die folgenden Mittel haben sich bei diesen Süchten als Alternative bewährt:

- *Nikotin:* Jeweils eine Galganttablette vor dem Rauchen langsam im Mund zergehen lassen – danach schmeckt keine Zigarette mehr!
- *Alkohol, Wut, Zorn, Tobsucht:* gelöschter Wein. Dazu eine Tasse guten Bio-Wein 2 Minuten lang kräftig aufkochen. Mit den Blasen verkocht der Alkohol auf einen Restgehalt von weniger als 3 Prozent. Eine halbe Tasse Wasser hinzufügen. Warm schluckweise trinken. Ein exzellentes Entziehungsmittel für Alkoholiker! In 100 Milliliter gelöschtem Wein sind weniger als 3 Prozent Alkohol, das heißt 300 Milligramm. Diese Menge ist in jedem Apfelsaft, der für einige Zeit an der Luft steht und mostet, und löst keinen Alkoholismus aus!
- *Esssucht:* Diamant an einer Goldkette als Appetitzügler im Mund halten.
- *Starke Sinnlichkeit, sexuelle Überreizung:* Kubebenpfeffer (3–5 Körner täglich kauen) transformiert die Glut der Begierde in Fröhlichkeit.

- *Drogensucht:* Verbinden Sie sich mit der Gegenwart Gottes in Ihrem Herzen, indem Sie mit ihm reden wie mit einem Freund. Entdecken Sie im Hildegard-Fasten die göttlichen Kräfte Ihrer eigenen Seele und transformieren Sie Ihre Sucht mit dem wunderbaren Wunsch, unabhängig und frei zu sein.

Bisher haben Sie oft vergeblich versucht, sich von Ihren Süchten und Begierden zu befreien, und haben erfahren, dass wir Menschen viel zu schwach sind, dieses Gefängnis unserer Süchte zu sprengen. Von nun an kennen Sie aber die Kraftquellen in unserer Seele, und mit dieser Hilfe können wir alles schaffen, alles befreien und alles ändern, was für uns bisher unmöglich war, weil wir nun nicht mehr dieses tote, kalte Herz haben, sondern ein Herz, das von der Liebe Gottes getrieben wird.

Weitere Weisheiten zur Suchtfreiheit finden Sie in der Bibel: Johannes 8, 31; 1. Korinther 14, 1; 2. Korinther 3, 17; Psalm 40; 42; 73, 23–28.

Edelsteintherapie

Der Diamant beseitigt den Heißhunger und hilft gegen alle Formen von Ess-, Trink-, Nikotin- und Drogensucht.

Befestigen Sie einen Rohdiamanten mit einer goldenen Fassung wie einen kleinen Ring und tragen Sie ihn immer bei sich. Stecken Sie den Diamanten im Moment einer Schwäche oder Versuchung in den Mund und warten Sie eine kleine Weile. Die Kraft des Diamanten ist sehr stark und wird Ihnen helfen, bewusster mit den Versuchungen umzugehen. Der Diamant wird Sie daran erinnern, dass auch alle anderen Menschen immer wieder aus Süchten ausgestiegen sind und sich mit Gottes Hilfe davon befreit haben.

30. Disharmonie – Harmonie

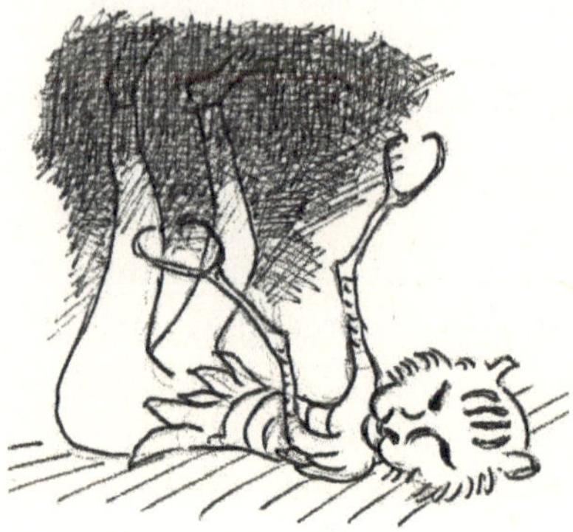

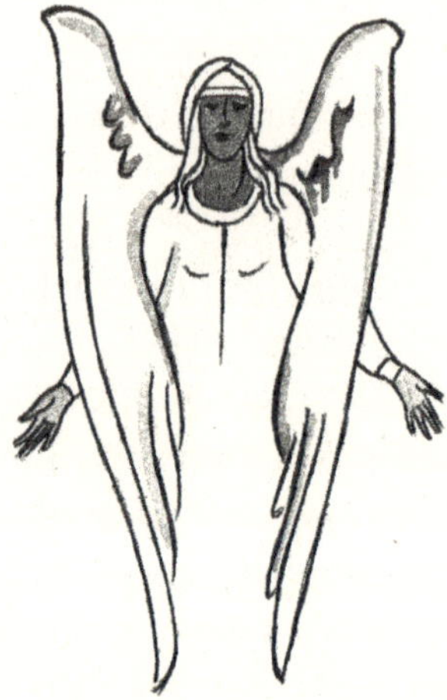

Discordia	Concordia
Dissonanz	Einklang
Zerrissenheit	Einigkeit
Unversöhnlichkeit	Versöhnung
Feindschaft	Freundschaft

Körperliche Störungen: Das dreißigste Kräftepaar, lokalisiert am ersten Wirbel des zusammengewachsenen Steißbeins, steht wie auch alle folgenden Kräftepaare in Zusammenhang mit Krankheiten und Funktionsstörungen im Bereich des Iliosakralgelenks, des Enddarms, der Ovarien, des Uterus, der Hüftknochen, des Gesäßes sowie der Region von den Knien bis zu den Füßen. Der Körper kann mit Burn-out-Syndrom, Hormonregulationsstörungen, Menstruationsstörungen, Autoaggressionskrankheiten, Krebs, Immunschwäche, Infektionsanfälligkeit, Rheuma, Ischialgie, Krampfadern, Hämorrhoiden sowie mit geschwollenen Knöcheln, schwachen Sprunggelenken, kalten Füßen, schwachen Beinen, Wadenkrämpfen, Durchblutungsstörungen, Arthritis oder Arthrose in Hüft- und Kniegelenken reagieren.

Psychotherapie: Fasten, harte körperliche Abhärtung, Verzicht auf Luxus und Komfort.

Edelsteintherapie: Chalzedon.

Was ist Harmonie?

Harmonisch klingt ein Symphonieorchester mit achtzig bis hundertzwanzig Musikern auf über zwanzig verschiedenen Instrumenten, die aufeinander hören und wunderbar zusammenspielen. Harmonisch sind die Schönheit in der Natur, die vielfältigen Landschaften und die überreiche Vielfalt von Pflanzen und Tieren. Harmonie entsteht, wenn Unterschiede zusammengefügt werden, und Schönheit, wenn wir einen Wohlklang, eine Harmonie, einen Einklang wahrnehmen. Die ganze Schöpfung ist eine klingende singende Symphonie, der eine göttliche Symmetrie zugrunde liegt. Hildegard hat die Harmonie des Universums als »Symphonie der Harmonie der himmlischen Geheimnisse« gehört und als Singspiel wiedergegeben. Ihre Musik ist immer zugleich himmlisch und irdisch, die sich im Jubelklang der Stimmen und Instrumente ausdrückt. Musik ist stets der höchste Ausdruck eines Lobgesangs und eine Teilnahme am himmlischen Lobgesang der Engel.

Für Hildegard ist die Harmonie ein Schlüsselbegriff für den Zustand der Seele und des Universums. Die menschliche Seele ist harmonisch *(symphonialis)* gestimmt. Diese harmonische Eigenschaft unserer Seele verdanken wir der Anwesenheit der Gottheit im Menschen. Sobald wir uns mit der himmlischen Harmonie verbinden, strahlt sie durch alle unsere Gedanken, Gefühle, Taten und Aktionen. Von nun an engagieren wir uns für die Harmonie und stellen all unser Tun unter den Aspekt der Harmonie.

Menschen, die miteinander zurechtkommen, sind »ein Herz und eine Seele« in allen Bereichen ihres Lebens. Ihr Herz schlägt im Gleichklang, und sie können die Schwierigkeiten der Welt viel besser meistern. Wo sich aber Selbstsucht und Habgier melden, folgt die Zwietracht und blockiert die Menschen auf dem Weg zu ihrem Glück. Die Zwietracht ist diabolisch (vom griechischen *diabállein* = »entzweien, verleumden«, eigentlich »auseinanderwerfen«).

Die Disharmonie macht uns krank, belastet das Herz und führt zu Herzrhythmusstörungen. Im Verlauf unseres Lebens wird unsere Ausstrahlungskraft auch durch Stress, Überarbeitung, Störfelder oder durch andere Menschen verbraucht, so dass es zuweilen zu totalem Energieverlust kommen kann. Hierdurch können lebensbedrohliche Krankheiten ausgelöst werden wie zum Beispiel Herzinfarkt, Schlaganfall oder der Zusammenbruch unserer Abwehrkraft mit fatalen Folgen. Krankheiten sind immer ein Zeichen dafür, dass der Energiefluss zu den göttlichen und kosmischen Quellen unterbrochen ist. Wenn sich die Menschen von der göttlichen Energiequelle entfernen, besteht oft Lebensgefahr und ein Zustand von Disharmonie.

Destruktive Worte und Bild der Disharmonie

Hildegard bezeichnet die Zwietracht als Folge der Habgier und Sucht. Die Zwietracht sieht aus wie ein Mensch mit gekrümmten Beinen, die in der Finsternis baumeln. Sie hat einen Leopardenkopf, wobei der übrige Körper wie ein Skorpion aussieht. Diese Symbole repräsentieren die Gewalt ihrer Hetzreden, mit denen sie alle zum Widerspruch reizt und verwirrt. Ihr Ziel ist Aufruhr und Gewalt, Umsturz und Revolution. Die Zwietracht lebt im Norden, weil der Norden nicht von der Sonne erhellt wird und das Symbol der Finsternis ist. Die Finsternis ist der Tummelplatz der Zwietracht und Disharmonie:

»... Wozu ist der Norden? Die Finsternis kommt aus dem Norden und wird dort niemals von der Sonne verdrängt. Der Norden schützt alles Unheil, was in der Schwärze der Dunkelheit geschieht. Was können schon die Vögel unter dem Himmel, die wilden Tiere und die übrigen Geschöpfe tun? Und was können schon die Fische im Wasser? (Sie alle tun nur das, was sie instinktiv von Natur aus tun.) Ich aber lebe mit ihnen allen zusammen und entscheide, was mit ihnen geschieht. Dabei nutze ich alle aus: Ausbeuter und Ausgebeutete, Reiche und Arme. Ich hasse diese ekelhafte Menschheit und helfe niemandem. Ich tue nur, was mir gefällt. So soll doch jeder tun, was er für richtig hält.«

Wo sich die Menschen fanatisch bekämpfen, sich mit Vorurteilen begegnen oder sich gegenseitig mit Kritik überschütten, findet ein Machtkampf um die Vorherrschaft statt. Aber der Preis für die Machtausübung ist gewaltig, es kann uns das ganze Leben, die harmonischen Beziehungen, die Liebe, Vitalität und die Gesundheit kosten. Die Folgen sind katastrophal und können in Krankheit, im Streit, in der Disharmonie und Trennung enden.

Heilende Worte und Bild der Harmonie

»Du Scheusal, was redest du für einen Unsinn? Wie kannst du Sonne, Mond und Sterne beherrschen und vernichten? Niemals! Ein Funke der Sonne könnte dich schon vernichten. Du stürzt bereits in die Hölle, aus der du mit deiner Streitsucht stammst. Was kannst du tun? Noch nicht einmal eine Maus lebendig machen. Von dir geht nur Zank und Streit aus. Selbst wenn du noch so fluchst, kannst du niemanden damit zerstören, sondern schadest dir allein am meisten.

Wie ein Ochse seinem Herrn dient, so musst auch du den Karren Gottes aus dem Dreck ziehen. Du bist doch total nutzlos. Du störst nur, weil du die Schöpfung in Unordnung bringen willst. Denn du hast nichts zu bieten. Gott kannst du nicht schaden, weil er die Gerichtsgewalt über dich hat ...«

Organische Auswirkungen der Disharmonie

Disharmonie, Zwietracht und Streit können zur Erkrankung des autonomen Nervensystems in der Region des Kreuzbeins führen, ganz speziell am ersten Steißbeinwirbel. Die hier austretenden Ischiasnerven kontrollieren die Funktion des Enddarms, des Urogenitalsystems, die Nierenfunktion sowie die Funktion der Geschlechtsorgane. Dieselben Nerven dieser Region regeln auch die Beweglichkeit der Hüften, die Muskeln der Oberschenkel, Knie und Füße sowie die Venen und Arterien der Beine. Gesundheit in dieser Region ist Voraussetzung für die Funktion und Durchblutung sämtlicher Organe.

Vom Ursprung der Disharmonie

Die Menschen werden von den Dämonen zur Disharmonie und zur Zwietracht angetrieben. Hildegard hörte und sah einen Menschenhaufen, der rücksichtslos aufeinander einschlug:

»Ich sah in der Menge noch andere Kräfte und hörte sie mit großem Geschrei rufen: ›Luzifer ist unser Herr, und keiner kann uns besiegen, solange wir bei ihm sind!‹ Diese Dämonen verführen die Menschen zur Zwietracht und überreden sie zur Uneinigkeit. Sie feuern die Menschen an, sich zu streiten und vor der Tugend der Harmonie zu fliehen.«

In einer Welt ohne göttliche Wurzeln sind die Menschen auf allen Gebieten ihrer politischen, sozialen, emotionalen und sexuellen Existenz der Willkür von dämonischen Mächten ausgeliefert. Sie üben immer mehr Herrschaft und Kontrolle über Menschen und Märkte aus, wobei die Armen immer ärmer und die Reichen immer reicher werden. Mit Hilfe von Propaganda und einer von Geld beherrschten Wissenschaft werden die Menschen durch künstlich erzeugte Krankheiten infiziert und in Angst und Schrecken versetzt: Borreliose von den Nazis als Biowaffe aus Syphilis gezüchtet, HIV-Virus durch Polioschluckimpfung in Afrika verbreitet, aus Vogelgrippe H5N1 Schweinegrippe H1N1 gezüchtet und ausgesetzt usw... Die Profitmacher haben Hochkonjunktur mitten in der Wirtschaftskrise.

Symbol und Symptom der Disharmonie

Die Krankheitssymbole, die Hildegard als Folge einer disharmonischen Lebensführung sieht, sind Wechselzustände von Feuer und Finsternis, hier wimmelt es von schrecklichen »Würmern«. Die Zwietracht treibt die Menschen zur Bosheit, zu Streit und Zank, Mord und Totschlag. Die seelischen Belastungen manifestieren sich in verschiedenen Krankheitsbildern: Depressionen, Psychosen, Lebensangst, Autoaggressionen, Ischialgien, Venenentzündungen und die vielen Virusinfektionen von Epstein-Barr bis HIV und HPV:

»Ich sah ein gewaltiges Feuer, neben dem eine dichte Finsternis aufstieg; darin wimmelte es von schrecklichem Gewürm und bösartigen Geistern. Hier wurden die Seelen derjenigen gereinigt, die sich zu Lebzeiten der Zwietracht ausgeliefert hatten.

Sie mussten aus dem Feuer in die Finsternis getrieben werden und von ihr wieder ins Feuer, weil sie unaufhörlich miteinander stritten. Sie mussten auch im Feuer brennen, weil sie durch ihre Zwietracht überall Bosheit, Zank und Streit verbreiteten. Sie wurden von der Finsternis gepeinigt, weil sie viele Menschen durch ihre Untaten geschädigt und verletzt hatten. Die beschriebenen Würmer griffen sie an und peinigten sie, weil sie durch ihre Laster mit äußerster Grausamkeit gegen die Menschen vorgegangen waren.

Sie wurden immer wieder vom Feuer in die Finsternis getrieben und von der Finsternis ins Feuer, weil sie viele Menschen in die Irre geführt hatten.«

Spirituelle Heilung

Gott hat die Welt nicht geschaffen, damit sich die Menschen gegenseitig betrügen, bekämpfen oder auf Kosten aller anderen bereichern, sondern damit wir Botschafter des harmonischen Zusammenlebens werden. Dazu brauchen wir aber zunächst selbst sowohl das äußere als auch das innere Gleichgewicht. Das geschieht am besten im Hildegard-Fasten, wo Leib und Seele Gelegenheit haben, aufeinander zu hören. Beim Fasten normalisieren sich viele organische und hormonelle Funktionsstörungen, weil unser Körper nicht von außen belastet wird. Während des Fastens normalisiert sich meistens der Blutdruck, der Glukose- sowie der Cholesterinspiegel. Daher werden im Fasten die meisten chemischen Arzneimittel überflüssig. Hilfreich ist körperliche Abhärtung, zum Beispiel durch die Saunatherapie, und viel Bewegung in frischer Waldluft.

Beschäftigen Sie sich immer wieder mit den heilenden Worten der Harmonie (Hildegard-Gebet für die Harmonie):

»Ich möchte Gott und seine Harmonie stets mit reinem Herzen umarmen und mich an seiner Gerechtigkeit erfreuen ...«

Harmonie in Aktion

Harmonie löst immer ein Gefühl von Glückseligkeit und Wohlbefinden aus. Harmonie schafft eine gute Atmosphäre, in der sich jeder wohl fühlen kann. Gute harmonische Schwingungen kann man durch Edelsteine verstärken. Jeder Edelstein hat eine harmonische Eigenschwingung, die Störfelder zu beseitigen vermag. Kaiser, Könige und Päpste verstärken ihre persönliche Ausstrahlung durch das Tragen von Edelsteinkronen und Ringen. Zeremonienplätze und Kirchen wurden früher auf Orten der Kraft mit möglichst großer Ausstrahlungsenergie erbaut. Feng Shui ist die asiatische Kunst, in Haus und Garten eine möglichst gute Harmonie zu verbreiten. Harmonie ist eine Eigenschaft des Universums. Wenn wir ein harmonisches Leben haben wollen, müssen wir erst selbst zur inneren Harmonie kommen. In der Tiefe unserer Seele ist die göttliche Harmonie verborgen. Sie ist ein Erkennungszeichen der Christuskraft, die direkt mit Gott verbunden ist. In dem Moment, da Sie sich in der tiefsten Tiefe Ihrer Seele mit der harmonischen Kraft verbinden, stellt sich das innere Gleichgewicht von ganz allein ein. Dort, wo man sich verletzt, können Sie heilen, wo gestritten wird, stiften Sie Frieden, Feindschaft verwandeln Sie in Freundschaft und Hass in Liebe.

Eine sehr schöne Vorbereitung zur inneren Harmonie ist ein Spaziergang oder eine »Geh-Meditation«, wie sie auch Mönche praktizieren. Sie schreiten langsam, Hände auf dem Bauch oder Rücken, langsam im Kreuzgang, am Strand oder durch die Felder, wobei Sie jeden Schritt behutsam ausführen.

Weitere Weisheiten zur Harmonie findet man in der Bibel: Psalm 133; Johannes 17, 22; Galater 3, 26; Epheser 4, 2–6.

Edelsteintherapie

Der blaue Chalzedon schützt vor täglichem Stress und Attacken, die uns aus unserer Fassung bringen, zum Beispiel beim Autofahren. Er hilft uns, mit Beleidigungen und Demütigungen besser umzugehen, um großzügig über Kleinigkeiten hinwegzusehen, die uns normalerweise umhauen. Wir können uns mit dem Chalzedon besser distanzieren und uns unter Kontrolle halten.

Der Chalzedon hat die blaue Farbe der Engel und verleiht Ihnen Geduld. Tragen Sie ein Chalzedonarmband oder eine Chalzedonkette, und Sie können von niemanden so schnell aus Ihrer inneren Harmonie gebracht werden.

5. Lebensstation: Das Alter

Der kosmische Christus blickt rundum ins All und erblickt die letzten fünf Tugenden. Er steht mit beiden Füßen unter der Erde. Hildegard nennt diesen Ort »die Werkstatt Gottes«, wo alles Leben vorbereitet und gefestigt wird, wie z.B. im Winter die Wachstumsstoffe in den Wurzeln der Bäume für den Frühling. Die letzten fünf Tugenden sind symbolisch mit unseren Füßen und den fünf Zehen verbunden. Wir belasten den Fuß mit unserem gesamten Körpergewicht, eine architektonische Meisterleistung und ein Wunder. Mit seinen Füßen, die die fünf Tugenden symbolisieren, leitet er alle Weltelemente, die sich über, unter und auf der Erde befinden.

Von nun an gehen wir unserem geistigen Höhepunkt entgegen, um das Maximum unserer Lebensfreude und Lebensqualität zu erreichen.

Alles, was wir an Lebenserfahrungen angesammelt haben, können wir jetzt in Spiritualität und Weisheit umwandeln. Es macht uns nichts mehr aus, wenn uns alle möglichen Verletzungen und Gemeinheiten treffen, wir lassen sie einfach abprallen. Es ist nicht mehr unser Problem, wenn sich einer nicht benehmen kann. Wir wünschen ihm einfach alles Gute und gehen vorüber.

Auch hier gibt es wieder zwei Wege, wie wir das Ziel erreichen, über die Ochsentour durch die »Laster« oder auf dem goldenen Weg der »Tugenden«. Dank unseres freien Willens sind wir für unsere Entscheidungen selbst verantwortlich, aber aufgrund unserer Lebenserfahrung wissen wir, dass der »Lasterweg« sehr gefährlich ist und durch viele Krankheiten und Kümmernisse führen kann. Brauchen wir wirklich erst einen Herzinfarkt, ein Tumorleiden oder eine Polyarthritis, um klug zu werden? Viele Kranke berichten, dass sie in den schwersten Stunden ihres Lebens die stärksten Gotteserfahrungen gemacht haben.

Der positive Lebensweg hängt vollständig von unserer Kunst ab, die Schwächen und das Leid der alten Tage in Stärken und Schönheiten umzumünzen und nicht im Leid stecken zu bleiben.

Kein Mensch kann sich im Laufe seines Lebens der Traurigkeit entziehen. Doch soll er alle Mittel in Bewegung setzen, um nicht in der Traurigkeit zu ertrinken. Probleme und Konflikte sind dazu da, um dahinter Lösungen zu finden und neue Türen zu öffnen, die uns bisher verschlossen waren. Oft beginnt ein neues Leben erst nach großen Katastrophen. Die Lebenswiderstände sind dazu da, an ihnen zu wachsen und noch lebenstüchtiger zu werden.

31. Respektlosigkeit – Ehrfurcht

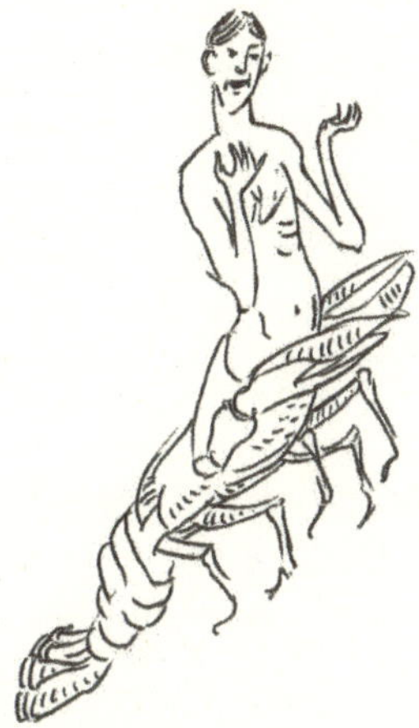

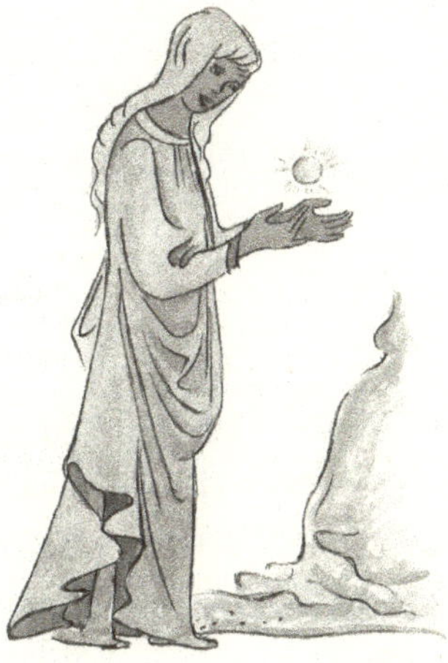

Scurrilitas	Reverentia
Verachtung	Wertschätzung
Geringschätzung	Anerkennung
Missachtung	Ehrerbietung
Erniedrigung	Verehrung
Rücksichtslosigkeit	Rücksicht

Körperliche Störungen: Das einunddreißigste Kräftepaar, lokalisiert am zweiten Wirbel des zusammengewachsenen Steißbeins, steht in Zusammenhang mit Krankheiten und Funktionsstörungen aller Nervenpaare aus dem Steißbein. Dazu gehören Burn-out-Syndrom, Hormonregulationsstörungen, Menstruationsstörungen, Autoaggressionskrankheiten, Infektionsanfälligkeit, chronische Verstopfung, Immunschwäche, Präkanzerose, Krebs, Pilzinfektionen, Rheuma, Ischialgie, Krampfadern,

Schmerzen im Bereich der Hüft- und Kniegelenke, Hämorrhoiden sowie Arthritis oder Arthrose in Hüft- und Kniegelenken.

Psychotherapie: Fasten, körperliche Abhärtung, Einsamkeit, Stille.

Edelsteintherapie: Amethyst.

Was ist Ehrfurcht?

Die Würde des Menschen ist eine Folge seiner Gottesähnlichkeit. Je mehr sich der Mensch seiner göttlichen Abstammung bewusst wird, desto stärker sind seine Ausstrahlung und Würde. Wenn wir uns mit den göttlichen Kräften unserer Seele vereinigen, werden wir immer gottesähnlicher und stehen Gott als Instrument seiner barmherzigen Aufgaben zur Verfügung. Grenzenlos ist unsere Energie für diese Tätigkeit: zu lieben und zu helfen, zu heilen und Gerechtigkeit auszuüben. Indem wir im anderen Menschen ebenfalls das Gottesebenbild erkennen, begegnen wir ihm oder ihr genauso respektvoll und würdevoll, wie wir es auch für uns erwarten.

Die Wurzel der Respektlosigkeit ist der Verlust der Gottesähnlichkeit, wodurch das Selbstwertgefühl verloren geht. Bereits in der Kindheit führen die ersten Demütigungen und Lieblosigkeiten zu Minderwertigkeitsgefühlen, die viele Menschen lebenslang begleiten. Sie können zu einer schweren Belastung werden und die Würde dieses Menschen verletzen. Aus dieser Kindheitsfalle gelangen wir erst, wenn wir bewusst die Verbindung mit unserem göttlichen Erbteil aufnehmen. Mit der daraus entstehenden Würde haben wir die Kraft, großzügig zu verzeihen und unseren Eltern zu vergeben. Vergebung und grenzenlose Großzügigkeit sind Eigenschaften Gottes. Auch wenn unser Leben noch so miserabel begonnen hat, können wir mit Gottes Hilfe wunderbare Menschen werden.

Dem respektlosen Menschen ist die Ehrfurcht vor der Würde Gottes und der Menschen verloren gegangen. Der respektlose Mensch nutzt jede Gelegenheit, um die anderen schlechtzumachen, und ermuntert die Menschen, es ihm gleichzutun.

Destruktive Worte und Bild der Respektlosigkeit

Der unzufriedene Mensch kultiviert seine Verrücktheit. Er geht uns mit seiner ewigen Überspanntheit auf die Nerven. Bereits im jugendlichen Alter hat er das Aussehen eines Greises. Von den Hüften abwärts sieht er aus wie ein Krebs. Er trägt schwarze Haare, während der ganze übrige Körper nackt ist. Mit spöttischem Gesicht mischt sich die Respektlosigkeit unter die Menschen. Dabei scheut sie sich nicht, andere Menschen anzugreifen und zu beschimpfen:

»Alles soll sich um mich und mein Leben drehen. Ich beurteile alles aus meiner Sicht. Ich bestimme überall mit. Wer wollte mir das verbieten? Es wäre doch allzu unsinnig, würde ich den anderen törichten Menschen auch noch helfen. Mit meinem eigenen Geheule will ich sie belästigen und Mitleid einkassieren, wo ich nur kann. Je mehr ich bedauert werde, umso wohler fühle ich mich – ›armer schwarzer Kater‹. Auf diese Weise ziehe ich große Aufmerksamkeit auf mich, und alles dreht sich um mich. Meinen Bogen überspanne ich mit den Pfeilen meiner giftigen Bemerkungen. Was soll das schon schaden? Jedem will ich mit meinem eigenen Leid auf die Nerven gehen.«

Die Respektlosigkeit blockiert sich selbst am allermeisten. Die alten Krankheiten können nie verheilen, weil ständig die Wunden aufgerissen werden.

Heilende Worte und Bild der Ehrfurcht

»Was bilde ich mir ein, dass ich alles genau wüsste, was Gott geschaffen hat? Ich würde doch durch meine Abartigkeiten mein ganzes Leben zerstören, so wie du es tust, du Versager, weil du alles angreifst und mies machst.

Ich wandere durch Höhen und Tiefen an Gottes Seite und freue mich, an seiner Schöpfung teilzunehmen. Ich verletze niemanden und achte jeden.

Ich will dich aber, Rücksichtslosigkeit, wie Dreck unter meinen Schuhen zertreten. Du verdienst nichts anderes, denn du bringst nur Kummer und Erschöpfung.«

Organische Auswirkungen der Respektlosigkeit

Zerstörungstrieb und Respektlosigkeit können zur Erkrankung des autonomen Nervensystems in der Region des Steißbeins führen, ganz speziell am ersten Steißbeinwirbel. Die hier austretenden Ischiasnerven kontrollieren die Funktion des Urogenitalsystems und der Geschlechtsorgane. Dieselben Nerven dieser Region kontrollieren auch die Beweglichkeit der Hüften, die Muskeln der Oberschenkel, Knie und Füße sowie die Venen und Arterien der Beine. Blockaden in diesem Bereich führen zu Hormonregulationsstörungen, Rückenschmerzen, Hexenschuss, Ischialgie, Krampfaderleiden und unruhigen Beinen.

Vom Ursprung der Respektlosigkeit

Die Menschen werden von dämonischen Mächten zur Aggression und Respektlosigkeit angetrieben. Dabei geht es immer darum, andere zu erniedrigen und schlechtzumachen, um selbst Macht auszuüben.

»Ich sah in der Menge andere Dämonen, die mit großem Gebrüll riefen: ›Was ist schon Besonderes an Gottes Schöpfung? Luzifer ist viel großartiger, und auf ihn vertrauen wir!‹«

Diese Mächte treiben die Menschen zur Respektlosigkeit und Kritiksucht an, und sie zeigen ihnen, wie man die Menschen rücksichtslos ausnutzen und beherrschen kann.

Symbol und Symptom der Respektlosigkeit

Hildegard sieht die Seele respektloser Menschen in einem gewaltigen Flammenmeer zusammen mit Würmern, Bakterien und Viren, die symbolisch auf Infektionskrankheiten hinweisen:

»Ich sah eine gewaltige Feuerflamme, in der es von seltsamsten Würmern wimmelte. Hier wurden die Seelen derjenigen gereinigt, die Respektlosigkeit liebten und jeden mit diesem Laster angesteckt hatten. Sie mussten in den Flammen brennen, weil sie mit brennender Begierde andere verletzt hatten. Sie wurden von den Würmern gequält, weil sie viele wegen ihrer Charakterlosigkeit zur Gottesvergessenheit und Respektlosigkeit antrieben.«

Spirituelle Heilung

Menschen, die unter ihrer eigenen Unvollkommenheit leiden und die Kräfte ihrer eigenen Wertschätzung entdecken möchten, können ihre Minderwertigkeitskomplexe beim Fasten, durch körperliche Abhärtung, in der Einsamkeit und der Stille beiseiteräumen. Der einsame Mensch ist leichter in der Lage, eine Verbindung mit sich und seiner göttlichen Natur aufzunehmen, und freut sich anschließend, seine positiven Fastenerfahrungen im täglichen Leben anwenden zu können.

Beschäftigen Sie sich stets aufs Neue mit den heilenden Worten der Ehrfurcht (Hildegard-Gebet für Menschen mit Minderwertigkeitsgefühlen):

»Ich wandere durch Höhen und Tiefen an Gottes Seite und freue mich, an seiner Schöpfung teilzunehmen. Ich verletze niemanden und achte jeden.«

Ehrfurcht in Aktion

Die Kraft der Ehrfurcht offenbart sich am stärksten, wenn wir uns unserer eigenen Werte bewusst werden und unsere Einmaligkeit in unserer wahren, heilen, göttlichen Natur erkennen. Lassen Sie sich von dieser Kraft inspirieren. Vertrauen Sie auf diese starke Kraft, um ein glückliches und außerordentliches Leben zu führen, ein Leben, für das Sie von Gott bestimmt sind. Lassen Sie sich von dieser inneren Macht schützen, damit Sie in Zukunft auch und gerade in den schwärzesten Situationen nicht verzweifeln, sondern in den Schicksalsschlägen Ihre Sternstunden entdecken. Die meisten Glückspilze sind durch die Niederlagen ihres Lebens zu ungeahnten Möglichkeiten aufgestiegen.

Respekt und Menschenwürde bilden immer eine Dreierbeziehung zwischen uns selbst, zu anderen und zu Gott. Sie entwickeln sich am besten im Umgang mit anderen Menschen. Wer sich seines eigenen Wertes nicht bewusst ist, wird auch einen anderen nicht sonderlich schätzen.

Weitere Weisheiten zur Ehrfurcht und Wertschätzung finden Sie in der Bibel: Psalm 90 und 104.

Edelsteintherapie

Der Amethyst verleiht Wertschätzung, Würde und Schutz. Er hilft bei allen Formen von Angst vor anderen Menschen und Krankheiten. Wie alle Edelsteine hat er eine harmonisierende

Ausstrahlung und schützt vor Elektrosmog, vor Strahlenbelastungen durch Computer, Fernsehen, Handy und Mikrowelle.

Tragen Sie gut sichtbar für Ihre Mitmenschen einen Amethyst als Kette, Anhänger oder Ring, und er wird Ihnen Würde verleihen, für die nötige Distanz sorgen und dennoch Mut machen, mit anderen Menschen ins Gespräch zu kommen, neue Freunde zu finden und zu behalten.

32. Labilität – Stabilität

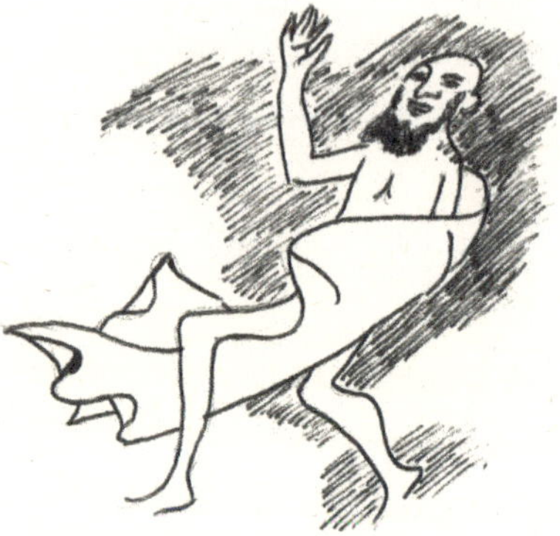

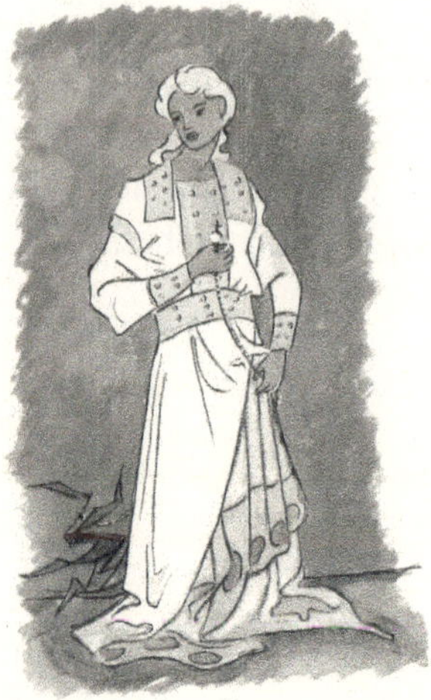

Vagatio	Stabilitas
Rastlosigkeit	Beständigkeit
Ruhelosigkeit	Gelassenheit
Ziellosigkeit	Zielstrebigkeit
Schwäche	Stärke

Körperliche Störungen: Das zweiunddreißigste Kräftepaar, lokalisiert am dritten Wirbel des zusammengewachsenen Steißbeins, steht in Zusammenhang mit Krankheiten und Funktionsstörungen aller Nervenpaare aus dem Steißbein. Bei Nr. 32, Nr. 33 und Nr. 34 berühren die Nerven keine weiteren Organe oder Körpersegmente, sondern sind den bei Nr. 31 genannten Gruppen zugeordnet.

Psychotherapie: Fasten, körperliche Abhärtung, Gebet.

Edelsteintherapie: Jaspis.

Was ist Stabilität?

Hildegard begrüßt eine liebevolle Beziehung zu Gott wie die eines Liebhabers zu seiner Geliebten, weil jeder Mensch in der Tiefe seiner Seele ein großes Verlangen zu seinem Schöpfer verspürt. Jeder Mensch verlangt nach Zärtlichkeit, nach Umarmung. Gott selbst überschüttet uns ohne Vorbedingung mit seiner Liebe, um uns zu zeigen, dass er uns grenzenlos und uneingeschränkt liebt, egal in welcher Situation. Solange diese liebende Verbindung zwischen Mensch und Gott nicht komplett ist, sind wir auf der trostlosen Suche nach anderen Gefährten: »Schick mich nicht noch einmal auf den Irrweg, damit ich nicht noch einmal falschen Propheten nachlaufe und mich von deiner Glückseligkeit trennen!«

Destruktive Worte und Bild der Labilität

Die Labilität und Rastlosigkeit treten Hand in Hand mit der Respektlosigkeit auf. Sie tanzen auf allen Hochzeiten und verbreiten Hektik und Stress. Die Rastlosigkeit kommt wie ein junger Yuppie daher, hat aber bereits ein verbissenes Greisengesicht, weil sie das Himmlische ohne Freude und das Irdische nur mit Sorge ausübt. Alles betreibt sie mit jugendlicher Hektik. Darum ist sie auch schon kahlköpfig. Es fehlt aber die Weisheit des Alters. In ihrer Ruhelosigkeit tanzt sie von einem Vergnügen zum anderen, immer auf der Lauer nach neuem Nervenkitzel, Scherzen, Späßen und Zeitvertreib. Ruhelose Menschen kennen keine Ziele und bringen nichts zu Ende, weil sie wegen ihrer Oberflächlichkeit wie eine unruhige Sturmwolke hin und her getrieben werden. Nirgends sind sie glücklich, nirgends sind sie zu Hause, und überall suchen sie vergeblich den großen Sinn ihres Lebens. Im Grunde genommen wissen sie nicht, was sie eigentlich wollen. Ihnen fehlt die heilsame Ruhe und Besonnenheit.

Der Vagabund läuft wie ein schattenhafter Nebel in einem schwarzen Mantel umher. Irgendwie hat er immer das Gefühl, in seinem Leben zu kurz gekommen zu sein. Daher sucht er aufdringlich nach Anerkennung. Er drängt sich immer in den Mittelpunkt und möchte unbedingt von allen in den Medien gesehen und gehört werden:

»Überall soll man mich sehen und hören! Dadurch steigt mein Ansehen. Ich bin mit meiner rastlosen Anerkennungssucht wie Gras und Blumen, die in ihrer Schönheit überall wachsen und blühen und sich von allen bewundern lassen.«

Heilende Worte und Bild der Stabilität

Die Stabilität kämpft gegen die Rastlosigkeit und weist ihr Gerede zurück:

»Du, Rastlosigkeit, treibst ein vergebliches Spiel, wie Gras wirst du zu Heu verwesen und am Wege mit Füßen zertreten werden. All dein Tun und Lassen ist sinnlos wie leere Eitelkeit. Wie eine aufgescheuchte Heuschrecke springst du nutzlos in der Welt umher. Daher wirst du wie ein Schneegestöber hierhin und dorthin gewirbelt. Dir fehlt sowohl die Kraft der Besonnenheit als auch der Krug des rechten Maßes. Dein Leben gleicht dem der aufgescheuchten Spatzen, die von Unruhe getrieben hin und her fliegen und keine Heimat finden. Du bist bereits in Fäulnis übergegangen und wirst so in deinem Leben keine Ruhe finden.«

Organische Auswirkungen der Labilität

Labilität, Hektik und Ruhelosigkeit können zur Erkrankung des autonomen Nervensystems in der Region des Steißbeins führen, ganz speziell am zweiten Steißbeinwirbel. Die hier austretenden Ischiasnerven kontrollieren die Funktion des Urogenitalsystems und der Geschlechtsorgane. Dieselben Nerven dieser Region kontrollieren auch die Beweglichkeit der Hüften, die Muskeln der Oberschenkel, Knie und Füße sowie die Venen und Arterien der Beine. Meistens reagieren Menschen mit einer übertriebenen Hektik früher oder später mit einer körperlichen und emotionalen Erschöpfung. Psychosomatische Beschwerden in diesem Bereich führen zu Stimmungsschwankungen, Nervenschwäche, Schlaflosigkeit, Antriebslosigkeit, Burn-out-Syndrom mit hormoneller Erschöpfung und deren Folgen, zum Beispiel Sexualitätsverlust, Nervenschmerzen, Rückenschmerzen, Hexenschuss, Ischialgie und Beinleiden.

Vom Ursprung der Labilität

Die Unruhegeister haben ein großes Interesse daran, alle Menschen in Hektik, Stress und Aufregung zu versetzen. Rastlose Menschen kommen nicht zum Nachdenken, so dass man sie leichter beeinflussen und ausnutzen kann.

»Ich sah in der Menge noch andere Dämonen und hörte, wie sie brüllten: ›Unser Führer ist Luzifer, der sich nach allen Seiten ausdehnt und alles beherrscht.‹ Diese Mächte versetzen die Menschen in Hektik und Unruhe und zwingen sie, einen hektischen, hastigen und ruhelosen Lebenswandel zu führen.«

So vergeht die Zeit im sinnlosen Nichtstun und unnützer Geschäftigkeit, und das echte, herrliche Leben geht spurlos vorüber.

Symbol und Symptom der Labilität

Hildegard sieht die Krankheitsfolgen eines hektischen Lebensstils und erblickt in ihrer visionären Schau Sumpf, Fäulnis, Gestank und Nebel, deutliche Symbole für Verdauungsstörungen, Blähungen, Magen- und Darmkrankheiten.

»Und ich sah einen gewaltigen Sumpf, aufgefüllt mit Fäulnis und stinkendem Unrat. Daraus stiegen ätzende Nebelschwaden und zogen um den ganzen Sumpf herum. An diesem Ort wurden die Seelen derjenigen gereinigt, die zu Lebzeiten von der Rastlosigkeit geplagt waren und dabei von Ort zu Ort herumirrten und das Umherschweifen bereits zur Gewohnheit gemacht hatten. Sie saßen in diesem Sumpf, weil sie durch das rastlose Nichtstun den Sinn ihres Lebens verpasst hatten. Sie litten unter diesem Gestank, weil sie viel Spaß an ihrem Stumpfsinn hatten. Sie waren in ätzende Nebelschwaden gehüllt, weil sie ihr Leben in hektischem Nichtstun verbracht hatten.«

Die von Hildegard beschriebenen seelischen Urbilder – gewaltiger Sumpf mit Fäulnis, stinkender Unrat, ätzende Nebelschwaden und Gestank – sprechen eine deutliche Sprache und weisen auf Verdauungsstörungen, Blähungen und Diätfehler hin, so dass, wie Hildegard in ihrem Lehrbuch schreibt, »der ganze Magen und Darm wie ein stinkender Düngerhaufen arg durcheinandergerät«.

Die Darmsanierung mit dem Hildegard-Gold »Bärwurz-Birnen-Honig« und einer gesunden Kost mit Dinkel, Obst und Gemüse ist eine Grundvoraussetzung für die Erhaltung und Wiederherstellung der Gesundheit.

Spirituelle Heilung

Unser Leben wird großartig, ausgeglichen und herrlich, wenn wir eine liebevolle Beziehung zu den göttlichen Kräften in unserer Seele herstellen. Dazu hat sich das Hildegard-Fasten tausendfach bewährt, weil man im Fasten eine große Sehnsucht zum Göttlichen empfindet. Gott lässt sich in der vorübergehenden Einsamkeit und Abgeschiedenheit einer Fastenatmosphäre viel leichter entdecken als in einer getriebenen, hektischen und vollgestopften Lebensweise. Hilfreich für das Fasten sind auch die Abhärtung durch Saunatherapie und Waldspaziergänge. »Außerdem sollen sie Gott auf Knien bitten, dass er sie von ihrer Hektik und Ruhelosigkeit befreie. Sie selbst sollen sich von ihrer oberflächlichen Lebensweise losreißen und eine liebende Beziehung zu Gott suchen.«

Beschäftigen Sie sich auch immer wieder mit den heilenden Worten der Stabilität (Hildegard-Gebet der Stabilität):

»Der Heilige Geist ist lebenspendendes Leben, Beweger des Alls und Wurzel allen geschaffenen Seins, er reinigt das All von Unlauterkeit, er tilget die Schuld, und er salbet die Wunden, so ist er leuchtendes Leben, würdig des Lobes, auferweckend und wiedererweckend das All.«

Stabilität in Aktion

Das Kräftepaar Stabilität – Labilität trifft ganz besonders gut für die tägliche Ernährung zu. Es hat sich bewährt, regelmäßig eine Kost auf der Basis von Dinkel, Obst und Gemüse zu sich zu nehmen, um stark, gesund und leistungsfähig zu bleiben. Dinkel ist das Heilmittel Nummer 1 in der Hildegard-Heilkunde und zu 90 Prozent an allen Heilerfolgen beteiligt! Darüber hinaus kennen wir durch Hildegard wertvolle Lebensmittel, die zur Stärkung der Gedächtnisleistung und Konzentration beitragen können. Essen Sie regelmäßig Edelkastanien, süße Mandeln, Kopfsalat mit Dinkelkörnern, Haferflocken, Nervenkekse, um sich vor vorzeitiger Demenz und der Alzheimer-Krankheit zu schützen. Würzen Sie Ihre Mahlzeiten mit Galgant, Bertram, Griechenklee und Quendel und anderen Hildegard-Kräutern, um Ihre Verdauung zu verbessern. Schwarzer Johannisbeersaft, gelöschter Rotwein und Quittensaft sind eine großartige Erfrischung für das Gehirn, weil sie den oxidativen Stress im Gehirn beseitigen, der Ihre Nerven zerstören kann.

Achten Sie auf ausreichenden und erfrischenden tiefen Schlaf und verwenden Sie niemals nervenzerstörende Schlafmittel, sondern nur natürliche Entspannungsmittel wie Mohnsamen in Apfelkompott oder gelöschtem Wein.

Weitere Weisheiten zur Stabilität und Besonnenheit finden Sie in der Bibel: Psalm 91 und 121.

Edelsteintherapie

Der rote indische Blut-Jaspis stärkt den Intellekt und schützt vor Labilität und ständiger Stimmungsschwankung. Die biochemischen Einflüsse, die zur Labilität führen, werden beseitigt, und man kann sich besser auf das Wesentliche konzentrieren.

Nehmen Sie einen Jaspis in den Mund, wenn Sie Probleme lösen wollen oder Rat und Hilfe suchen. Außerdem kann die Gitterschwingung dieses Steins den Herzrhythmus stabilisieren und Herzrasen beseitigen.

Legen Sie den Jaspis auf alle Körperteile, an denen Sie Schmerzen empfinden, zum Beispiel Trigeminusschmerzen, Neuralgien, Kopfschmerzen, Lumbago und Ischialgie.

33. Magie – Wahre Gottesverehrung

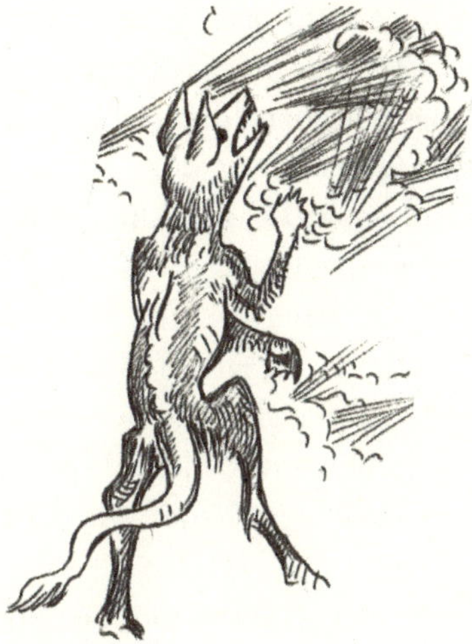
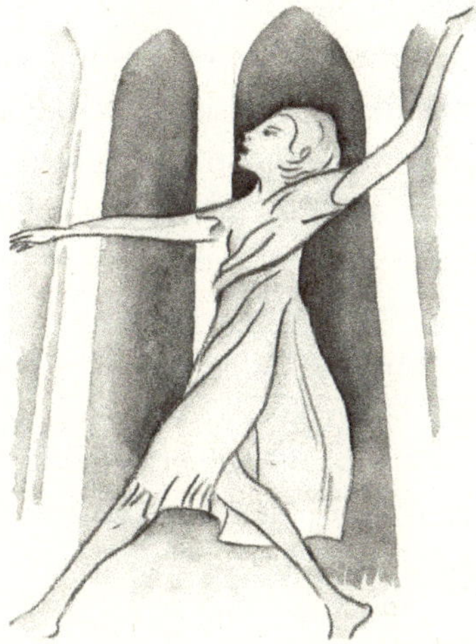

Maleficium	Verus Cultus Dei
Okkultismus	Wissen um Gott
Götzentum	Ethik
Scharlatanerie	Spiritualität
Aberglaube	Religion
Beschwörung	Anbetung

Körperliche Störungen: Das dreiunddreißigste Kräftepaar, lokalisiert am vierten Wirbel des Steißbeins, steht in Zusammenhang mit Krankheiten und Funktionsstörungen aller Nervenpaare aus dem Steißbein. Bei Nr. 32, Nr. 33 und Nr. 34 berühren die Nerven keine weiteren Organe oder Körpersegmente, sondern sind den bei Nr. 31 genannten Gruppen zugeordnet.

Psychotherapie: Fasten, körperliche Abhärtung.

Edelsteintherapie: Saphir.

Was ist Gottesverehrung?

Gott ist die Quelle der Lebenskraft – viriditas – der stärksten Kraft, die sich in allen Schöpfungsakten manifestiert und sich in 35 Seelenkräften von der Liebe bis zur Lebenslust und Lebensfreude ausdrückt. Diese Kraft ist identisch mit der Heilkraft, die in allen Geschöpfen vorhanden ist und durch die Verbindung mit Gott belebt wird. Dabei ist die Liebe die wirksamste Heilkraft. Die stärkste Kraft des Lebens ist die Liebe, die machtvollste Gotteskraft, die in der Lage ist, eine Transformation der Welt für alle Menschen auszulösen. Die Liebe entsteht durch eine Dreiecksbeziehung zwischen Gott, dem Mitmenschen und jedem Einzelnen, wie es im ersten Gebot zum Ausdruck kommt:

»Liebe Gott von ganzem Herzen, von ganzem Gemüte und deinen Nächsten wie dich selbst.«

In diesem Gebot ist das ganze Glück des Menschen verborgen, weil sich im Nächsten wie in einem selbst die ganze Glückseligkeit, Herrlichkeit und Kraft Gottes ausdrücken kann. Viele Zeitgenossen versuchen vergeblich, ohne Gott glücklich zu werden, scheitern jedoch an den Grenzen der menschlichen Natur. Erst wenn wir uns erinnern, dass wir auch göttliche Kräfte haben, erweitern sich unsere begrenzten Möglichkeiten, weil wir nun selbst am Ursprung und an der Quelle des Lebens und der Liebe angeschlossen sind.

Für Hildegard ist Gott der Mittelpunkt des Lebens; wenn dieses Zentrum fehlt, entsteht ein Vakuum. Da die Natur kein Vakuum zulässt, wird dieses rasch von anderen Ersatzgöttern eingenommen, und von nun an wird der Mensch von einer unendlichen Zahl von Ersatzgöttern angetrieben: Status, Luxus, Vergnügen, Prestige, Glamour, Sex, Macht und Besitz, nur eben keine Liebe und keine Ethik.

Mit Geld kann man sich viele Wünsche erfüllen. Daher wimmelt es heute von so vielen Geldberatern, Bankern, geheimnisvollen Wundertätern und Spökenkiekern, die den Menschen das Blaue vom Himmel versprechen, koste es, was es wolle.

Die echten Kronjuwelen finden sich jedoch in der Tiefe unserer Seele. Sie ist der Tempel, das Bauwerk und die Werkstatt Gottes, aus der die Kräfte kommen, um diese Erde im Namen Gottes zu verändern.

Destruktive Worte und Bild der Magie

Hildegard sieht die Beeinflussbarkeit oder Magie mit einem Wolfskopf und einem Löwenschwanz, während der übrige Körper wie ein Hund aussieht. Hand in Hand tritt sie mit der Ruhelosigkeit und der Unrast auf, wobei beide feststellen: »Wir sind uns doch in allem einig.« Plötzlich braust ein gewaltiger Wind auf, und die Beeinflussbarkeit bemüht sich eifrig herauszufinden, was dieses Getöse sei und woher es kommt. Mit großer Freude begrüßt sie dieses Rauschen, als ob Götter ankämen. Darauf hebt sie ihren rechten Vorderfuß zum Gruß gegen den gewaltigen Nordwind, während sie mit ihrem linken Fuß die Kraft der Winde in sich einsaugt und wichtigtuerisch spricht:

»Ich könnte viel von Merkur, den Planeten und Philosophen erzählen. Mit unseren Forschungsmethoden haben wir die Kräfte der Natur so unter Kontrolle, dass sie uns alle unsere Wünsche erfüllen. Besonders kühne und kluge Männer können alles teils mit Gottes Hilfe, teils auch mit Hilfe bösartiger Mächte erforschen. So haben sie sich selbst nach den Planeten imponierende Namen gegeben, weil sie von Sonne, Mond und Sternen große Weisheiten und zahlreiche Information empfangen haben. Überall, wo sie wollen, üben sie ihre Macht aus. Sie herrschen über den Sternen im Weltall, sie kontrollieren das (genetische) Material der Menschen, das der Bäume und Pflanzen sowie das Wachstum der Tiere. Sie beherrschen alles Leben auf und unter der Erde sowie auch alle Lebewesen im Meer und in der Luft. Daher sprechen sie:

Wer will mich an meinem Forschungsdrang hindern? Gott hat doch selbst alles so geschaffen … Er will doch, dass man mit Hilfe der Wissenschaft alles aus der Natur zum eigenen Nutzen herausholt. Wie soll man denn sonst Fortschritte machen, wenn die Schöpfung so unantastbar wäre?«

Aus mangelndem Gottesbewusstsein und fehlender Ethik glauben heute viele Menschen nur noch an die Macht des Geldes und der Wissenschaft. Das Prädikat »wissenschaftlich bewiesen« löst bei vielen Zeitgenossen blindes Vertrauen aus, obwohl wissenschaftliche Forschung nur betrieben wird, wo viel Geld fließt. Viele Menschen nehmen kritiklos im Namen der Wissenschaft chemische Arzneimittel, selbst wenn es Gift ist: Hormone, die Lebertumoren, Brustkrebs, Thrombosen und Embolien auslösen können. Betablocker, die Schlaganfall und Herzinfarkt auslösen, und Chemotherapie, die das Abwehrsystem zerstört.

Fast alle Medikamente aus der Roten Liste werden vom Körper wie Gift empfunden und haben zum Teil lebensgefährliche Nebenwirkungen. Die meisten Menschen vertrauen blind auf die Hilfe der chemischen Arzneimittel, weil sie die Wissenschaft wie eine Religion verehren, an die man glauben muss, wenn man sie schon nicht versteht.

Heilende Worte und Bild der Gottesverehrung

Wir verdanken Gott unser Leben, und deshalb sind wir ihm allein dankbar:

»Gott möchte von seiner Schöpfung verehrt werden, von dir und von mir, weil er uns das Leben gegeben hat und erhält. Und was ist das Leben? Es besteht darin, dass der Mensch vernünftig mit Verstand und Herz handelt, während die übrigen Geschöpfe nur aus ihrem Instinkt leben. Was heißt das? Der Mensch lebt mit seiner brennenden Vernunft, während alle Tiere instinktiv handeln. So dominiert der Mensch durch seine Vernunft, während alle anderen Geschöpfe stumm zusehen müssen. Sie können sich weder selbst noch andere gegen die Macht und Zerstörungswut der Menschen schützen.

Du, Magie, bist wie ein Kreis ohne Mittelpunkt! Eine Quelle ohne Urquell! Du hast viele Entdeckungen in der Natur gemacht, aber die Schöpfung wird dir am Ende deinen Besitz und deine Macht wieder abnehmen, weil du ein Stein bist, der in den Abgrund fällt. Du hast dem Menschen durch deine verantwortungslosen Experimente die Würde genommen und in dir den Namen deines Gottes ausgelöscht.

Daher werden dich alle Völker auf Erden hassen, denn du verhöhnst Gott. Wo die anderen Menschen Gott verehren, führst du sie mit deiner schwarzen Kunst an der Nase herum. Daher bleibt dir in diesem Leben nur ein kümmerlicher Lohn.«

Organische Auswirkung der Beeinflussbarkeit

Betrug durch Zauberei und Scharlatanerie kann zur Erkrankung des autonomen Nervensystems in der Region des Steißbeins führen, ganz speziell am dritten Steißbeinwirbel. Die hier austretenden Ischiasnerven kontrollieren die Funktion des Urogenitalsystems, den Stoffwechsel und die Hormonregulation. Dieselben Nerven dieser Region kontrollieren auch die Beweglichkeit der Hüften, die Muskeln der Oberschenkel, Knie und Füße sowie die Venen und Arterien der Beine. Blockaden in diesem Bereich führen zu Hormonregulationsstörungen, Nervenschmerzen, Rückenschmerzen, Hexenschuss und Ischialgie.

Vom Ursprung der Magie

Die Menschheit starrt wie gebannt auf die Magier, die ihre Macht über die Menschen schamlos ausnutzen, um sie für ihre Zwecke finanziell, politisch und geistig auszubeuten.

»Darauf sah ich in der Menge noch andere Dämonen und hörte, wie sie mit lauter Stimme schrien: ›Luzifer ist unser Herr, ihm gehorchen sogar die Elemente!‹«

Diese Mächte experimentieren mit großem Eifer mit Menschen, Tieren und Pflanzen und verwirren die Menschen durch magische Künste, Tricks und Betrügereien, um an ihr Geld zu gelangen.

Symbol und Symptom der Magie

Hildegard blickt in die Seele von Menschen, die sich magischen Künsten und Zaubereien, Tricks und menschenunwürdigen Experimenten verschrieben haben, und beschreibt einen gewaltigen Sumpf, eine wahre Hexenküche als Symbol für Stoffwechselstörungen, Magen-Darm-Erkrankungen und Hormonregulationsstörungen sowie rheumatische Entzündungsschübe.

»Ich sah einen gewaltigen Sumpf (Magen-Darm-Trakt), der ganz und gar im Feuer kochte, glühendheiß brodelte, glühte und einen besonders üblen Gestank von sich gab. In ihm tummelte sich eine Unzahl von scheußlichen Würmern.

Hier werden die Seelen derjenigen Menschen gereinigt, die sich zu Lebzeiten der Magie ausgeliefert und mit ihren diabolischen Künsten viel Zauberei, Okkultismus und Giftmischerei betrieben haben.

Viele Geister schrien ihnen die übelsten Schimpfreden entgegen: ›Ihr habt nicht den wahren Gott verehrt.‹ Diese Menschen mussten in dem Sumpf brennen und verschmoren, weil sie den wahren Glauben verleugnet hatten und in ihren Handlungen und Taten den Unglauben auf der Welt vermehrten. Sie mussten den Gestank aushalten, weil sie sich über ihre Künste keine Gedanken gemacht hatten. Von vielen Würmern wurden sie angegriffen, weil sie ihr ganzes Vertrauen auf die Materie und ihre Experimente gesetzt hatten und dabei Gott aus den Augen verloren.«

Spirituelle Heilung

Wenn Gott nicht mehr das Zentrum unserer Kultur ist, zerfällt die Kultur und das Schöne, die Faszination und das Göttliche, Erhabene gehen verloren. Das Wissen um die Gotteskräfte stirbt aus, und die Menschen leben in geistiger und seelischer Umnachtung. Je weniger Gott verehrt wird, umso größer wächst die Sehnsucht nach Gott, weil kein Mensch ohne ihn glücklich werden kann. Im Hildegard-Fasten kann man die göttliche Seite unserer menschlichen Existenz entdecken; und wenn sich diese beiden Kräfte verbinden, entsteht ein neuer Mensch, der gleichzeitig menschlich und göttlich ist. Dieser neue Mensch ist ein für allemal untrennbar mit Himmel und Erde, Natur und Universum, Pflanzen und Tieren verbunden. Im Fasten können wir sehr klar erkennen, dass wir nicht auf die Welt gekommen sind, um uns von ihr zu verabschieden, sondern dass wir hier sind, um die Ungerechtigkeit, Unheilbarkeit, Hoffnungslosigkeit und Verzweiflung in ein Leben zu verwandeln, für das es sich zu leben lohnt. Während des Fastens sind anstrengende körperliche Ertüchtigungen wie Bergsteigen oder Saunatherapie und Kaltwasseranwendungen hilfreich.

Beschäftigen Sie sich auch immer wieder mit den heilenden Worten der Ethik (Hildegard-Gebet für die Gottesverehrung):

»Gott möchte von seiner Schöpfung verehrt werden, von dir und von mir, weil er uns das Leben gegeben hat und erhält. Und was ist das Leben? Es besteht darin, dass der Mensch vernünftig mit Verstand und Herz handelt, während die übrigen Geschöpfe nur aus ihrem Instinkt leben. Was heißt das? Der Mensch lebt mit seiner brennenden Vernunft, während alle anderen Tiere instinktiv handeln. Du, Magie, bist wie ein Kreis ohne Mittelpunkt! Eine Quelle ohne Urquell!«

Gottesverehrung in Aktion

Suchen Sie Ihren Lieblingsort in der Natur auf, an dem Sie sich mit Gott und der Welt wohl fühlen. Suchen Sie diesen Ort möglichst täglich auf, um Ihre Gebete, Lieder, Tänze und Rituale zu zelebrieren. Legen Sie so viele Kleider wie möglich ab, um sich »frei wie ein Adler« zu fühlen.

Atmen Sie tief ein und entspannen Sie sich. Nehmen Sie enge Verbindung mit den kosmischen und göttlichen Kräften in Ihrem Herzen auf und freuen Sie sich über diese heilige Gemeinschaft mit Gott. Das ist der Sinn und das Ziel für alle Menschen in allen Religionen.

Weitere Weisheiten zur wahren Gottesverehrung finden Sie an folgenden Bibelstellen: 1. Korinther 3, 16–17; Psalm 84, 99 und 100.

Edelsteintherapie

Der himmelblaue Saphir ist der Inbegriff der Göttlichkeit. Er hilft beim Meditieren und Beten. Er hat die Kraft, den Intellekt, die Erkenntnisfähigkeit und das Bewusstsein für das Göttliche zu öffnen.

Tragen Sie einen Saphiranhänger oder Saphirring und nehmen Sie ihn morgens nüchtern für eine Weile in den Mund.

34. Festhalten – Loslassen

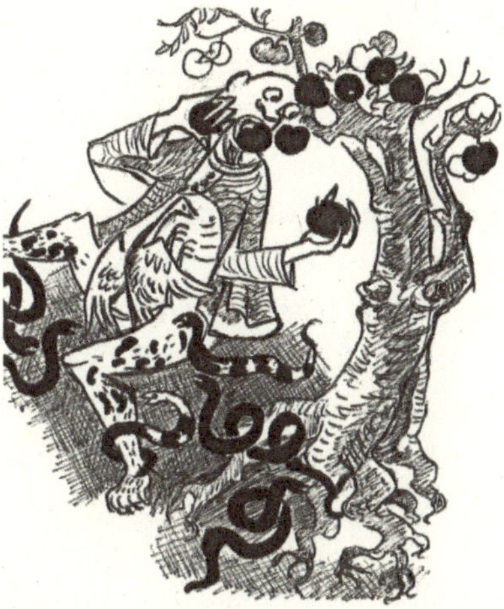

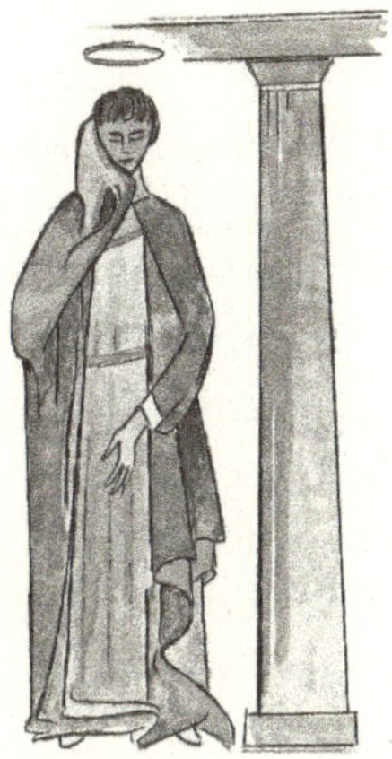

Avaritia	Sufficientia
Raffgier	Freigebigkeit
Unersättlichkeit	Genügsamkeit
Geiz	Bescheidenheit
Egoismus	Selbstlosigkeit

Körperliche Störungen: Das vierunddreißigste Kräftepaar, lokalisiert am fünften Wirbel des Steißbeins, steht in Zusammenhang mit Krankheiten und Funktionsstörungen aller Nervenpaare aus dem Steißbein. Bei Nr. 32, Nr. 33 und Nr. 34 berühren die Nerven keine weiteren Organe oder Körpersegmente, sondern sind den bei Nr. 31 genannten Gruppen zugeordnet.

Psychotherapie: Fasten, körperliche Abhärtung, anderen mit Liebe helfen und dienen.

Edelsteintherapie: Smaragd.

Was ist Loslassen?

Als Ausdruck der Verzweiflung versuchen viele Menschen, das Vakuum ihrer Seele mit Geld und Reichtum zu füllen. Geiz und Egoismus liefern den Impuls, andere Menschen zu betrügen und auszunutzen. Geizkragen haben nie genug.

Doch wirtschaftlicher Wohlstand löst nicht auch notwendigerweise persönliche Zufriedenheit aus. Ausgerechnet arme Menschen sagen häufig, dass sie glücklich sind, während sich die Reichen als »miserabel« einstufen. »Reichtum und Glück« schließen sich meistens gegenseitig aus, weil man den spirituellen Hunger der Seele nicht mit Geld stillen kann. Materialismus passt nicht in unsere Seele, daher hungern besonders reiche Menschen nach Liebe und Glück. Sie versuchen den Hunger nach Glück mit Ersatzgütern zu füllen: Autos, Sex, Geld, Designerkleidung, Essen und Trinken, Alkohol, Drogen und überflüssigem Luxus. Sobald aber unser äußerer Reichtum verloren geht, entdecken wir, dass wir nicht vom äußeren, sondern vom inneren Reichtum glücklich werden und uns der äußere Reichtum bislang gehindert hat.

Viele betagte Leute haben vorbildlich ihr Alter geordnet und sich auf die wenigen, wichtigsten Dinge beschränkt. Sie tun auch gut daran, auf allen überflüssigen materiellen Besitz zu verzichten, soweit er nicht zum Lebensunterhalt notwendig ist, um sich ganz und gar den inneren Schätzen zu öffnen:

»Du Narr«, spricht Gott zum reichen Kornbauern, »diese Nacht wird man deine Seele von dir fordern, und wem wird dann all dein Reichtum gehören?«

Destruktive Worte und Bild des Festhaltens

Habgier oder Habsucht ist das übersteigerte, rücksichtslose Streben nach materiellem Besitz, unabhängig von dessen Nutzen, und eng verwandt mit dem Geiz, der übertriebenen Sparsamkeit und dem Unwillen zu teilen. Geiz sowohl als Charaktereigenschaft und psychisches Phänomen ist ein aktuelles Phänomen der modernen westlichen Gesellschaft: »Geiz ist geil«.

Geiz und Habsucht wird als zweite zu den sieben Todsünden gezählt.

Der Geizhals kommt aus der Schule der magischen Künste, weil der Geiz erst durch die Mithilfe diabolischer Mächte zur vollen Blüte kommt. Er trägt einen Ziegenbart, weil er für diesen Schmuck wie für den Ziegengeruch (Moschus im Parfüm) schwärmt.

Der Geizhals hat keine Freude am Leben und auch nicht am Wohlergehen der anderen. Wegen seiner zahlreichen Raubzüge und der Härte und Schärfe, mit der er gegen seine Mitmenschen vorgeht, sind seine Hände zu Eisen verhärtet. Seine Füße sind offen und triefen von Blut, weil er zur Stillung seiner Raffgier Kriege anzettelt und großes Blutvergießen auslöst. Jedes Mittel ist ihm recht, um seine politische und finanzielle Gier zu befriedigen.

Die Füße der Habgier sind wie Löwentatzen, weil sie alle ihre Begierden mit bestialischer Brutalität ausführen. Der Geiz trägt ein weißes Kleid mit schwarzen Streifen als Symbol dafür, dass er alle seine Reichtümer und Schätze mit List an sich reißt und sich nicht darum kümmert, woher sie kommen und wem sie gehörten.

Neben der Gestalt steht ein Baum, dessen Wurzeln bis in die Hölle reichen. Er trägt Äpfel aus Pech und Schwefel. Der Geizhals betrachtet gierig den Baum, fasst die Früchte mit Händen, Mund und Füßen und verschlingt sie. Drum herum wimmelt es von schrecklichen winzigen Würmern, die mit ihren Schwänzen riesigen Lärm erzeugen und heftige Bewegungen ausführen, so ähnlich wie Fische, die mit ihren Schwanzflossen auf das Wasser schlagen.

Auf ihrer Brust trägt die Habgier einen schwarzen Geier, weil die Gefräßigkeit der Diebesgüter in ihrer Brust große Wunden schlägt.

Alles dreht sich beim Festhalten um irdische und materielle Dinge, während die himmlischen, unsichtbaren Schätze aus dem Auge verloren werden. Menschen, die dem Geiz verfallen sind, vertrauen nicht auf Gott, sondern auf ihren Reichtum, dem sie sklavisch ausgeliefert sind. Befreien Sie sich vom überflüssigen Luxus, damit er Ihnen nicht zur Last wird und Sie nicht daran ersticken. Werden Sie nicht zum Sklaven Ihrer eigenen Habsucht und Gier!

Die Menschen, die irdische Reichtümer lieben, leben im Koma. Das Geld horten sie auf Banken, denen sie ängstlich misstrauen, wodurch sie ständig in Angst und Schrecken leben.

Als Ausdruck der Verzweiflung versuchen viele alte Menschen die Armut ihrer Seele mit weltlichen Schätzen und Reichtum zu füllen. Geiz und Selbstsucht liefern den Impuls, andere Menschen zu betrügen und auszunützen. Geizkragen haben nie genug. Typisch für den Geizhals ist sein ständiges Gerede, wie tüchtig er im Leben war und wie doch alles nur durch seine Arbeit und Tüchtigkeit existiert:

»Ich bin sehr schlau, jedenfalls schlauer als alle anderen, die ihren Lebensunterhalt von Gott erhoffen. So viel ich kann, reiße ich an mich und sammle es in meinem Tresor. Es ist mir lieber, so viel wie möglich zu besitzen, als andere demütig um Almosen zu bitten. Es kann doch keine Sünde sein, dass ich mir meine Habe von den Menschen nehme, die sowieso schon mehr haben, als sie brauchen … Ich bin rundum glücklich, wenn ich mit meinem Besitz machen kann, was ich will. So brauche ich vor niemandem mehr zu zittern, sondern lebe in Saus und Braus …

Mich kann keiner hintergehen und täuschen. Was kann mir schon passieren? Ich bin doch kein Dieb oder Räuber! Ich nehme mir nur, was ich brauche, und verschaffe mir durch meine Kunst, was ich will.«

Habgierige Menschen leben völlig am Sinn des Lebens vorbei, der darin besteht, seine Fähigkeiten und Talente für andere zur Verfügung zu stellen und sie glücklich zu machen.

Heilende Worte und Bild des Loslassens

Gegen die Habgier kämpft die Genügsamkeit. Sie hat in der göttlichen Welt ihre Heimat ganz genau im göttlichen Königspalast. Hier hat sie alles, was der bescheidene Mensch zum Leben braucht. Er ist von Gott selbst zum Gastmahl eingeladen und weist die Raffgier zurecht:

»O du diabolischer Irrtum des Lebens! Wie ein Wolf stürzt du dich gewandt auf deine Beute und schlingst gierig fremdes Eigentum herunter. Aus dir treten bereits dicke Eiterbeutel wie Kamelhöcker heraus. Du bist der offene Rachen eines Wolfes, der alles verschlingt. Mit der Herzlosigkeit bist du in die Tiefe gestürzt und total verlassen von Gott, auf den du ja ohnehin nicht vertraust. Hartherzig und barsch ist dein Verhalten, weil du nicht am Glück deiner Mitmenschen interessiert bist. So wirst du niemals glücklich sein und verkriechst dich wie ein Wurm in sein Erdloch, weil du den unsichtbaren Reichtum des Himmels ablehnst.

Ich aber throne über den Sternen und freue mich an Gottes Güte. Ich liebe den süßen Klang der Pauken, da ich auf Gott vertraue. Wenn ich bei meinem Gott bin, dann küsst mich die Sonne. Wenn ich Gott liebend umarme, schließe ich den Mond in mein Herz. Ich bin mit dem zufrieden, was auf der Erde wächst. Warum soll ich mir mehr wünschen, als was ich brauche? Allen anderen Menschen komme ich mit Hilfsbereitschaft entgegen. Daher sind meine Kleider aus weißer Seide und mit kostbaren Edelsteinen geschmückt. Wenn man mich wirklich braucht, bin ich freundlich und hilfsbereit zur Stelle. Ich lebe im Königspalast und habe alles, was ich zum Leben brauche. Ich bin die Tochter des Königs und nehme an seinem Gastmahl teil. Du, Raffgier, aber rast um den ganzen Erdkreis und schlägst dir den Bauch voll, ohne satt zu werden. Achte darauf, was du tust.«

Organische Auswirkungen des Festhaltens

Bereicherung durch Raffgier, Geiz und Betrug können zur Erkrankung des autonomen Nervensystems in der Region des Steißbeins führen, ganz speziell am fünften Steißbeinwirbel. Die hier austretenden Ischiasnerven kontrollieren die Funktion des Urogenitalsystems, den Stoffwechsel und die Hormonregulation. Dieselben Nerven dieser Region regeln auch die Beweglichkeit der Hüften, die Muskeln der Oberschenkel, Knie und Füße sowie die Venen und Arterien der Beine. Blockaden in diesem Bereich können zu Hormonregulationsstörungen, Stoffwechselstörungen, Diabetes, Thrombose- und Emboliegefahr führen. Psychosomatisch können ein emotionaler Zusammenbruch, das Burn-out-Syndrom und Depressionen auftreten.

Vom Ursprung der Habgier

Der Begriff »Privateigentum« kommt vom lateinischen Verb *privare*, »rauben«; was einer besitzt, hat er also einem anderen abgenommen, im besten Falle von Gott bis zu seinem Tode vorübergehend zur Verfügung gestellt bekommen.

Reichtum ohne Dienst am Nächsten hat eine sehr fragwürdige Bedeutung: »Ich sah in der Menge andere Dämonen, die laut schrien: ›Luzifer steht durch seinen großen Besitz in hohem Ansehen, und wir werden genauso leben.‹«

Diese Mächte treiben die Menschen zur Raffgier, damit sie immer noch mehr einsacken und zusammenraffen, als sie zum Leben brauchen.

Symbol und Symptom des Festhaltens

Die Kraft des Loslassens schützt den Menschen vor den Folgen seines Geizes, zu denen Hildegard auch Diebstahl, Raub und Betrug rechnet. Auch im deutschen Recht wird die Habgier im Zusammenhang mit Mord als besonders schweres Vergehen bestraft, wobei Habgier von der Rechtswissenschaft als »rücksichtsloses Streben nach Gewinn um jeden Preis« definiert wird.

Hildegard sieht in ihrer Vision von den Geizhälsen feurige Luftschichten, bissige Würmer, die Stoffwechselstörungen, Asthma und Infektionskrankheiten auslösen können. Raub und Diebstahl führen zu katastrophalen Schockzuständen wie zum Beispiel Stoffwechselstörungen (Arteriosklerose, Diabetes), Hormonentgleisungen, die zu Bluthochdruck, Herzinfarkt und Krebs entarten können.

»Und ich sah eine feurige Luftschicht, die in einem gewaltigen Brand glühte, in dem es von bissigen, grausamen Würmern wimmelte. Diese Würmer wurden vom Winde wie eine Epidemie hin und her gewirbelt. In den Luftmassen befanden sich die Seelen derjenigen Menschen, die zu Lebzeiten vom Geiz befallen waren. Mit größtem Verlangen trachteten sie, so viel wie möglich fremdes Eigentum an sich zu reißen und zu horten. Aus diesem Grunde hatten sie unter den feurigen Luftschichten zu leiden, weil in ihnen durch die Gier ein bedrohliches Keuchen zu hören war (Asthma). Sie wurden von den grausamen beißenden Würmern angegriffen (Superinfektion), weil sie ihre Mitmenschen durch zahlreiche Gemeinheiten rücksichtslos ausgeplündert hatten.«

Spirituelle Heilung

Fasten ist ein »Augenöffner«, weil man im Fasten am eigenen Leib erlebt, mit wie wenig der Mensch glücklich sein kann. Die Menschen, die sich von den Belastungen durch Habgier, Raub, Raffgier und Geiz befreien möchten, sollen sich körperlich abhärten, züchtigen und fasten. Außerdem sollen sie den Menschen, die sie betrogen haben, mit großzügiger Hilfsbereitschaft dienen, so weit das noch möglich ist.

»Wer vom Laster des Raubens besessen war, soll, wenn er sich von diesen Mächten befreien und die Strafen für den Raub meiden will, ein rauhes Gewand tragen und sich ganz harte Fastenübungen auferlegen. Dazu soll er harte körperliche Abhärtungen durchführen und nicht vergessen, dass er damit gereinigt werden kann …

Diejenigen Menschen, die aus Gier gestohlen haben, sollen sich mit Fasten und körperlichen Abhärtungen züchtigen sowie auf den Knien Gott um Hilfe bitten, um sich von den Mächten zu befreien und von den Qualen zu erlösen.«

Beschäftigen Sie sich auch immer wieder mit den heilenden Worten des Loslassens (Hildegard-Gebet für die Genügsamkeit):

»Ich throne über den Sternen und freue mich an Gottes Güte. Ich liebe den süßen Klang der Pauken, da ich auf Gott vertraue. Wenn ich bei meinem Gott bin, so küsst mich die Sonne. Wenn ich Gott liebend umarme, schließe ich den Mond in mein Herz. Ich bin mit dem zufrieden, was auf der Erde wächst. Warum soll ich mir mehr wünschen, als was ich brauche? Allen anderen Menschen komme ich mit Hilfsbereitschaft entgegen. Daher sind meine Kleider aus weißer Seide und mit kostbaren Edelsteinen geschmückt. Wenn man mich wirklich braucht, bin ich freundlich und hilfsbereit zur Stelle. Ich lebe im Königspalast und habe alles, was ich zum Leben brauche. Ich bin die Tochter des Königs und nehme an seinem Gastmahl teil.«

Loslassen in Aktion

Je weniger der spirituelle Hunger nach geistigen Schätzen gestillt wird, umso mehr versuchen die Menschen, diesen Hunger mit materiellen Gütern zu befriedigen. Aber der spirituelle Hunger kann nicht mit Geld, Aktien und Besitz besänftigt werden. Gerade in unserer Überflussgesellschaft wird daher der seelische Hunger immer größer, und alle Formen von Geiz, Raffgier und Rücksichtslosigkeit breiten sich immer mehr aus. Eine Ellbogengesellschaft, in der sich jeder auf Kosten des anderen bereichert, hat wenige Überlebenschancen, weil Unzufriedenheit und Ungerechtigkeit zunehmen. Alle großen Religionsführer, die wirklich die Erde nachhaltig positiv beeinflusst haben, kannten die Folgen dieser Entwicklung. Sie zogen es vor, in Armut und Besitzlosigkeit zu leben, um ihre Seele für die inneren spirituellen Schätze zu öffnen.

Weitere Weisheiten über das Loslassen und Bescheidenheit finden Sie an folgenden Bibelstellen: Psalm 90 und 103; Philipper 4, 11–13; Hebräer 13, 5.

Edelsteintherapie

Der grüne Smaragd symbolisiert die Lebenskraft. Die Kraft dieses Steins hilft bei allen Schwächezuständen und erinnert uns daran, das Festhalten in Loslassen zu transformieren.

Tragen Sie eine Smaragdkette oder einen Smaragdring. Er

schenkt Ihnen die Lebenskraft und erinnert Sie daran, dass das Leben schöner und leichter wird, wenn man sich von der Last der Vergangenheit und der Besitzgier befreit. Blockieren Sie nicht Ihr Leben mit alten Geschichten, die schon lange zurückliegen.

35. *Sinnlosigkeit – Lebensfreude*

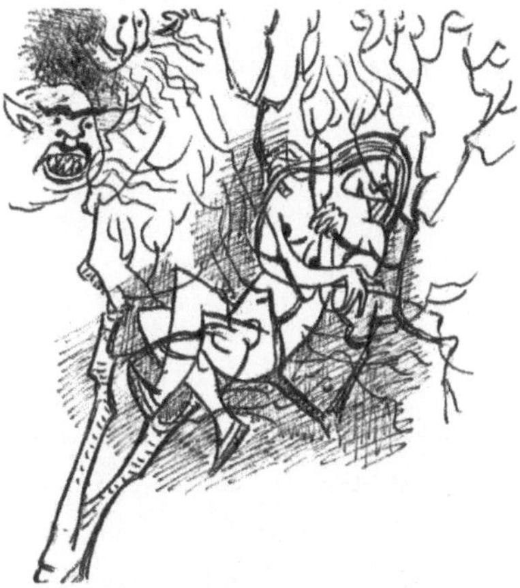

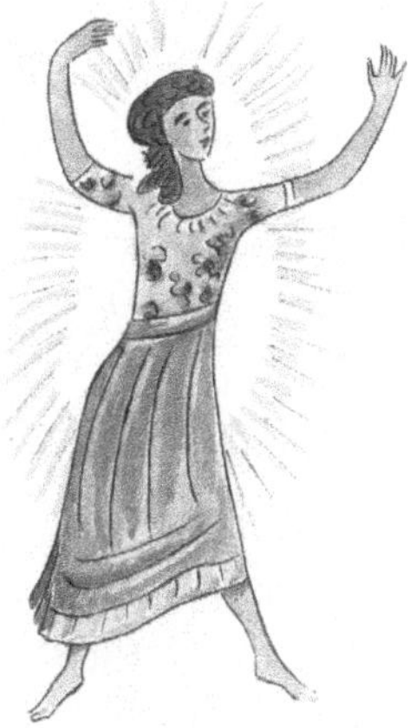

Tristitia	Caeleste gaudium
Schwermut	Fröhlichkeit
Verzweiflung	Zuversicht
Freudlosigkeit	Optimismus
Melancholie	Frohsinn
Niedergeschlagenheit	Heiterkeit

Körperliche Störungen: Das fünfunddreißigste Kräftepaar hat seinen Sitz am kompletten Schädelknochen. Dieses 35. Kräftepaar ist deshalb auch allen anderen Kräftepaaren übergeordnet. Sämtliche Körperfunktionen und Stoffwechselvorgänge werden hormonell von der Hypophyse und von den Neurotransmittern des limbischen Systems gesteuert, die im Großhirn ihren Sitz haben. Daher ist dieses 35. Kräftepaar bei allen Störungen des Stoffwechsels, der Verdauung, der Hormonregulation und bei der Funktion des Abwehrsystems mitbeteiligt.

Psychotherapie: Transformation der materiellen Welt in die

Realität der göttlichen Gegenwart in allen Aspekten unseres Lebens. Verschmelzung unserer menschlichen und göttlichen Natur durch Gebet, Meditation oder Betrachtung der Natur.

Edelsteintherapie: Chalzedon. Der blaue Edelstein symbolisiert das Himmlische.

Was ist Lebensfreude?

Nach Hildegard müssen die vier letzten Laster Skurrilität, Labilität, Magie und Raffgier überwunden werden, um zur Freude am Leben und zur Lebenslust zu gelangen. Wahre Lebensfreude ist nur in der göttlichen Welt möglich, im Gegensatz zur materiellen Welt, die durch Weltschmerz und Schwermut belastet ist. Dazu gehört auch insbesondere die Freiheit und Unabhängigkeit vom äußeren Reichtum, Luxus und Besitz, um in jeder Situation mit dem Minimum glücklich zu sein: z.B. glücklich mit einer einfachen Ernährung auf der Basis von Dinkel, Obst und Gemüse, die alles enthält, was der Mensch zum Leben braucht. Die Lebensfreude ist die Freude über die Verschmelzung der menschlichen und göttlichen Natur des Menschen in die göttliche Gegenwart in allen Bereichen unseres Daseins, unserer Beziehungen, unserer Kreativität, unserer Liebe, unserer Sexualität, unseres Essens und Trinkens und unserer Gesundheit. Diese göttliche Gegenwart versorgt uns mit grenzenloser Liebe, Freude und Energie, die in unserem Engagement für diese Welt und für die Leiden, Krankheiten und Ungerechtigkeiten ihren Ausdruck findet. Gott hat uns nicht auf die Erde geschickt, damit wir im Nichtstun und in Gleichgültigkeit zusehen, wie die Umwelt zerstört wird, die Menschen an Hunger und Ungerechtigkeit sterben und von mehr als 20000 Autoaggressionskrankheiten geplagt werden, sondern dass wir an der Transformation der ungerechten Zustände auf allen Gebieten des Lebens aktiv werden. Dann erleben wir den Himmel auf

Erden und kosten mit allen Sinnen, was es heißt, im Reich Gottes schon im Hier und Jetzt zu leben. Die Transformation der Erde in die himmlische Freude ist das ultimative Ziel der Geschichte, alles andere wäre Verrat am Willen Gottes:

»Ich habe Sonne, Mond und die ganze Schöpfung geschaffen und habe dich mit brennender Vernunft ausgerüstet. Damit sollst du mich erkennen und in der herrlichen Freiheit der Kinder Gottes leben. Du sollst mir daher mit Freude und Heiterkeit begegnen und nicht gegen mich kämpfen. Wenn du die Hände nicht ausstreckst, kannst du von mir auch nicht das Außergewöhnliche empfangen ... Ich habe dir dein Heil und deine Heimat gezeigt ...«

Destruktive Worte und Bild der Sinnlosigkeit

Alle »Laster« gipfeln schließlich und endlich im gefährlichsten »Laster« – der Sinnlosigkeit. Der Mensch hat seine Erinnerungen an Gott verloren und seine himmlische Heimat vergessen. Er hat keine Freude mehr auf dieser Welt, weder an seinen Lieben noch an seinen Freunden oder an der Schöpfung.

Die Melancholie ist eine furchtbare Krankheit, der traurige Mensch sitzt und weint und weiß schon gar nicht mehr, warum. Seine Heimat – die göttliche Welt – hat er aus den Augen verloren:

»Ich kenne nichts, was da oder dort seine Heimat in Gott hat. In ihr sind alle Lebenskräfte bereits abgestorben. Sie sieht immer nur schwarz und spricht in ihrer Traurigkeit weder mit ihren Freunden, noch söhnt sie sich mit ihren Feinden aus. Sie frisst den Weltschmerz in sich hinein, verzieht sich wie eine Schnecke im Schneckenhaus und scheucht jeden, der ihr helfen will, davon. Sie trauert, als ob sie bereits gestorben wäre, und schaut nicht mehr zu ihrer himmlischen Heimat auf.«

Hildegard sieht im Weltschmerz und der Sinnlosigkeit einen Mann in Frauengestalt, die zu einem Zerrbild geworden ist. In ihrer Dummheit umarmt sie trockene Zweige und verflucht die Tage ihres Lebens. Sie singt voller Schmerz wie Orpheus in der Unterwelt: »O wäre ich doch nie geboren!«

»Wehe mir, dass ich geboren bin! Was für ein Leben! Wer wird mir helfen? Wer wird mich erfreuen? Wenn Gott mich kennte, würde er mich doch nicht in so eine Not schicken ... Vieles habe ich von Philosophen gehört, die davon sprechen, wie gut Gott ist. Mir hat Gott bisher alles in allem nichts Gutes getan. Wenn Gott für mich ist, warum verbirgt er seine Gnade vor mir? Ich würde ihm ja vertrauen, wenn er mir etwas Gutes täte. Aber ich weiß ja noch nicht einmal, wer ich selbst bin. Zum Unglück bin ich geboren und zur Traurigkeit geschaffen, lebe ich doch ohne jeden Trost dahin. Ach, was nutzt das Leben ohne Freude, und warum bin ich geboren, wenn mir nichts Gutes in diesem Leben geschieht?«

Heilende Worte und Bild der Lebensfreude

Aber Hildegard horcht wieder in unser Herz und hört eine ganz andere Stimme, die Stimme der Lebensfreude und Lebenslust. Die Lebensfreude öffnet dem traurigen Menschen die Augen für die Lust am Leben, für die Schöpfung und die kosmische Schönheit von Sonne, Mond und Sternen. Sie sieht die blühenden Rosen, die duftenden Lilien, die grünende Lebensfrische und erkennt Gott in seinen Geschöpfen:

»Oh, du bist blind und taub, du weißt ja nicht, was du sagst. Gott hat einen strahlenden Menschen geschaffen, aber wegen deiner negativen Einstellung führten dich deine Sorgen in den See des Elends. Doch schau nur auf Sonne, Mond und Sterne und alle überwältigende Pracht der grünenden Lebenskraft auf der Erde und bedenke, welches Glück Gott allen Menschen damit geschenkt hat ... Du bist im Grunde genommen mit Blindheit geschlagen und ein Nichtstuer, rücksichtslos, verantwortungslos und ichsüchtig. Statt totales Vertrauen in Gott zu haben, hegst du nur Zweifel, weil du dich für deine göttliche Natur gar nicht interessierst. Wer gibt dir denn alltäglich die großartigen, guten Gaben, wenn nicht Gott? Wenn dir der Tag entgegeneilt, nennst du es Nacht, und wenn dir das Glück begegnet, nennst du es Unglück. Wenn es dir gutgeht, behauptest du, es ginge dir schlecht. Daher lebst du in der geistigen Umnachtung, an einem Ort der Finsternis und des menschlichen Schattendaseins.

Ich aber habe hier schon den Himmel auf Erden, weil ich alles, was Gott geschaffen hat, verantwortungsvoll bewahre, während du die Schöpfung zerstörst und vernichtest.

Ich drücke die blühenden Rosen, die Lilien und die ganze grünende Lebensfrische zärtlich an mein Herz und lobe Gottes Werke, während du nur Schmerzen über Schmerzen anhäufst.

Du betrachtest alle deine Taten negativ. Daher gleichst du den höllischen Geistern, die mit ihrem ganzen Getue immer nur Gott verneinen. So mache ich es nicht, weil ich meine ganze Aufmerksamkeit Gott schenke, denn auch in der Traurigkeit ist noch Freude, und in der Freude steckt ein Glück, weil sich Glück und Unglück wie Tag und Nacht abwechseln. So wechselt auch Freude und Leid wie Tag und Nacht.

Wenn die Raffgier ihre Burg baut, wird sie von Gott zerstört, und wenn das Fleisch nach Wollust schreit, wird es von Gott zurückgerufen. Wenn die Wollust glaubt, die Menschen süchtig zu machen, wird sie von Gott überwältigt und niedergeschlagen.

Betrachte nur die Vögel unter dem Himmel und die Würmer auf der Erde; sie werden ohne Rücksicht von den Vögeln verschlungen. So ist es auch mit dem Glück, das das Unglück der Welt vernichtet. Es ist doch sehr wichtig, dass das Nützliche das Nutzlose und Wertlose vernichtet, so wie Gold im Feuerofen gereinigt wird. Du aber wählst immer und immer wieder nur die jammervolle Seite des Lebens. Ich sehe genau das Gegenteil. Wert oder Unwert sehe ich so, wie Gott es bestimmt hat. Die Seele strebt zum Himmlischen und das Fleisch zur Erde. Das Fleisch bedrängt die Seele, aber die Seele kontrolliert den Körper. Betrachte nur, wie töricht und blind du bist und was für einen Unsinn du da sagst.«

Organische Auswirkungen der Sinnlosigkeit

Sinnlosigkeit, Traurigkeit und Depression können zur Erkrankung des gesamten Körpers führen, weil diese Region dem gesamten Nervensystem übergeordnet ist. Der 35. Wirbel ist der Schädelknochen und schützt das zentrale Nervensystem. Von hier aus kann die Sinnlosigkeit, die Traurigkeit und die Depression das ganze Nervensystem schwächen und zu einer totalen Blockade des autonomen Nervensystems führen. Aus Verlegenheit wird dieser Zustand gerne als »vegetative Dystonie« abgetan. In Wirklichkeit handelt es sich hier aber meistens um eine Nervenschwäche durch Liebes- bzw. Beziehungsverlust. In der Folge können viele Autoaggressionskrankheiten, Depressionen, Psychosen, Schlafstörungen, Kreislaufkrisen, Stoffwechsel- und Hormonregulationsstörungen und die emotionale und körperliche Erschöpfung wie im Burn-out-Syndrom sowie die tödliche Gleichgültigkeit den Menschen und der Schöpfung gegenüber auftreten.

Vom Ursprung der Sinnlosigkeit

Die ganze Welt ist von dämonischen Mächten in eine Finanzkrise geführt worden, um die Menschen mit einer pessimistischen Grundstimmung zu lähmen. Wer jetzt keine Heimat in

Gott findet, stürzt in spirituelle Armut. Wo aber die göttliche Energie fehlt, geraten die Menschen in Sinnlosigkeit, Verzweiflung und Hoffnungslosigkeit.

»Ich erblickte noch andere dämonische Geister in diesem Haufen und hörte, wie sie drauflosbrüllten: ›Wer ist Gott, den ich verabscheue?‹ Diese Geister verführen den Menschen zum Weltschmerz, damit sie in Traurigkeit den Mut verlieren und am Leben verzweifeln.«

Symbol und Symptom der Sinnlosigkeit

Als Folge der Sinnlosigkeit sieht Hildegard eine trostlose geistige Wüste als seelisches Symbol für Depressionen, Psychosen, Selbstmordgedanken und Verzweiflung.

»Ich sah eine Wüste, wasserlose Gegend, wo es viele Würmer gab, von Finsternissen umgeben. Darin waren die Seelen derjenigen zu finden, die, solange sie noch auf dieser Erde weilten, dem Weltschmerz ausgeliefert waren. Böse Geister trieben die Seelen mit brennenden Geißeln durch die Gegend hin und her und riefen: ›Warum habt ihr nicht euer Vertrauen auf Gott gesetzt?‹ Da sie sich der Traurigkeit und Verzweiflung ergeben hatten, waren sie nun der Melancholie und Verbitterung ausgeliefert. Sie mussten sich von diesem Gewürm quälen lassen, weil sie nichts von der wahren Glückseligkeit wissen wollten. Daher litten sie unter dieser Verfinsterung, weil sie nicht auf Gott vertrauten. Sie wurden wie geschildert von den bösen Geistern geplagt.«

Spirituelle Heilung

Bei Gefühlen von Sinnlosigkeit, Traurigkeit und Depression darf nicht gefastet werden, weil den traurigen Menschen durch den Verzicht aufs Essen auch noch ein Stück Lebensfreude genommen wird. Hier helfen die Antimelancholika der Hildegard-Heilkunde und spirituelle Anleitungen zur Meditation oder zum Gebet. Von größter Wirksamkeit ist eine Erweiterung des Bewusstseins durch die Entdeckung der 35 spirituellen Kräfte unserer Seele.

Beschäftigen Sie sich darüber hinaus immer wieder mit den heilenden Worten der Lebensfreude (Hildegard-Gebet für die Lebensfreude):

»Gott hat einen strahlenden Menschen geschaffen, aber wegen seiner negativen Einstellung führen ihn die Sorgen in den See des Elends. Doch schau nur auf Sonne, Mond und Sterne und alle überwältigende Pracht der grünenden Lebenskraft auf der Erde und bedenke, welches Glück Gott allen Menschen damit geschenkt hat ... Ich aber habe hier schon den Himmel auf Erden, weil ich alles, was Gott geschaffen hat, verantwortungsvoll bewahre, während du die Schöpfung zerstörst und vernichtest ...«

Lebensfreude in Aktion

Das ganze Universum ist ein strahlendes Energiefeld. Jeder Teil des Universums ist von dieser Energie durchflutet, die in der Gottheit ihren Ursprung hat und die ganze Schöpfung am Leben erhält. Nach den heutigen quantenphysikalischen Vorstellungen befindet sich die Energie in ständiger Transformation mit der Materie, wobei nach Albert Einsteins Relativitätstheorie Energie in Materie und Materie in Energie übergeht. Hildegard hat dieses Phänomen in einem grandiosen Visionsbild dargestellt, wobei man in einem Kreisbild drei voneinander untrennbare Kraftfelder erkennt. In der Mitte des Feldes sieht man die saphirblaue Gestalt des kosmischen Christus, der von einer funkelnden goldenen Energiescheibe umgeben ist. Die zentrale Goldscheibe wiederum ist von einer strahlenden Silberscheibe umrahmt. Alle drei Lichtwesen symbolisieren das göttliche Energiefeld, das sich in den drei Formen der Gottheit manifestiert, in der Gotteskraft, der Kraft seines Heiligen Geistes und in der Christuskraft. Alle drei wirken als eine Lebensenergie auf die gesamten Aspekte der Schöpfung.

Unübertroffen, wie Hildegard in dieser Vision die Sichtbarwerdung des unsichtbaren Gottes in den sichtbaren Christus verdeutlicht. »Lucida materia«, die leuchtende Energie, verbindet sich mit der Materie und diese wird lebendig – »turbulente materia«. Dieser Vorgang wiederholt sich bei jeder Geburt, die Lebenskraft zieht in den vorbereiteten Körper und der Körper wird dadurch lebendig. Kein Geschöpf ist ohne diese Gottesenergie, und diese Lebensenergie hält den Menschen gesund, vital und glanzvoll, mit einer Ausstrahlung, die sich in vielfältiger Weise als Liebe, Freude, Hoffnung, Gerechtigkeit, Menschenwürde oder Nächstenliebe äußert.

70 Prozent unserer Gesamtenergie, und das ist der Löwenanteil, ist spirituelle, emotionale seelische Energie, die wir in Form der 35 »Tugenden« aus der Gottesenergie beziehen. Diese Energie hält uns gesund, glücklich und vital und schenkt uns Lebensfreude und eine starke Abwehrkraft. Nur 30 Prozent unseres Energiehaushalts beziehen wir als physikalische Energie aus der gesunden Ernährung. Oberste Priorität für ein sinnvolles, erfülltes und gesundes Leben sollte daher darin bestehen, ständig eng mit der Gottesenergie unserer Seele verbunden zu sein. Wer diese Quelle nicht nutzt, ist oft energielos, müde, schlapp, erschöpft und lustlos. Die meisten Menschen leiden wegen ihres spirituellen Defizits an einer chronischen Abwehrschwäche, die im dramatischen Anstieg der Autoaggressionskrankheiten deutlich wird. Erst wenn wir unsere gesamte Aufmerksamkeit den spirituellen Kräften unserer Seele zuwenden, beginnt für uns der Himmel auf Erden und die himmlische Freude.

Jeder Mensch hat im Laufe seines Lebens Momente der

Lebensfreude am eigenen Leib erfahren, die direkt von der Gottesenergie ausgelöst wurden und als überwältigende Seligkeit oder unaussprechliches Glück empfunden wurden. In allen Momenten unserer unvergesslichen Lebensfreude waren wir unmittelbar mit der Quelle der Gottesenergie innigst verbunden.

Die göttliche Energie können wir in allen Lebensbereichen und gewöhnlichen Gegebenheiten erfahren:

- das unvergessliche Glücksgefühl unserer ersten großen Liebe,
- die überwältigende Lebensfreude einer Frau bei der Geburt ihres Kindes,
- das mitreißende Glücksgefühl bei der Transformation von Sex in Liebe in einem harmonischen Sexualleben,
- das überwältigende Glücksgefühl eines Kranken beim spürbaren Beginn seiner Heilung,
- die neue Lebensfreude und gesteigerte Lebensqualität eines Patienten nach dem Aderlass und durch wirksame Hildegard-Heilmittel,
- die erhebende Glückseligkeit beim Anblick eines überwältigenden Naturerlebnisses,
- das beglückende Erfolgserlebnis nach einer bestandenen Prüfung,
- die zauberhafte Ergriffenheit bei der aktiven Begegnung mit Musik, Gesang, Tanz und der Kunst in allen Arten und Formen.

Wenn Sie ein wunderbares Leben anstreben, schenken Sie von jetzt an diesen und anderen Momenten der Lebensfreude Ihre gesamte Aufmerksamkeit.

Weitere Weisheiten zur Lebensfreude finden Sie in der Bibel: Psalm 43, 4; 100; Jesaja 9, 1–2; Johannes 15, 11.

Der blaue Chalzedon schützt vor Traurigkeit durch Stress und Aufregung. Wer ihn trägt, lässt sich nicht so leicht durch die Bosheiten und Kritik verletzen und reagiert auf Angriffe souverän mit Gelassenheit und Selbstbeherrschung.

Der Stein sollte als Kette am Hals oder am Arm als Armband über dem Puls getragen werden.

Teil 2: Rezepte und praktische Anleitungen

Antimelancholika

Die Entfernung der Schwarzgalle mit dem Hildegard-Aderlass

Die Hildegard-Psychotherapie ist der Königsweg der Seelenheilkunde, weil die meisten Nervenkrankheiten durch die Kraft der 35 spirituellen Energien gelindert werden können. Darüber hinaus gibt es in der Hildegard-Heilkunde sehr viele wirksame Heilmittel und Methoden, um eine der Ursachen der Schwermut – die Schwarzgalle – zu beseitigen.

Biochemisch entsteht die Melanche nach Dr. van Hecken beim Abbau der Blutkörperchen, wie z.B. Leukozyten in der Milz. Von hier gelangt die Schwarzgalle ins Blut und mit dem Blut an jede Körperzelle, die so durch die Schwarzgalle zerstört und autoaggressiv vernichtet werden kann. Auf diese Weise können über 20000 Autoaggressionskrankheiten entstehen, darunter die Killerkrankheit Nr. 1 Herzinfarkt, aber auch Krebs und Rheuma.

Hildegard beschreibt in ihrem medizinischen Lehrbuch »Causae et Curae« mit großer Genauigkeit, wie dieser gefährliche Krankheitsauslöser beseitigt werden kann:

»Sind bei einem Menschen die Gefäße mit Blut überfüllt, so müssen sie durch einen Aderlass von dem schädlichen Schleim und den durch die Verdauung gelieferten Fäulnisstoffen gereinigt werden.«

Der Hildegardsche Aderlass ist eins der wichtigsten Verfahren zur Verhütung von Krankheiten. Er wird von einer sachkundigen Person nach dem Vollmond durchgeführt, weil sich im abnehmenden Mond schlechte von guten Säften in den Blutgefäßen trennen. Öffnet man nun im nüchternen Zustand die entsprechende Vene im Armgelenk, so verlässt nur das schwarzgallige Blut, erkennbar an seiner rabenschwarzen Farbe, den Körper. Nach etwa 150 Milliliter Blut schlägt die Farbe schlagartig von Schwarz auf Rot um. Der Aderlass ist zu Ende, der Körper hat seine körpereigene Apotheke geöffnet, und die Heilstoffe werden freigesetzt.

Durch den Aderlass wird eine ganze Kaskade von Heilungsreaktionen ausgelöst. Zunächst werden durch den Nadelstich im limbischen System, dem Gefühlszentrum, morphiumähnliche Substanzen ausgeschüttet, die uns glücklich machen und uns in einen gewissen »euphorischen«, wohltuenden Zustand versetzen. Aber auch viele andere Nervenbotenstoffe werden durch den Aderlass freigesetzt. Vor allem wird die Hormonproduktion normalisiert, wodurch Regulationsstörungen verschwinden, besonders wichtig beim Kinderwunsch oder Beschwerden im Klimakterium: Depressionen, Schweißausbrüche, Hitzewallungen.

Durch die Entgiftung des Blutes (Entfernung von Toxinen) können sehr viele Krankheiten verhindert werden. Über 25 weltweite wissenschaftliche Studien bestätigen heute, was Hildegard bereits vor 850 Jahren beschrieb, dass man mit dem regelmäßigen Hildegard-Aderlass Krankheiten verhüten kann. Der Hildegardsche Aderlass ist das wirksamste und rascheste Prophylaktikum, um Krankheiten frühzeitig zu verhindern und um Blockaden zu beseitigen, die die natürliche Heilung bisher verhindert haben.

Der international bekannte amerikanische Krebsforscher Dr. Leo R. Zacharski konnte durch klinische Studien am Cancer Medical Center in Dartmouth/ NH beweisen, dass die Krebsrate um 35 Prozent durch den Aderlass gesenkt werden konnte. Entscheidend war die Senkung zu hoher Speichereisenspiegel.

Der eiseninduzierte Schaden wird durch freie Radikale ausgelöst, die zu Krebs führen können.

Eine zu große Eisenaufnahme entsteht durch zu viel rotes Fleischessen und kann zu einer ferrotoxischen Autoaggressionskrankheit, u.a. zu Krebs führen. Es gibt kaum eine Krankheit, die man nicht mit dem Aderlass verhüten oder behandeln kann, sei es Diabetes, Demenz, Alzheimer, Arteriosklerose oder Nieren-, Leber- oder Magen-Darm-Erkrankungen. Der Hildegardsche Aderlass ist die schnellste und zuverlässigste Hilfe. Innerhalb von wenigen Minuten normalisieren sich:

- Bluthochdruck,
- Hämoglobin und Hämatokrit,
- Cholesterin und Blutfette.
- Die körpereigene Notfallapotheke wird geöffnet.
- Die Selbstheilung wird ausgelöst.
- Das Immunsystem wird aktiviert.
- Die Basalmembran der Blutgefäße wird um die Hälfte verkleinert, wodurch die Fließgeschwindigkeit des Blutes mit seinen Transportgütern um das Vierfache steigt.
- Die Schlackenstoffe werden aus dem Bindegewebe entfernt und Heilstoffe freigesetzt.

Antimelancholika gegen Konzentrationsschwäche, Depression oder Stimmungsschwankungen

In der folgenden Liste sind die wichtigsten Hildegardschen »Antimelancholika« zusammengefasst, deren Wirkung einfach darin besteht, dass die darin enthaltenen Mineralien die Schwarzgalle neutralisieren oder aber, wie das Aronstab-Elixier, eine aufhellende Wirkung haben.

Dinkel: 3-mal täglich Dinkel in jeglicher Form.
Flohsamen: 3-mal täglich 1 TL übers Essen streuen – viel trinken!
Bertram: 2–3 Messerspitzen als Gewürz.
Nervenkekse: täglich 3–5 Stück.

Energiekekse (Nervenkekse)

400 g Dinkelmehl
250 g Butter oder Kokosbutter
150 g (brauner) Rohrzucker
200 g süße Mandeln (gemahlen)
2 ganze Eier
20 g Zimt
20 g Muskat
5 g Nelken
etwas Salz
Wasser nach Bedarf
Das Mehl auf die Arbeitsplatte geben, die Butter in Stückchen darauf verteilen. Zucker, Mandeln, Eier und die Gewürze zufügen. Alles mit einem großen Messer durchhacken, zusammenkneten, zu einer Wurst rollen und kalt stellen. Nach zirka 30 Minuten 2–3 Zentimeter dicke Taler abschneiden und auf einem mit Backpapier ausgelegtem Blech bei 180–200 Grad goldgelb backen.

Man isst täglich 3–5 dieser Energiekekse und trinkt dazu Dinkelkaffee oder gelöschten Wein:

Gelöschter Wein: 1 Glas Wein kräftig aufkochen, 1 Minute kochen lassen, mit 1 Likörglas kaltem Wasser löschen und schluckweise warm trinken.

Süße Mandeln: täglich 5–10 Stück kauen.
Haferflocken: Porridge, Haferbrei.

Fenchel: 3-mal täglich 3 Fenchelkautabletten vor dem Essen, Fencheltee, Fenchelgemüse.
Bohnenkraut: 2–3 Messerspitzen als Gewürz mitkochen.
Rosenlakritzsaft: 3-mal täglich 1/2 TL – 4 Wochen lang.
Ysop: frische Blätter oder 2–3 Msp. Ysoppulver (als Gewürz).
Fenchelöl: 1–3-mal täglich Stirn, Schläfen, Brust und Magengrube (Sonnengeflecht) einreiben.
Aronstabwurzelwein: 12 Gramm Aronstab in 1 Liter Wein 5 Minuten kochen und absieben, 1–3-mal täglich 1 Likörglas bei Bedarf trinken.

Hildegard-Fasten – ein Universalheilmittel für Körper, Seele und Geist

Wie wir bereits durch Hildegard erfahren haben, wird das Programm für unsere Gesundheit und unser Leben bereits im Leben vor unserem Leben, in der Schwangerschaft und Kindheit von unseren Eltern geschrieben. Glückliche Kinder haben glückliche Eltern, die sich auf ihre Kinder gefreut haben und ihnen maximal 22 spirituelle Werte von der Liebe Nr. 1 bis zur Kunst des einfachen Lebens Nr. 22 als spirituelle Mitgift vererbt haben.

Die neuesten Forschungsergebnisse der Epigenetik (Epi = grch. »über« – »die Wissenschaft über die Kontrolle der Gene«) bestätigen heute, dass die Programme unserer Eltern die epigenetische Regulation über unsere Erbanlagen steuern und damit Einfluss auf unsere Gesundheit, das Wachstum sämtlicher Körperzellen, die Stärke unserer Abwehrkräfte und unseres Wohlbefindens nehmen.

Im allerschlimmsten Falle kann aber das Lebensprogramm von 22 Lastern beeinflusst sein, die zu unzähligen Autoaggressionskrankheiten führen können. Diese ungute Mischung aus materieller Gier, Wut und Aggression, Lügen und Betrügen zerstört nicht nur unsere Gesundheit, sondern führt zu einer Kettenreaktion folgenschwerer Fehlentscheidungen im Laufe unseres Lebens: Falsche Berufswahl aus Geldgier (Nr. 1), Unheilbarkeit aus Frustration und Resignation (Nr. 5), Orientierungslosigkeit aus Mangel an Visionen (Nr. 7), falsche Partnerwahl aus sexuellen Gründen (Nr. 22), Einsamkeit aus Unfähigkeit zu lieben (Nr. 1).

Wer aus diesem Teufelskreis aussteigen will, braucht eine bahnbrechende Neuorientierung wie das Hildegard-Fasten.

Das Hildegard-Fasten ist die beste Gelegenheit, die 35 spirituellen Kräfte zu aktivieren, um die alten Programme zu überschreiben, die zu diesem chaotischen Lebensstil geführt haben.

Diese Kräfte haben die Fähigkeit, zu heilen, unsere Schwächen in Stärken umzuwandeln, und können dazu beitragen, dass sich unser »normales« Leben in ein außergewöhnlich schönes und sinnvolles Dasein verwandelt.

Jeder, der nicht akut erkrankt ist und nicht an Gewichtsverlust und Kräfteverfall leidet, kann am Hildegard-Fasten teilnehmen oder es allein zu Hause durchführen. Nur bei sieben »seelischen Schwächen« sollte nicht gefastet werden:

- Liebe zum materiellen Reichtum (Nummer 1),
- Schwermut (Nummer 13),
- Maßlosigkeit (Nummer 14),
- Seelenkälte (Nummer 15),
- Hochmut (Nummer 16),
- Gottesvergessenheit (Nummer 25) und
- Weltschmerz bzw. Sinnlosigkeit (Nummer 35).

Bei diesen Schwächen sollten andere spirituelle Übungen durchgeführt werden, wie z.B. Beten, Meditieren, Freunde und Kranke besuchen oder ein naturnahes Leben führen.

Wie fange ich an, und was brauche ich?

Sie benötigen sportliche Kleidung, Turn- oder Wanderschuhe, Schwimmsachen, eine Wärmflasche für die Leberpackung, eine Thermoskanne für Kräutertee, eine Körperbürste zum Trockenbürsten, einen Irrigator (Einlauf).

In der Praxis haben sich drei verschiedene Fastenformen mit unterschiedlichem Schwierigkeitsgrad bewährt: Dinkelfasten, Dinkel-Reduktionskost und Hildegard-Fasten.

Das Dinkelfasten

Das Dinkelfasten ist die leichteste Form. Es besteht aus einer vier- bis sechswöchigen konsequenten Basisdiät mit Dinkel, Obst und Gemüse und kann von jedermann durchgehalten werden.

Beim Dinkelfasten wird dreimal am Tag Dinkel in irgendeiner Form verzehrt, wobei auch Gemüse, Obst und Salate in der breitestmöglichen Palette, den Jahreszeiten angepasst, auf dem Speiseplan stehen.

Ein Übermaß an tierischem Eiweiß und Milcheiweiß sowie zu fettreiche Speisen sind zu meiden. Die Fastenden sollen sich mindestens eine Stunde am Tag in irgendeiner Form an der frischen Luft bewegen, wobei auch Tanztherapie, Gymnastik, Atmungs- und Haltungstherapie, Qi Gong und andere bewährte Bewegungstherapien zum Einsatz kommen können. Konflikte (Folgen von Überlastung, Frustration, Ärger, Angst, Ehrgeiz) und andere Stressformen, die zu funktionellen und organischen Störungen führen können, lösen sich beim Fasten automatisch auf.

Diese Form des Fastens kann für eine lange Zeit durchgeführt werden. Manche Menschen entscheiden sich, diese Form des vegetarischen Lebensstils ein ganzes Leben lang durchzuhalten.

Auf Basis von Dinkel, Obst und Gemüse besteht mit dieser Kost keine Gefahr für Leib und Seele.

Ernährungsplan Dinkelfasten

Morgens: Habermus (= gekochter Dinkelbrei). Variationen: Schrotbrei, weich gekochte Körner, Porridge, Dinkel-Frühstücksbrötchen usw.

Mittags: Dinkelreis, -nudeln, -spätzle, -grieß, -knödel mit Gemüse und Edelkastanien (Maroni), Kopfsalat mit Dinkel, Obstsalat.

Abends: Dinkelschrotbrei, Grießsuppe oder Dinkelbrot mit Butter bzw. Kräuterkäse.

Die Dinkel-Reduktionskost

Die zweite Fastenform ist die Dinkel-Reduktionskost. Dabei isst man in zweitägigem Wechsel die normale Hildegard-Küche, an Reduktionstagen ausschließlich Dinkelbrot und Fencheltee, wobei auch Kopfsalat mit Dinkel zum Mittagessen gereicht werden kann. Auf tierisches Eiweiß, Milcheiweiß und tierisches Fett (Butter) sollte an den Reduktionstagen verzichtet werden. Von dieser Reduktionskost kann man sich lange Zeit, bis zu sechs Monate lang, ohne jegliches Gesundheitsrisiko ernähren. Besonders bei Übergewichtigen und Bluthochdruckpatienten sowie bei Stoffwechselkranken ist diese milde Methode sehr beliebt. Es entsteht weder ein Hungergefühl, noch wird der Appetit stimuliert, da am Reduktionstag nach Bedarf Dinkelbrot und Fencheltee bzw. Dinkelkaffee in beliebiger Menge zur Verfügung stehen. Aus der großen Erfahrung berühmter Fastenärzte ist bekannt, dass Menschen bis zu zehn Jahre lang unter extremen Bedingungen von Vollkornbrot und Wasser leben können. Da an den Reduktionstagen keine tierischen Eiweiße und Fette gegessen werden, ist der Körper gezwungen, seine eigenen Eiweiß- und Fettspeicher abzubauen, wobei sowohl eine Gewichtsreduktion als auch eine Entschlackung und Umstimmung bei ernährungsbedingter Überernährung erfolgt.

Auch diese Fastenform kann über eine lange Zeit durchgeführt werden. Es besteht keine Gefahr für Leib und Seele, sie drei Monate lang durchzuhalten.

Ernährungsplan Dinkel-Reduktionskost

1. Reduktionstag: normale Hildegard-Küche mit Dinkel, Obst und Gemüse, also abwechslungsreiche Mischkost, wobei auch Fleisch und Milcheiweiß als Beilagen gereicht werden können.

2. Reduktionstag:

Morgens: Habermus mit Apfelkompott, Zimt und Dinkelkaffee.

Mittags: Kopfsalat mit Dinkelkörnern, -reis, -grießsuppe, -schrotbrei, -nudeln ohne Ei.

Abends: Dinkelbrot und Fencheltee.

Das Hildegard-Fasten

Das Hildegard-Fasten ist die schwierigste Fastenform. Daher sollte es am besten nicht allein, sondern – wenn man das erste Mal fastet – unbedingt in einer Gruppe durchgeführt werden. Beim Hildegard-Fasten wird nichts gegessen, sondern acht bis zehn Tage lang ein Fastengetränk getrunken, das nach dem Subtilitätsprinzip, das heißt nach dem Heilwert der Nahrungsmittel, ausgesucht wird:

- Fencheltee, Dinkelkaffee, Kräutertee,
- Dinkelgrieß-Gemüsesuppen,
- Obstsäfte, zum Beispiel Apfel- oder Traubensaft mit Fencheltee vermischt.

Ernährungsplan Hildegard-Fasten

Morgens: Dinkelkaffee, Fencheltee mit 1 TL Honig.

Mittags: Dinkel-Fastenbrühe: 1 Liter Wasser, 2 EL Dinkelgrieß, 300 Gramm Gemüse (Fenchelknolle, grüne Bohnen, Karotten, Sellerie, Petersilienwurzel), gehackte Kräuter (Petersilie, Dill, Zwiebel), Gewürze (Bertram, Quendel, Galgant, Muskat), 1 Prise Ursalz (Mengenangaben für zwei Personen). Das Gemüse fein schneiden, bei offenem Topf in ein wenig Wasser dünsten und anschließend pürieren. Dinkelgrieß fünf Minuten in 1 Liter Wasser aufkochen. Püriertes Gemüse dazugeben, kurz aufkochen, würzen, mit wenig Salz abschmecken.

Abends: Fencheltee mit Apfelsaft oder Dinkelkörnerbrühe: 1 Tasse Dinkelkörner, 300 Gramm Gemüse (Fenchelknolle, Sellerie, Bohnen, Karotten, Rote Bete, Petersilienwurzel), feingeschnittene Kräuter und Gewürze (siehe oben). Zwanzig Minuten kräftig in 1 Liter Wasser aufkochen, absieben und warm trinken.

Was noch zum Fasten gehört

Während des Fastens sollten keine Arzneimittel genommen werden, mit Ausnahme von einigen Hildegard-Heilmitteln, um die Fastenkrisen zu überbrücken.

Das Hildegard-Fasten ist im Vergleich zu allen anderen Methoden sehr mild, weil es ohne drastische Mittel wie Glaubersalz, Bittersalz oder Colonhydrotherapie durchgeführt wird. Zum Fastenerfolg tragen folgende Hildegard-Fastenhilfen bei.

Ingwerkekse

Mit den Ingwerkeksen erreicht man bei allen drei Fastenformen ein mildes Umschalten auf die körpereigene Selbstversorgung aus den Schlacken des Bindegewebes, wobei nur die schlechten Säfte den Körper verlassen und die guten erhalten bleiben. Durch diese milde Ausleitungsmethode, die für Gesunde und Kranke gilt, vermeidet man die bei anderen Fastenmethoden, insbesondere bei den mit Glaubersalz durchgeführten, auftretenden unangenehmen Fastenzwischenfälle (Kreislaufzusammenbruch, Ekelgefühl, Ohnmacht, Herzrhythmusstörungen).

Die Ingwerkekse sind sehr schwierig herzustellen. Man kann sie jedoch wie auch die folgenden Mittel zum Beispiel von der Firma Binz, Stadtmühle Geisingen, beziehen. Man nimmt einen Keks morgens nüchtern noch im Bett und lässt ihn langsam im Munde zergehen.

Fenchel-Tabletten

Fenchel ist ein Universalheilmittel, das heißt für alles gut, auch beim Fasten. Er unterstützt die Entschlackung des Darmes und die Entgiftung der Haut, sorgt für besseren Körper- und Mundgeruch, hilft bei Verstopfung, sorgt für eine gute Durchblutung, verbessert die Sehkraft, macht fröhlich und hilft bei Magenschmerzen. Man nimmt täglich 3–5 Fencheltabletten.

Galgant- oder Fenchel-Galgant-Tabletten

Fastenkrisen lassen sich rasch mit Galgant beseitigen. Galgant ist gut gegen Herzschmerz, -schwindel, -schwäche, extreme Müdigkeit, Blähungen, Magendruck und Verdauungsbeschwerden.

Man lässt jeweils 1 Tablette langsam auf der Zunge zergehen.

Petersilien-Elixier

Dieses Elixier hat sich speziell bei Fastenkrisen, Herzschwindel, -schmerzen, Schwächezuständen und niedrigem Blutdruck bewährt.

Hin und wieder 1 Likörglas täglich trinken, gegebenenfalls nach den Galganttabletten oder nach dem Essen.

Wermut-Elixier

Wermut-Elixier Bio ist ein Universalmittel zur Verhütung von Arteriosklerose, zur Durchblutungsförderung aller Ausscheidungsorgane (Leber, Darm, Niere), ein Entgiftungs- und Entschlackungsmittel von Bindegewebe und Gefäßen.

Jeden zweiten Tag ein Likörglas (20–40 Milliliter) vor dem Frühstück trinken.

Hildegards Zahnpflege

Morgens: »Zahn-Kneipp« – mit kaltem Wasser Zähne putzen (ohne Zahnpasta).

Abends: Rebaschenwein (Wein mit steriler Weinrebenholzasche, als Fertigprodukt erhältlich) – vor dem Schlafen mit einem Schluck dieses Weins Zähne schäumend putzen und Flüssigkeit ausspucken.

Irrigator oder Einlauf

Nicht nur beim Fasten hat sich der Irrigator als einfache Darmentleerungsmethode bewährt. Er hilft einerseits, die Fastenkrisen besser zu überstehen (Kopfschmerzen, Hungergefühl, Rheumaschmerzen), andererseits nutzt er auch, um einer Erkältung oder Virusgrippe mit leichtem Fieber standzuhalten.

Und so wird es gemacht: Den Irrigator mit knapp 1 Liter körperwarmem Wasser oder Fencheltee füllen, Luftblasen im Schlauch durch Probelauf im Waschbecken entfernen. Schlauch abklemmen oder Hahn schließen, die Spritze gegebenenfalls mit Vaseline einfetten. Den Irrigator an einen Wandhaken hängen. Auf ein Badetuch knien, mit Ellbogen abstützen, das eingefettete Schlauchende tief in den After einführen und das Wasser einlaufen lassen. Entspannen, tief ein- und ausatmen (Zwerchfellatmung). Sobald sich das Wasser im Darm befindet, die Pobacken für 2 bis 5 Minuten zusammenkneifen, warten, bis es zu einem heftigen Drang zur Darmentleerung kommt. Mehrere Male entleert sich der Darm, und ein befreiendes Gefühl breitet sich aus. Alle zwei Tage wiederholen!

Tagesablauf

Nach der Einnahme des Ingwerkekses beginnt der Tag mit einem Spaziergang oder Morgengymnastik. Den Vormittag sollte man Gesprächen mit anderen Fastenden widmen. Nach der Fastenbrühe am Mittag folgt ein kurzer Mittagsschlaf; darauf Wanderungen und Spaziergänge. Nach Obst- und Gemüsesäften, die man am besten mit Kräutertees verdünnt, zum Beispiel Hagebutten- oder Fencheltee, bleibt am Abend genügend Zeit zum Singen, Spielen, Erzählen und für Musikmeditationen.

Fasten erfordert die Abkehr von der täglichen Routine (keine Telefonate), eine friedliche Umgebung und die Geborgenheit einer Fastengemeinschaft. Dabei hat sich folgender Tagesplan als hilfreich erwiesen:

7.00 Uhr:	Aufwachen, trocken bürsten, heiße und warme Duschen im Wechsel.
7.30 Uhr:	Morgengymnastik, Waldlauf.
8.00 Uhr:	Frühstück mit Kräutertee und Dinkelkaffee.
9.00 Uhr:	Gespräche mit anderen Fastenden oder eine Art Tagesseminar über die 35 »Laster« und »Tugenden«.
12.00 Uhr:	heiße Fastenbrühe oder Dinkelgrießsuppe.
12.30 Uhr:	Mittagsruhe mit Leberwickel (Heublumenpackung oder Wärmflasche).
14.30 Uhr:	Kräutertee.
15.00 Uhr:	Wanderungen oder Spaziergänge.
20.00 Uhr:	Singen, spielen, meditieren.
22.00 Uhr:	Darmspülung mit Fencheltee, Warmwassertreten und Nachtruhe.

Fastenkrisen

Die Leberpackung unterstützt die Leber bei ihrer gewaltigen Stoffwechselarbeit aus der »inneren Ernährung« und bei der verbesserten Ausscheidung von Stoffwechselschlacken. Besonders das Bindegewebe wird durch das Fasten kräftig entschlackt und die Gifte über die Leber ausgeschieden. Dabei kann es passieren, dass die Leber dem Ansturm der Gifte nicht gewachsen ist, so dass die Schlacken direkt ins Blut weitergegeben werden. Daraus resultieren die leichten Fastenkrisen, Unpässlichkeiten, die schnell vorübergehen, spätestens nach dem dritten oder vierten Fastentag: Kopf- oder Gelenkschmerzen, Hautausschläge oder Ausscheidungen über die Nase, Lunge oder die Haut.

Zur Unterstützung der Leber legt man daher nach dem Mittagessen zum Mittagsschlaf eine feuchtwarme Leberpackung auf die Leber (rechts unter die untere Rippe): feuchtwarmes

Tuch, darauf eine Wärmflasche, mit trockenem Handtuch abdecken, und 1/2 bis 1 Stunde liegen lassen. Die Leberpackung kann auch bei Bauchschmerzen oder Schlafstörungen aufgelegt werden.

Sauna- und Bädertherapie

Besonders hilfreich für die Seele sind Reinigungen und Heilungsmethoden, die über die Haut wirken, wie zum Beispiel Saunaanwendungen, Bäder, Massagen und Bürstenmassagen. Voraussetzung ist ein stabiler Kreislauf. Dabei wird der Körper nicht nur besser durchblutet, sondern auch über die Haut durch Schwitzen entgiftet. Wir empfehlen allen unseren Fastern während des Fastens die Sauna mit Edelkastanienaufgüssen (ein Extrakt aus Edelkastanien, deren Blätter und Rinde), um über die Haut zu entgiften. Zur Stabilisierung und Harmonisierung der Nerven haben sich Zypressenbäder mit dem Extrakt aus Zypressenzweigen bewährt.

Als Ergänzung zur Hildegardschen Psychotherapie mit Fasten und Beten hat sich die Therapie über die Haut außerordentlich gut bewährt. Im wahrsten Sinne des Wortes muss die Reue zur Umkehr unter die Haut gehen. Reize über die Haut, Schwitzen und Wechselduschen mit kaltem und warmem Wasser sind sehr hilfreich und wohltuend für die Seele.

Die körperliche Abhärtung ist eine gute Methode, um die Reize vom Nervensystem über die Haut an die Organe weiterzuleiten und so den Körper zu heilen. Hier haben sich vor allem die Sauna und Badetherapie nach Kneipp bewährt mit Anwendungen wie Abreibungen, Waschungen, Wickel, Kneippschen Güssen, Duschen mit Heiß- und Kaltgüssen, Unterwassermassagen, Teilbädern, Sitzbädern, Fußbädern, Armbädern und Vollbädern.

Auch Hildegard hat in ihrer Physiotherapie sehr viele Sauna- und Bäderanwendungen empfohlen. Ganz besonders wirksam ist wie gesagt die *Edelkastaniensauna* bei chronischem Rheumaleiden (nicht bei akutem Rheumaschub anwenden!), Nervenleiden, besonders bei Zornesausbrüchen, wobei der Kranke seine Melanche (Gallensäure und Bilirubin) über die Haut ausschwitzen kann. Bei der *Haferdampfsauna*, bei der Haferaufgüsse auf heißen Steinen verdampft und inhaliert werden, treten nervenberuhigende Wirkungen ein, so dass einen nicht mehr der »Hafer sticht«. Darüber hinaus hat sich die *Rainfarnsauna* bei Frauenleiden (Menstruationsmangel, Amenorrhoe, Dysmenorrhoe) und prämenstruellen Beschwerden (PMS) bewährt. Hier werden warme Kräuterpackungen aus Rainfarn, Königskerze und Mutterkraut angewandt, auf denen man während des Saunierens sitzt oder sie auf den Unterleib auflegt.

Auch Gersten-, Farn- und Zypressenbäder üben während des Fastens eine beruhigende und entspannende Wirkung auf die Haut aus. Die Wärme sorgt für eine Erregung der Wärmerezeptoren auf der Haut mit einer entsprechenden Übererwärmung, wodurch sich die Schweißsekretion steigert, die Muskulatur entspannt und der Stoffwechsel verbessert.

Bei den Wechselbädern wird besonders durch den ständigen Wechsel von kalten und heißen Reizen eine starke Durchblutung der Haut sowie eine Verbesserung der Gefäßleistung erreicht. Venen ziehen sich bei kalten Wasseranwendungen zusammen und dehnen sich bei warmen wieder aus.

Außer dieser Wassertherapie gibt es bei Hildegard noch viele andere Methoden, um über die Haut zu heilen, zum Beispiel bei der Schröpftherapie, der Moxibustion (Hitze-Heilbehandlung) sowie vielen Salbenanwendungen, besonders vor dem Ulmenholz-Kaminfeuer. Ganz besonders haben sich hier die Nierenmassagen mit der Weinrautensalbe sowie mit Wermutsalbe zur Schmerzbeseitigung bei Rheuma und Arthritis bewährt. Die Weizenkörnerkur wird zur Beseitigung von Ischiasschmerzen durchgeführt. Großartige und rasche Heilungserfolge beobachten wir mit Eschenblätter-Packung bei Arthritis und Maulbeerblätterkompressen und -bädern bei Neurodermitis.

Die Heilkraft der Edelsteine

Kristalle und Edelsteine werden heute zahlreich in der modernen Technik eingesetzt. Aufgrund ihrer Struktur sind Kristalle und Edelsteine schwingende Oszillatoren, die ihre Gitterschwingungen den oszillierenden Atomen verdanken. Diese Schwingungen werden von den Atomen des Kristalls verursacht, die auf ganz bestimmten Kristallgittern angeordnet sind und durch ihre Schwingungen ein elektromagnetisches Feld erzeugen. Die Kristallschwingungen liegen in der gleichen Größenordnung wie die Biofrequenzen unserer Nervenströme, so dass sie in der Lage sind, Defekte oder mangelnde Energiezustände in unseren Organen auszugleichen. Mehr als alle anderen medizinischen Methoden greifen die Edelsteine auch tief in seelische Bereiche ein, wobei sie das Nervensystem aufladen und stärken.

Außer Glanz und Farbe besitzen die Edelsteine eine für sie charakteristische Ausstrahlungs- und Heilkraft, die auf den Menschen übertragen werden kann. Darüber hinaus verbirgt sich in jedem Edelstein die göttliche Kraft der Dreieinigkeit, die auch in unserer Seele zu finden ist, so dass Edelsteine seelische Schwächen ausgleichen können. Der Umgang mit den Edelsteinen führt infolgedessen zu unbekannten psychosomatischen Zusammenhängen und kann dort heilen, wo alle anderen Mittel versagen.

Die Hauptanwendungsgebiete der Edelsteine liegen im Bereich der fünf Sinnesorgane. Diese sind außergewöhnlich störanfällig durch atmosphärische Einflüsse wie Föhn, Kaltwetterfronten und Wetterwechsel, die Augen- und Ohrenleiden,

Sinusitis, Trigeminusschmerzen, Kopfschmerzen, Migräne oder Angina-Pectoris-Anfälle auslösen können. Aber auch andere Nervenkrankheiten wie Depressionen, Epilepsie, Neurosen, Psychosen oder Schizophrenie werden möglicherweise von den gleichen Störungen verursacht. Hier können die Edelsteine stabilisieren und helfen.

Gemäß Hildegards genauen Indikationsangaben und unseren jahrelangen Erfahrungen hat sich der Einsatz von Edelsteinen in der Psychotherapie bewährt.

Die Großgruppe der ersten sieben Tugenden und Laster ist für die Entwicklung der Sinnesorgane verantwortlich, die eine Vermittlerrolle zwischen Innen- und Außenwelt einnehmen. So sind die ersten Tugendkräfte mit folgenden fünf Sinnesorganen verbunden:

- Farbe, Symbol und die Augen mit der Liebe
- Ton und Klang für die Ohren mit der Disziplin
- Duft und Gerüche mit dem Geruchssinn der Nase und der Bescheidenheit
- Schmecken und Sprechen mit dem Mund und dem Mitgefühl
- Tasten und Bewegung mit der Haut und dem Gottvertrauen

Der Reichtum der Sinne und ihr harmonisches Zusammenspiel sind die Grundlage der Gesundheit, der Vitalität und unserer Lebensfreude.

Zur Anwendung kommen echte und besonders geschliffene Edelsteine. Man kann auch Rohsteine, getrommelte und in Gold gefasste Edelsteine tragen. Edelsteine verlieren nie ihre Wirkung und können von Generation zu Generation weitervererbt werden. Sie müssen nicht besonders »entladen« werden, nur sollte man sie aus hygienischen Gründen mit 96-prozentigem Alkohol desinfizieren.

Nach dem Fasten

Fastenbrechen

Das Fastenbrechen ist eine ganz besonders festliche Angelegenheit. Im Kerzenschein wird der Fastensegen gesprochen, und es gibt zum ersten Mal wieder etwas zu essen: einen duftenden Bratapfel mit Honig, Zimt und süßen Mandeln. Fasten macht fröhlich, ganz besonders in einer Hildegardschen Fastenrunde. Jeder hat am eigenen Leib erfahren, wie mühelos man eine Woche ohne Essen auskommen kann und wie wohl man sich dabei fühlt. Dieses Erfolgserlebnis, es durchgestanden und geschafft zu haben, vermittelt automatisch eine gute Portion Glückseligkeit.

Jesus interessierte sich für die Nöte und Bedürfnisse der Menschheit. Er wollte den Willen Gottes erfüllen, wie er in der *Lex divina*, dem »göttlichen Gesetz«, zusammengefasst ist.

Als Jesus vierzig Tage und Nächte gefastet hatte, trat der Obermagier zu ihm, um ihm allerlei Tricks und Scharlatanerie beizubringen: Steine in Brot verwandeln, durch die Luft fliegen und Macht über die ganz Welt ausüben. Unter einer Bedingung: Jesus solle vor ihm niederfallen und ihn anbeten. Jesus lehnte dankend ab, weil er an dieser ganzen Zauberei überhaupt nicht interessiert war. Ihm ging es um etwas total anderes. Er wollte, dass die Menschen hier schon auf dieser Erde das Reich Gottes kennenlernen: Armen Brot geben, Kranke heilen, Obdachlose aufnehmen und die Menschen von ihren Süchten zu befreien und Hass in göttliche Liebe transformieren. Diese Transformationskraft kommt aus einer ganz anderen Quelle, sie kommt direkt von Gott. Ihn allein soll man anbeten und ihm dienen. Wenn wir das begriffen haben, kommen die Engel vom Himmel herab und dienen uns! Stellen Sie sich das mal vor, Gottes starke Engel mit ihren 35 spirituellen Heilkräften werden von nun an alle Aspekte unseres politischen, finanziellen, sozialen, emotionalen, sexuellen und intellektuellen Lebens kraftvoll unterstützen. Jeder dieser Bereiche wird direkt aus der göttlichen Quelle mit unerschöpflicher Energie versorgt, und dafür sind wir unendlich dankbar.

Die Dinkel-Aufbaukur nach dem Fasten

Wie zum Beispiel auch George Bernard Shaw wahrscheinlich aus eigener Erfahrung gewusst hat, kann jeder Narr fasten, es gelingt aber nur einem Weisen, wieder in die richtige Diät bzw. Ernährungsweise einzusteigen. Es ist nicht schwer, durch Fasten etwa einige Kilo zu verlieren, aber es ist eine hohe Kunst, dieses Körpergewicht möglichst lebenslänglich zu halten.

Über 90 Prozent aller Menschen, die mit herkömmlicher Diät fasten, erlangen schon nach kürzester Zeit nicht nur ihr altes Körpergewicht zurück bzw. erreichen ein noch höheres, sondern auch ihre alten Essgewohnheiten. Darüber hinaus sind rascher Gewichtsverlust und ebenso rasche Gewichtszunahme nicht ganz ungefährlich, wenn durch falsche Diät mehr Fettpolster als Muskelfleisch angesetzt werden. Dieser Zustand ist schlimmer als der vor Beginn des Fastens, da man jetzt noch mehr zunimmt und eigentlich eine noch strengere Diät befolgt werden müsste. Es wäre daher für diese Übergewichtigen besser, gar nicht erst zu fasten, sondern eine Reduktionsdiät einzuhalten. Noch schlimmer sind viele, wenn auch noch so gut gemeinte Aufbau-Ernährungsweisen mit Rohkost, Säure-und-Basen-, Trennkost-, Sprossen-und-Keime-Diäten, Backpflaumen und Sauerkraut, die die Verdauung in Gang bringen sollen, weil der Fastende durch solche Diätfehler in kürzester Zeit wieder vergiftet ist.

Keiner sollte daher ohne genaue Diätpläne für die Zukunft fasten. Die Hildegard-Aufbaudiät und die weiterführende Hildegard-Diät vermeiden diese Fehler, weil sie einfach und abwechslungsreich sind und daher gern von der ganzen Familie akzeptiert werden. Ihr ganz besonderer Vorteil liegt darin, dass sie alle Extreme vermeidet, weil sie als abwechslungsreiche Mischkost von keinem Lebensmittel zu viel oder zu wenig anbietet. Hildegard ist hier ganz realistisch und verlangt von niemandem größere Opfer, als er erbringen kann. Sie empfiehlt das rechte Maß in allen Dingen.

Glücklicherweise sind wir heute dank Hildegard in der Lage, ohne Lebensmittelchemiker, Kalorienzähler und Vitamintabelle eine einfache, ausgeglichene Diät anzubieten, die nicht nur die heutigen ernährungswissenschaftlichen Erkenntnisse berücksichtigt, sondern darüber hinaus auch die noch wichtigere heilende Subtilitätskraft in den Lebensmitteln. Die Ratschläge Hildegards bewahren uns davor, von einem Extrem ins andere zu fallen, und vor allem davor, Lebensmittel nur nach ihren chemisch-analytischen Inhaltsstoffen auszuwählen. Wer kann, selbst wenn er alle bis heute gültigen ernährungswissenschaftlichen Erkenntnisse hätte, wissen, in welchen Lebensmitteln die optimalen, für alle gültigen Heilwerte zu finden sind, ohne nicht wieder gravierende, der Mode unterliegende Diätfehler zu machen?

Ein Übermaß an tierischem Eiweiß und Milcheiweiß sowie zu fettreiche Ernährung und Mangel an Bewegung, ständiger Stress, Überbelastung, Frustration, Ärger, Angst und übertriebener Ehrgeiz können zu schweren funktionellen und organischen Störungen an Herz und Kreislauf führen. Es gibt also schon deshalb aus ernährungsbedingter Sicht genügend Gründe, mindestens einmal täglich, einmal einen Tag wöchentlich, einmal eine Woche monatlich, einmal einen Monat jährlich auf tierisches Eiweiß und Milcheiweiß zu verzichten. Bei allen obengenannten Krankheiten ist eine konsequente Umstellung auf die Hildegard-Diät dringend erforderlich, wobei der folgende, variationsfähige und einfache Ernährungsplan zugrunde liegt:

Morgens: Habermus: 2 Tassen Wasser, 1 Tasse Dinkelkorn 20 Minuten oder 1 Tasse Dinkelschrot 5 Minuten oder 1 Tasse Dinkelflocken 1 bis 3 Minuten kochen lassen. Mit 1 bis 3 Msp. Galgant und/oder Zimt/Bertram würzen, einen geschnittenen oder gedünsteten Apfel und den Saft von 1/2 Zitrone hinzugeben, nach Geschmack mit 1 TL Honig süßen. Beim Servieren 1 EL Flohsamen auf das Habermus streuen. – Dazu trinkt man Dinkelkaffee.

Mittags: Dinkelkopfsalat: 1 Kopfsalat waschen und trocknen, 3 gehäufte EL gekochte, kalte Dinkelkörner daruntermischen, alles klein schneiden und mit 2 EL Weinessig, 2 EL Sonnenblumenöl und etwas Zucker anmachen. Dinkelreis, -nudeln, -grießsuppe, -mehlsuppe, -knödel, -spätzle mit Gemüse, Obst und Edelkastanien (Maroni).

Abends: Dinkelbrot, -mus, Käse (stets mit Mutterkümmel), Käsecreme, Frischkäse, Quark, Kräuterquark. Als Aufschnitt Puten- oder Hühnerbrust, Rinderwurst (kein Schweinefleisch und keine Schweinewurst).

Gemüse: Bohnen, Fenchel, Edelkastanien, Sellerie (gekocht), Brunnenkresse, junge Brennnessel, Kichererbsen, Kürbis, Zwiebeln, Rüben, Meerrettich, Rote Bete, Salat.

Gemüse ohne Hildegard-Kommentar: Artischocken, Zucchini, Spargel, Schwarzwurzel, Feldsalat sowie die Nachtschattengewächse Kartoffeln, Eierfrucht, Tomaten, Paprika.

Gemüse mit Einschränkungen: Pilze, Erbsen, Linsen, Gurken, Kohl und Kraut.

Fleisch: im Sommer Lamm oder Ziege, im Winter Hirsch oder Reh, das ganze Jahr hindurch Hühnchen, Straußenfleisch und Pute, Fisch oder Rind, Kalb.

Man meide die »Küchengifte« Pfirsiche, Erdbeeren, Pflaumen, Lauch (Porree) und verzichte auf Rohkost!

Nach diesem Ernährungsplan wird im Anschluss an das Fasten eine schmackhafte ein- bis zweiwöchige Aufbaudiät zusammengestellt, die sich allergrößter Beliebtheit erfreut. Genauso lassen sich viele andere Hildegard-Menüs mit Dinkel, Obst und Gemüse, Fisch, aber wenig Fleisch als Beilage zusammenstellen (entsprechende Literatur finden Sie am Ende des Buches).

Fastenerfolge: Beispiele aus der Praxis

Die folgenden Beispiele repräsentieren die großartigen Möglichkeiten menschlicher Transformation auf dem leidvollen Weg in ein sinnvolles und glückliches Leben. Die hier beschriebenen Menschen sind zum Teil jahrelang auf dem Leidensweg gegangen, bis sie im Hildegard-Fasten ihre vollständige Gesundheit wiedererlangt haben.

Nach Hildegard von Bingen verbirgt sich hinter fast allen Krankheiten eine Botschaft, in der sich die seelischen Ursachen widerspiegeln. Erst wenn auch die seelischen Ursachen beseitigt werden, kann eine ganzheitliche Heilung ablaufen. Das alleinige Manipulieren an körperlichen Symptomen ohne Beseitigung seelischer Ursachen kann nur zu Misserfolgen und Unheilbarkeit führen. Eine echte Heilung nach Hildegard von Bingen läuft daher immer auch gleichzeitig auf geistiger, seelischer und körperlicher Ebene ab. Der rasche und wirksame Erfolg durch das Hildegard-Fasten besteht darin, dass die Fastenden sich im Laufe des Fastens vorstellen und ihre Sorgen und Nöte in einer mitfühlenden, geschützten, vertraulichen Atmosphäre mitteilen dürfen. Einige Fastende öffnen sich und berichten offen über ihre Sorgen und Leiden, andere sind gehemmt, nehmen aber aktiv am Geschehen teil, wodurch auch bei ihnen die gleichen Heilungsprozesse ablaufen können. Sie erkennen sich und ihre eigene Probleme gespiegelt im anderen wieder.

Krankheitsursache Nummer 5, Resignation: Neurodermitis

Die pädagogisch sehr erfolgreiche und bei ihren Schülern und Kollegen geschätzte Lehrerin litt an den ständigen Demütigungen ihrer Schulleiterin, die diese vor versammelter Mannschaft oft und gern ausübte. Die Lehrerin reagierte mit Frustration und Resignation, was sich äußerlich auf ihrer Haut widerspiegelte. Sie entwickelte eine breitflächige Neurodermitis mit furchtbarem Juckreiz und Schlaflosigkeit, es trieb sie schier zum Wahnsinn. Die Direktorin schien sich am Leid der Lehrerin zu weiden: »Bedenken Sie, dass Ihr Leiden von innen kommt und von Ihnen selbst verantwortet wird.«

In ihrer Verzweiflung griff die Lehrerin zu allen möglichen schulmedizinischen und naturheilkundlichen Arzneimitteln, die alle nicht halfen.

Schließlich kommt sie voller Verzweiflung zum Hildegard-Fasten. »Ich kann mir nicht vorstellen, dass ich jemals wieder ohne Mullbinden und Juckreiz unterrichten kann.« Selbst ein Schulwechsel ist schon eingeplant.

Im Fasten erkennt die junge Lehrerin, dass sie auf ihre Direktorin reagiert und wie sie selbst für die Kränkungen und Verletzungen verantwortlich ist. Sie beantwortet die Demütigungen mit Rachegefühlen, Ärger und Wut und produziert viel Schwarzgalle, die zu dem Hautleiden Anlass gibt. Während des Fastens erkennt sie, dass sie selbst ihr Leiden durch eine negative Antwort verursacht, und kommt zu der Erkenntnis, dass die Kraft zur Demut sie wieder aufrichtet und sie kraftvoll und positiv ihrer Direktorin gegenübertreten kann: »Ich grüße Sie, Frau Direktorin, Sie sind das Mittel meiner Heilung.«

Im gleichen Moment gewinnt die Lehrerin wieder Kraft über ihre Direktorin, und es fließt keine Schwarzgalle mehr, die zu dieser Entzündung geführt hat. Zusammen mit den Heilmitteln der Hildegard-Medizin bei Neurodermitis (siehe das

Taschenbuch über Hautleiden) verschwindet das Ekzem, und die Lehrerin zeigt jedem freudig ihre gesunden Hände und Arme. Der Juckreiz ist vorbei, die Lehrerin kann gut schlafen und freut sich auf ihre Arbeit. Die Kränkungen ihrer Direktorin machen ihr nichts mehr aus.

Krankheitsursache Nummer 11, »Immer lieb und nett sein«: Polyarthritis

Die erfolgreiche junge Geschäftsfrau war zu ihren Kunden »immer lieb und nett«, obwohl ihr manchmal innerlich ganz anders zumute war. Eigentlich belog sie sich und ihre Kunden, wagte aber nicht, nach außen Grenzen zu setzen, und litt durch zu viel Arbeit und Ärger über das Personal schon zwei Jahre lang an einer schweren Polyarthritis, die mit schwer giftigen Medikamenten wie Cortison und Methotrexat erfolglos behandelt wurden. Alle schulmedizinischen Maßnahmen und Reha-Kuren führten zu noch mehr Schmerzen, die mit Ibuprofen unter »Kontrolle« gehalten wurden.

Schließlich kommt die Frau voller Hoffnung ins Hildegard-Fasten und erkennt ganz klar die Botschaft ihres Körpers: »Denk an dein eigenes Leben, lass dich nicht vom Alltagsstress krank machen.« Im Fasten sieht die Patientin, dass sie mehr Freude und Liebe im Leben und in den Beziehungen zu ihren Feinden und Freunden braucht, um am Leben und nicht nur an der Arbeit teilzunehmen. Mit dieser positiven Lebenseinstellung gelingt es ihr, das noch verbleibende Cortison von 2,5 Milligramm täglich zu reduzieren und innerhalb der Fastenwoche ganz wegzulassen. Die Schmerzen und Schwellungen erreichen am dritten Fastentag einen Höhepunkt durch die Selbstentgiftung des Körpers. Am vierten Tag ist die Patientin schmerzfrei, und die Gelenke sind wieder beweglich. Von nun an ist Cortison überflüssig. Die Patientin fühlt sich wohl und ist überaus glücklich.

Krankheitsursache Nummer 17, übertriebener Stress: Asthma

Der 75-jährige Geschäftsmann hat sein Vermögen und sein Können ganz in die Tätigkeit der Nächstenliebe gestellt. Er selbst und seine Frau halfen vielen hungernden und verwaisten Kindern auf der ganzen Welt und brachten ihnen durch viele Missionsreisen die Frohe Botschaft. Der Klimawechsel und die Strapazen der Reisen schwächten das Immunsystem und führten zu Atemnot, Bronchitis und Asthma, das mit Cortison behandelt wurde.

Im Hildegard-Fasten tankt der Patient auf und kann mit Hilfe von Hildegard-Lungenheilmitteln, Schröpfen und Saunaanwendungen entgiften und ganz auf Cortison verzichten. Er lernt, behutsam auf die Botschaften und Signale seines Körpers und Immunsystems zu hören und seine Aktivitäten seinen Kräften anzupassen. Wie kann die Natur heilen, wenn sie durch Cortison daran gehindert wird? Bekanntlich zerstört Cortison die körpereigene Darmflora und damit das Immunsystem, wodurch Autoaggressionskrankheiten ausgelöst werden.

Krankheitsursache Nummer 6, Angst und Wut: Colitis ulcerosa

Die 55-jährige Lehrerin litt schon seit ihrer Jugendzeit an einer schweren Colitis ulcerosa (chronisch entzündlichem Befall des Mast- und Dickdarms) mit mehreren blutigen Durchfällen am Tag. Die schulmedizinische Behandlung mit Cortison und Sulfonamiden hatte den chronischen Zustand noch verstärkt, weil diese Standardtherapie die Darmflora und damit das Immunsystem systematisch zerstört. Die geplagte Frau war wegen der Erkrankung durch alle Zustände menschlicher Verzweiflung gegangen, wobei ihre Wut über die Unheilbarkeit zu inneren Aggressionen geführt hat.

Bei der Behandlung in Anwesenheit ihres Mannes äußert die Patientin ganz generell »Angst vor Männern« als auslösende Ursache. Es stellt sich heraus, dass ihre Mutter während der Kriegszeit vergewaltigt worden war und sie das Kind dieser Tat ist. Unter Tränen klagt sie, dass sie sich sogar vor ihrem eigenen Mann fürchtet und ihren Vater noch nie gesehen hat, obwohl sie weiß, um wen es sich handelt.

Nach der Hildegardschen Darmsanierung und konsequenter Dinkelkost teilt mir die Patientin mit, es gehe ihr besser, seitdem sie sich mit ihrem Mann ausgesprochen und liebevolles Verständnis gewonnen habe. Am schwersten fällt ihr aber die Aussöhnung mit ihrem Vater, dem sie jedoch in der Zwischenzeit geschrieben hat.

Krankheitsursache Nummer 21, Hoffnungslosigkeit und Verzweiflung: Migräne

Die junge Ehefrau litt schon vierzig Jahre an Migräne und hatte bis dahin bereits die horrende Summe von 125 000 Euro für ihre Ärzte und Heilpraktiker ausgegeben – nutzlos. In der Zeit zuvor wurde sie von ihren Ärzten mit verschiedenen Psychopharmaka behandelt. Fünf Jahre lang nahm sie täglich zehn Tabletten des starken Antidepressivums Tavarin. Dieses Mittel hatte sie zwar sediert, aber die auslösenden Ursachen nicht beseitigt, ganz im Gegenteil litt sie an den brutalen Nebenwirkungen des Medikaments, die schubweise auftraten.

Eine gründliche Hildegard-Diagnose offenbart eine schwere Helicobacter-Infektion, die Migräneschübe auslösen kann. Folglich war die Patientin in den letzten fünf Jahren falsch mit Psychopharmaka anstatt gegen die Infektion behandelt worden. Das Hildegard-Fasten führt zu einer großen Wende im Leben dieser geplagten Frau: Die Kopfschmerzen verschwinden während der Maßnahme, überflüssige Dosen Psychopharmaka werden eingespart, und die Patientin fühlt sich zunehmend besser. Die Panikattacken treten nur noch selten auf, und die Frau kann zuversichtlich nach Hause zurückkehren, von wo aus sie berichtet, dass die Migräneschübe auch immer seltener auftreten. Durch die Hildegardsche Darmsanierung wird auch die Helicobacter-Infektion erfolgreich beseitigt, so dass die Patientin wieder hoffnungsvoll in die Zukunft blicken kann.

Krankheitsursache Nummer 21, Verzweiflung: Entzündungen

Eine Fastenpatientin berichtet: »Die typischen Krankheitssymptome eines verzweifelten Menschen sind Nervenschwäche, Magen- und Darmentzündungen, Blähungen, Zysten, Blinddarmentzündung, Nebenhöhlenentzündung, Blasenentzündung und andere Entzündungszustände.

In einigen wichtigen Punkten, die zur Verzweiflung führen, kann ich auch mich wiedererkennen, so zum Beispiel durch negatives Denken – woraus dann Hoffnungslosigkeit entstehen kann. Und wenn man so wie ich wegen jahrzehntelanger gesundheitlicher Probleme schon meint, alle Möglichkeiten der Medizin ausgeschöpft zu haben, dass man sowieso von niemand mehr Hilfe erwarten kann, da es einem ja schon so oft versprochen oder gesagt wurde und leider nie eingetreten ist. Wenn man aber einen starken Glauben entwickelt und ganz auf Gott vertraut, dann ist nichts unmöglich, dann wird aus der Hoffnungslosigkeit wieder Zutrauen und aus der Ausweglosigkeit wieder Zuversicht …

Es ist schön, dass es noch Ärzte gibt, die aus vollster Überzeugung ihren Behandlungsmethoden nachgehen, den Menschen wieder Hoffnung geben und nach der Wurzel der Krankheit suchen und nicht nur die Symptome abdecken wollen.

Aus der Edelsteintherapie ist mir der Smaragd eine große Hilfe, ebenso sollte nie das Gebet fehlen. Hildegard schreibt, dass man bei Verzweiflung nicht fasten sollte. Ich verstehe das aber so, dass es davon abhängt, woher die Verzweiflung kommt, in meinem Fall von einer Arzneimittelvergiftung, so dass Fasten genau die richtige Entgiftung war.

Da ich aufgrund meiner jahrzehntelangen Schmerzbelastung (stärkste Kopfschmerzen) und der daraus resultierenden Tabletteneinnahme meinen ganzen Körper vergiftet habe, war bereits das ganze Nervensystem schwer geschädigt worden. Ich litt unter Unruhe mit Panik. Zuvor wurde ein Hildegardscher Aderlass durchgeführt.

Ich sehe für mich jetzt hier den einzigen und richtigen Weg, aus der Verzweiflung herauszukommen.

Auf der körperlichen Ebene durch das Fasten zu entgiften und die Ernährung auf Hildegard-Empfehlungen umzustellen, die Tabletten langsam und behutsam abzubauen bis auf null.

Auf der geistigen Ebene sich voll in Gottes Hände und Willen fallen zu lassen, ihm voll vertrauen und wieder Mut fassen, dass für Gott nichts unmöglich ist, und es für ihn, so es sein Wille ist, kein ›Unheilbar‹ gibt. Somit habe ich meine Gedanken jetzt, so gut ich kann, umprogrammiert und sehe nun voller Hoffnung einem glücklichem, von Gott getragenen Leben entgegen!«

Krankheitsursache Nummer 28, Tobsucht: Herzrhythmusstörungen und -insuffizienz

Der 77-jährige Bauunternehmer hatte bereits als junger Mann im Zweiten Weltkrieg die Hölle durchgemacht. Von hundert seiner Kameraden überlebten nur dreizehn den Frontenkrieg. In der französischen, englischen und amerikanischen Kriegsgefangenschaft hatte er viele Demütigungen über sich ergehen lassen.

Wieder daheim, gründete er ein sehr erfolgreiches Bauunternehmen, das ihm sehr große persönliche, wirtschaftliche und politische Anerkennung brachte. Durch sein berufliches Engagement blieb ihm nur sehr wenig Zeit für sein Familienleben, obwohl er doch sieben Kinder zu versorgen hatte, die ihm das Leben sehr schwer machten. Keines seiner Kinder fand seine väterliche Anerkennung, und keines trat in seine Fußstapfen. So wurde nach seiner Pensionierung das Bauunternehmen aufgelöst, und die Kinder erhielten eine finanzielle Abfindung.

Der inzwischen verwitwete Vater machte sich große Sorgen um die Zukunft seiner Kinder. Dadurch kam es zu schweren gesundheitlichen Problemen: Herzrhythmusstörungen, Bluthochdruck, Schilddrüsenerkrankung, Verdauungsstörungen, so dass schwere Medikamente und eine Elektroschocktherapie angewandt werden sollten.

In seiner Verzweiflung wendet er sich an die Hildegard-Heilkunde, wobei Aderlass, Pflanzenheilkunde und Hildegard-Fasten schließlich zu einem großen gesundheitlichen Erfolg führen. Nach einigen Wochen hat sich der Blutdruck vollständig normalisiert, und die Rhythmusstörungen sind verschwunden. Im Hildegard-Fasten ist ihm klar geworden, dass seine ständige Kritik die Liebe seiner Kinder vollständig abgetötet hat und dass es Zeit war, sich nicht mehr in deren Leben einzumischen.

Einige Monate nach dem Fasten schreibt der Patient: »Alle Messungen von Blutdruck und Puls sind ohne Ausnahme wieder normal. Ich bin unsagbar glücklich und voller Energie: Ski fahren, lange Wanderungen, neue Begeisterung für meine Kunst – alles ist wieder wie früher. Ich bin wieder voll in dem Rhythmus der Natur aufgenommen, beschenkt vom Gleichgewicht und innerer Ausgewogenheit. Ich bin gesund! Es vergeht kein Tag, an dem ich nicht all denen danke, die ich so lange um Beistand gebeten habe. Alle haben mir geholfen, von dem loszulassen, was mich jahrelang krank gemacht hat. Ich habe mein eigenes kleines Wollen auf die Seite gestellt und mich geöffnet für die Hilfe meiner Freunde. Voller Energie und auch etwas Weisheit des Alters bin ich wieder bereit, neue Aufgaben zu übernehmen, um meinem Leben einen neuen Sinn zu geben.«

Krankheitsursache Nummer 8, maßloses Essen: Übergewicht

Ein 36 Jahre alter Steuerberater entschloss sich für eine Hildegard-Fastenkur. Sein Körpergewicht betrug bereits 143 Kilogramm bei einer Größe von 1,82 Metern. Nach dem Fasten gab er sich einen Stoß, sein Gewicht durch eine Dinkel-Reduktionskost weiter zu senken. Nach sechseinhalb Monaten hatte der Patient insgesamt 46 Kilogramm abgenommen und sah wieder strahlend aus. Zusätzlich brachte ihm diese Kur eine eiserne Disziplin. Ohne Eile und Stress kann er jetzt seine Arbeit fristgemäß verrichten, obwohl er früher trotz aller Hektik nie fertig zu werden schien.

Krankheitsursache Nummer 29, Sucht: Drogensucht

Die 25-jährige Studentin litt ihr ganzes Leben lang an Angst- und Panikattacken, die bereits in der Kindheit ausgelöst worden waren, als sie mit vier Jahren im dunklen Keller eingesperrt wurde. In der Pubertät erlitt sie erneute Angst- und Panikattacken, ausgelöst durch weitere schreckliche Erlebnisse, zum Beispiel nach Horrorfilmen und bei sadistischen Kämpfen mit anderen Jugendlichen.

Nach der Einnahme von giftigen Drogencocktails aus Speed, Ecstasy und Rattengift kam der Zusammenbruch in der Disco und anschließend ein dreimonatiger Entzug in der Psychiatrie. Antidepressiva haben fürchterliche Nebenwirkungen, Hautausschläge, Muskeltremor, Kopfschmerzen, Übelkeit und Kreislaufzusammenbrüche.

Nach zwei Selbstmordversuchen, ausgelöst durch ebenjene Antidepressiva, kommt die Studentin in die Hildegard-Praxis und macht einen neuen Anfang mit Hildegard-Heilmitteln, Dinkelernährung, Entgiftung durch Aderlass und Darmsanierung. Schließlich gelingt ihr der Durchbruch zu einem neuen Leben im Hildegard-Fasten. Die Antidepressiva werden vollkommen überflüssig, und sie kann ihr Studium wiederaufnehmen. Sie fühlt sich wie neugeboren und ist zuversichtlich, dass sie auch noch das Rauchen mit Hilfe von scharfen Galganttabletten aufgeben kann.

Ausblick

»Materieller Überfluss ohne Charakter ist der schnellste Weg zur Zerstörung des Menschen und seiner Umwelt.«

Thomas Jefferson,
amerikanischer Präsident

Leben heißt, verbunden zu sein – mit den Menschen, der Natur, dem Universum und mit Gott, unserem Schöpfer. Der Wunsch und die Sehnsucht nach spiritueller Verbundenheit ist eine Urkraft des Lebens und ein Ausdruck des Universums. Sonne, Mond und Sterne sind untrennbar im Gravitationskraftfeld miteinander verbunden:

»Alles, was in der Ordnung steht, entspricht einander. Die Sterne funkeln im Licht des Mondes, und der Mond leuchtet vom Feuer der Sonne. Jedes Ding dient einem Höheren, und nichts überschreitet sein Maß.«

Der Verlust der Beziehung zum Universum und zur Schöpfung hat die gegenwärtige moderne Welt nicht nur von ihren spirituellen Kräften abgeschnitten, sondern auch zu einer spirituellen Orientierungslosigkeit geführt, die für den gegenwärtigen Zerstörungswahnsinn verantwortlich ist. Jährlich sterben auf unserer Erde durch unsere Verantwortungslosigkeit über 10 000 verschiedene Arten von Lebewesen ein für alle Mal aus. Ganze Landschaften verschwinden durch die Verwüstung von Mutterboden und Regenwäldern. Die Zerstörung der Erdgemeinschaft durch unsere materielle Besitzgier übertrifft alles bisher Dagewesene. Der Verlust der kosmischen und spirituellen Zugehörigkeit hat aber auch für uns alle zu einem gewaltigen Verlust an Lebensqualität geführt, der sich in 20 000 Autoaggressionskrankheiten widerspiegelt, welche von der Schulmedizin als chronisch, das heißt unheilbar eingestuft werden.

Ein Ausweg aus dieser Katastrophe ist nur durch eine radikale Umkehr und eine Neuorientierung möglich, die beim Einzelnen beginnt und sich auf die ganze menschliche Gemeinschaft überträgt. Denn was nutzt es, einen Menschen zu heilen, wenn man ihn anschließend in eine desolate Umwelt entlässt, die die Krankheit ausgelöst hat?

In diesem Buch finden Sie das Wissen zur Erhaltung und zur Wiederherstellung unserer geistigen, seelischen und körperlichen Gesundheit, das in der Lage ist, unser Leben kraftvoll und nachhaltig zu verändern. Die Kräfte, die wir für diese Transformation benötigen, stehen jedem Menschen in der tiefsten Tiefe seiner Seele von Natur aus zur Verfügung. Jeder Mensch ist tagtäglich auf seine Lebensenergie angewiesen, die zu mehr als 70 Prozent aus spiritueller und emotioneller Energie besteht, zu denen Liebe, Freude, Hoffnung, Zärtlichkeit und Gerechtigkeit als stärkste Kräfte gehören. Sobald wir uns dieser Kräfte bewusst werden und unsere menschliche Natur mit unserer göttlichen Natur zu einer engen Einheit verschmelzen, sind wir für immer mit den göttlichen Kraftquellen des Lebens verbunden, die unser Leben mit 35 spirituellen Kräften bereichern. Mit diesen himmlischen Kräften, die uns explosionsartig und unbegrenzt zur Verfügung stehen, können wir die 35 Risikofaktoren und Schwächezustände unserer menschlichen Existenz in 35 Kräfte transformieren, die unsere Lebensqualität nachhaltig verbessern.

Die Ausrichtung der Wertmaßstäbe nach den Plänen Gottes und der Schöpfung, in Übereinstimmung mit der Natur, ist der einzige, realistische Weg in eine friedliche und glückliche Zukunft. Ohne diese Kraft aus der christlichen Tradition wäre unsere gemeinsame europäische Kultur überhaupt nicht denkbar.

Eine Erneuerung für die Zukunft Europas kann daher nur aus den Wurzeln dieser christlichen Tradition kommen, und sie kann nur optimal beginnen, wenn wir uns mit Respekt, gegenseitiger Rücksichtnahme und Verständnis begegnen. Nicht der andere muss sich ändern, sondern nur ich kann meine psychosozialen Fehler transformieren, die das Miteinander blockieren.

Noch sieht die Realität anders aus, weil den meisten Menschen die spirituellen Kräfte unbekannt sind. Solange wir uns nicht mit den kosmischen und göttlichen Kräften verbinden, kann überhaupt keine Veränderung stattfinden. Die Kräfte für diese Transformation fließen ausschließlich direkt aus der Quelle des Lebens:

»In den Seelenkräften offenbart sich Gottes Kraft. Die Macht Gottes zeigt sich in den Kräften der Elemente und im Urgrund der Erde, so wie sie sich an den Kräften in der menschlichen Seele zeigen ... Wenn nämlich die Seele Gutes tut, regt sie den Körper an, gute und gerechte Taten auszuüben. So sind die Kräfte der Seele durch Gottes Hilfe die Kräfte der Tugenden, genau ebendiese Kräfte Gottes ... Diese Seelenkräfte reinigen und heilen die ganze Welt, weil sie den Schmutz der Sünde durch reumütige Eingeständnisse beseitigen. Sie heilen den ganzen Kosmos, wenn sie das Böse und die Ursachen für den Tod meiden und Gutes tun. Sie halten dadurch das Ganze in einer Einheit zusammen, wenn sie in der einmütigen Harmonie zusammenleben.«

Kein Mensch ist von diesem Schutz ausgeschlossen, denn die Sonne scheint über Gute und Böse: »Der allmächtige Gott verteidigt die ganze Welt und alle, die darauf wohnen, mit seinen Schutzmächten. Aber auch diejenigen, die ihm den Dienst verweigern, stehen unter seinem Schutz, weil diese Geschöpfe von Gott geschaffen sind. Sie dienen ihm dennoch alle auf vielerlei Art und Weise, ohne es zu wissen. Alles wird daher von Gott erhalten und beschützt.«

Anhang

Hildegard: Werk und Leben

Wir sehen auf dem Meditationsbild in Abb. 11 (siehe Bildteil) Hildegard von Bingen im 41. Lebensjahr und ihren Sekretär und Freund Volmar. Beide haben 35 Jahre freundschaftlich zusammengearbeitet und insgesamt zehn Visionsbücher verfasst, die uns heute als Rupertsberger Riesenkodex überliefert sind (und in der Hessischen Landesbibliothek in Wiesbaden aufbewahrt werden).

Eine einzige authentische Abschrift aus dem Jahr 1233 von Hildegards medizinischem Lehrbuch *Causae et curae* wurde Ende des 19. Jahrhunderts in der königlichen Bibliothek in Kopenhagen gefunden. Von ihrem Naturheilkundebuch *Physica* sind uns heute fünfzehn Abschriften erhalten, unter anderen die wertvolle »Wolfenbüttler Handschrift«. Das Buch *Von den Werten des Lebens*, das diesem Buch zugrunde liegt, befindet sich im Original in der Universitätsbibliothek von Gent. Eine Prachtausgabe ihres letzten Buches *Von den göttlichen Werken* wird im Tresor der Stadtbücherei von Lucca in Oberitalien aufbewahrt.

Hildegard stellte alle ihre Bücher unter das Motto des Christuswortes: »Ich bin der Weg *(Scivias)*, die Wahrheit *(Über die Werte des Lebens)* und das Leben *(Von den göttlichen Werken)*.«

Mit einem Luftsprung erreicht der Benediktiner Volmar in der Darstellung das Fenster und schaut in Hildegards Klosterzelle auf dem Disibodenberg. Er ist fasziniert von ihren Visionen und bietet der noch nicht lateinkundigen Hildegard seine Schreib- und Philologiekenntnisse an. Sie schreiben beide in 35 Jahren auf, was noch nie ein Mensch vor und nach Hildegard geschrieben und gehört hat. Es entstehen zehn Bände, in denen das geheime Wissen über die Heilkräfte in der Natur, die

Ernährung, die Heilkräfte der Seele und die Entstehung des Universums und der Schöpfung niedergelegt ist.

Das Buch über Ursprung und Sinn des Lebens: Scivias

Nach zehn Jahren erscheint ihr Erstlingswerk *Liber Scivere Vias Domini (Scivias)* über die Wege des Menschen aus der Ewigkeit, seine Wanderung auf dieser Erde und den Sinn und dem Ziel seines Lebens. Das *Scivias*-Buch erregte in der damaligen Zeit so viel Aufmerksamkeit, dass der damalige Papst Eugen III. anlässlich der Eröffnung des Matthiasklosters in Trier aus diesem Buch vor den versammelten klerikalen und weltlichen Würdenträgern vorlas und es mit dem Titel »Aus der Weisheit Gottes« auszeichnete. Hildegard wurde quasi »über Nacht« bekannt, und alles, was Rang und Namen hat, pilgert zu ihr auf den Disibodenberg, um sich von ihr beraten zu lassen. Der Disibodenberg wird zum Sprechzimmer Europas. Kaiser und Könige, Päpste und Fürstbischöfe, aber auch das einfache Volk suchen bei Hildegard Rat.

Hildegard – Baumeisterin und Architektin ihres eigenen Klosters

Gegen den Willen ihres damaligen Abtes Kuno verlässt sie mit fünfzig Jahren ihr Kloster, um sich in Bingerbrück an der Nahemündung in den Rhein ihr eigenes Kloster zu bauen. Nach ihren Plänen entsteht mit der Hilfe von 200 Zisterziensermönchen innerhalb von zwei Jahren eine gewaltige Klosteranlage, die von ihren Zeitgenossen bewundert und bestaunt wird: »Hat man so etwas schon einmal gesehen? Eine Frau baut sich ohne Unterstützung der Kirche und des Staates ihr eigenes Kloster!«

»Ordo Virtutum«, das erste deutsche Sing-und-Tanz-Spiel

Zur Eröffnung ihres Klosters wird das Sing-und-Tanz-Spiel »Ordo Virtutum« aufgeführt, in dem sie selbst die Hauptrolle der Seele und ihr Sekretär Volmar die des Teufels übernehmen. In diesem Singspiel greift Hildegard das Maria-Magdalena-Thema auf. Maria Magdalena war die Schwester der Martha und des Lazarus, ging nach Magdala, wo sie einen reichen Mann heiratete und in Saus und Braus ein Leben führte, das wir heute wohl gelinde gesagt als »lasziv« bezeichnen würden. Jesus hat sie am Brunnen zu einer »Heiligen« transformiert. Maria Magdalena wurde seine beste Freundin, begegnete ihm als Erste nach seiner Auferstehung, flüchtete mit ihren Geschwistern auf einem Schiff und landete in Saintes-Maries-de-la-Mer in Frankreich. Hier lebte sie dreißig Jahre in einer Grotte in Saint-Baume und missionierte die Provence. Heute noch wird sie als Heilige der Provence verehrt.

Hildegard greift das Thema auf, wobei eine Frau von den Wünschen und Lüsten der Welt verführt und durch den Gesang und den Tanz von zehn kraftvollen Frauen, die die »Tugenden« darstellen, wieder erlöst wird. So wird durch die Kraft der Tugenden aus einer Hure eine Heilige.

Neben diesem Singspiel entsteht ein Buch der Lieder mit 88 eigenen Kompositionen und ein Buch der Briefe mit 380 Briefen an die wichtigsten Persönlichkeiten der damaligen Zeit, unter anderem an sechs Päpste, Kaiser Barbarossa und viele europäische Könige und Herrscher. Kaiser Friedrich I. Barbarossa schätzt ihre Freundschaft und lädt sie des Öfteren in seine nahe gelegene Kaiserpfalz in Ingelheim ein, wo er Hildegard einen Schutzbrief ausstellt, in dem er sie zum ersten Mal als Äbtissin anspricht.

Die medizinisch-naturwissenschaftlichen Bücher

Auf dem Rupertsberg entsteht innerhalb von zwei Jahren ihr medizinisches Visionswerk *Liber Subtilitatum Naturarum Diversarum Creaturarum*, das nach ihrem Tod in zwei Bände geteilt wird: *Cause et curae* und *Physica*. Sie schreibt: »In der Natur sind starke Heilmittel verborgen, die niemand wissen kann, wenn sie einem nicht von Gott offenbart worden sind.«

Zu dieser Visionsheilkunde gehört eine komplette neue Medizin über die Ursachen und Behandlung der Krankheiten sowie neun Bücher über die Heilmittel in den Bäumen, Pflanzen, Tieren, Vögeln, Fischen, Elementen, Metallen und Edelsteinen. Hildegard hat ihre medizinischen Bücher innerhalb von zwei Jahren aus ihren visionären Inspirationen niedergeschrieben.

Vergleichende Untersuchungen haben gezeigt, dass Hildegards Heilkunde einzigartig und originell und weder von der damaligen Klostermedizin noch von der zeitgenössischen arabischen Medizin abgeschrieben ist.

Es ist das Verdienst von Dr. Gottfried Hertzka, dass er als Arzt zum ersten Mal diese Heilkunde in neuerer Zeit angewendet hat. Heute wird das alte Wissen mit dem modernen wissenschaftlichen Wissen unserer Zeit zur klassischen Hildegard-Heilkunde aktualisiert.

Mit 58 Jahren beginnt Hildegard ihr »psychotherapeutisches« Werk *Liber vitae meritorum*, das diesem Buch zugrunde liegt. Zu den dreißig Tugendkräften des *Scivias*-Buches werden noch fünf zusätzliche hinzugefügt und stehen 35 Lasterpaaren gegenüber. Es geht in diesem Buch um Tod und Leben und was die Liebe und Freude im Leben jedes einzelnen Menschen voranbringt oder blockiert.

Mit 65 erwirbt sich Hildegard auf der anderen Rheinseite bei Rüdesheim das Kloster Eibingen, in dem sie die einfachen Menschen unterbringt, welche in ihrer Gemeinschaft leben wollen. Noch im hohen Alter scheint sie ziemlich rüstig zu sein, denn sie rudert selbst zweimal die Woche von Bingerbrück durch den reißenden Strom, um ihre Mitschwestern zu betreuen.

Zwischen ihrem 65. und 73. Lebensjahr schreibt sie ihr letztes großes theologisches Werk *Liber Divinorum Operum* über die Entstehung des Universums, die Vorgänge der Schöpfung und die zentrale Rolle, die der Mensch im Universum einnimmt. Während dieser Arbeit stirbt ihr treuer Wegbegleiter Volmar, und sie beschäftigt noch einmal vier weitere Sekretäre, um dieses letzte Buch zu Ende zu führen.

Hildegard bringt ihre Botschaft unter das Volk

Hildegards Arbeitseifer kennt keine Grenzen. Mit siebzig Jahren schwingt sie sich noch auf ihr Pferd, um durch ganz Deutschland zu reiten. Mit großem Enthusiasmus mischt sie sich unter die Leute, um ihre Botschaft zu verkünden. Noch mit achtzig Jahren kämpft sie wie eine Antigone gegen ihre Kirchenverwaltung, die von ihr verlangt, auf ihrem Klosterfriedhof einen exkommunizierten Ritter wieder auszugraben. Sie wird mit dem Interdikt bestraft, darf ihre geliebten Lieder nicht mehr singen, die Kirchentüren werden zugemauert, um ihr den Zugang zu verwehren. Sie kämpft ein ganzes Jahr um ihre »Rehabilitation« und siegt. Der Kirchenbann wird aufgehoben.

Am Ende ihres Lebens bekennt Hildegard ihrem blutjungen Sekretär Wibert von Gembloux in ihrer Vita: »Solange ich an meinem Visionswerk arbeite, fühle ich mich nicht wie eine alte Frau, sondern wie ein junges Mädchen!« Im Jahr 1179 starb Hildegard im 82. Lebensjahr. Ein Komet leuchtet am 17. September über ihrem Kloster auf dem Rupertsberg zum Zeichen, dass Hildegard das Ziel ihres Lebens erreicht hat.

Erst nach 800 Jahren setzt eine weltweite Renaissance der Hildegard-Heilkunde ein, die für immer mehr Menschen auch heute Rückhalt und Orientierung ist.

Literaturverzeichnis

I. Deutsche Ausgaben

Wighard Strehlow: *Die Seelenapotheke der Heiligen Hildegard* Meditationsbuch mit 35 farbigen Abbildungen und 35 Zeichnungen von Prof. Hans Meyers und 16 Visionsbildern aus dem Scivias Buch, Strehlow Verlag, September 2010, ISBN 3-929735-15-6, in jeder Buchhandlung und direkt beim Strehlow Verlag, Strandweg 1, 78476 Allensbach
Tel.: 07533 7433, Fax: 07533 7479, E-Mail: praxis@st-hildegard.com

Maura Böckeler: *Wisse die Wege (Scivias)*, Otto Müller Verlag, Salzburg 1975

Eduard Gronau: *Hildegard von Bingen – Eine Biographie*, Christiana Verlag, Stein am Rhein 1985

Gottfried Hertzka: *So heilt Gott*, Christiana Verlag, Stein am Rhein 1997

Gottfried Hertzka/Wighard Strehlow: *Große Hildegard-Apotheke*, Christiana Verlag, Stein am Rhein 2003

Hugo Schulz: *Ursachen und Behandlung der Krankheiten*, München 1933; Nachdruck: 6. erg. Aufl., Basler Hildegard-Gesellschaft, Basel 1990

Walburga Storch, *Scivias*, vollständige Übersetzung, Pattloch, München 1991

Dr. Wighard Strehlow: *Die klassische Hildegard-Heilkunde – Das Gesundheitsprogramm*:

- »Magen- und Darmleiden«
- »Herz- und Kreislauf-Erkrankungen«
- »Krebs und Abwehrschwäche«
- »Rheuma und Gicht«
- »Hautkrankheiten«
- »Frauenheilkunde«, Strehlow Verlag Allensbach

Dr. Wighard Strehlow: *Die Ernährungstherapie der Hildegard von Bingen. Rezepte, Kuren, Diäten*, vollständig überarbeitete Neuausgabe, Droemer Knaur Verlag, München 2009

Dr. Wighard Strehlow: *Hildegard-Heilkunde von A-Z*, Droemer Knaur Verlag, München 2008

Dr. Wighard Strehlow/Matthias Krieger: *Verletzungen heilen*, Droemer Knaur Verlag, München 2007

Dr. Wighard Strehlow: *Das Gesundheitsprogramm. Altes Heilwissen für die Krankheiten von heute*, Droemer Knaur Verlag, München 2004

Dr. Wighard Strehlow: *Das Hildegard von Bingen Kochbuch*, Heyne Verlag, München 2002

Dr. Wighard Strehlow: *Hildegard-Medizin für alle Tage*, Droemer Knaur Verlag, München 2001

Die Psychotherapie der Hildegard von Bingen:

Amerikanische Originalausgabe: *Hildegard of Bingen's Spiritual Remedies*, Healing Arts Press, Rochester, Vermont

Französische Ausgabe: *La guerison du corp et de l'esprit selon Hildegarde de Bingen*, Editions Dangles, Saint-Jean-De-Braye, France

II. Lateinische Ausgaben der Hildegard-Werke

Das medizinisch-naturkundliche Werk *Liber Subtilitatum Diversarum Naturarum Creaturarum*, bestehend aus den beiden Teilen:

Liber Compositae Medicinae, Paul Kaier: *Hildegardis Causae et Curae (CC)*; Lipsiae. B. G. Teubner 1903; Nachdruck: Basler Hildegard-Gesellschaft, Basel 1980

Liber Simplicis Medicinae (Physica), J. P. Migne: Parrologia Latina (PL); Tomus 197, Paris 1855; Nachdruck: Basler Hildegard-Gesellschaft, Basel 1982

Die Trilogie

Liber Scivias: A. Führkötter: *Hildegardis Scivias*; Corpus Christianorum, Brepols, 1978

Liber Vita Meritorum: J. P. Card. Pitra: *Analecta Sanctae Hildegardis*, Tomus 8, Typis Sacri Montis Casinensis, Paris 1882

Liber Divinorum Operum (LDO): A. Derolez, P. Dronke, Corpus Christianorum, Brepols, Turnholti 1996

III. Weitere Literatur

Eduard Gronau: Franz Schubert – Musik zwischen Himmel und Abgrund, Strehlow Verlag, Allensbach 1993

Leo Nefiodow: *Der 6. Kondratieff*, Rhein-Sieg Verlag, Sankt Augustin 2002

Wighard Strehlow: *Wüstentanz. Australien spirituell erleben*, Strehlow Verlag, Allensbach 1997

Bezugsquellen

Stadtmühle Egon Binz, Mühlenweg 11, 78187 Geisingen, Tel.: 07704 92410

Filiale Konstanz: Theodor-Heuss-Str. 36, 78467 Konstanz, Tel.: 07531 51677, E-Mail: info@stadtmuehle-geisingen.de

Benediktinerinnenabtei St. Hildegard, Postfach 1320, 65378 Rüdesheim am Rhein; Klosterweg, 65385 Rüdesheim am Rhein, Tel.: 06722 499-0, Fax: 06722 499-178, E-Mail: benediktinerinnen@abtei-st-hildegard.de

JURA-Naturheilmittel KG, Wolfgang Gollwitzer, Nestgasse 2, 78464 Konstanz, Tel.: 07531 31487 oder 31005, Fax.: 07531 33403, E-Mail: jura@hildegard.de

Wertachtal-Werkstätten, Lädele, Gablonzer-Ring 10, 87600 Kaufbeuren, Tel.: 08341 9600862

Dachsfellgürtel und -schuhe:

Schuhmacherei Pollak, Rosenweg 3, 78315 Radolfzell-Liggeringen, Tel.: 07732 1752

Dinkelspelzunterbetten, -steppdecken und -kopfkissen:

Waltraud Daum, Rechenauer Str. 95, 83022 Rosenheim, Tel.: 08031 86972

Edelsteine:

Schleiferstüble, G. Mehl, Wessenbergstraße 31, 78462 Konstanz, Tel.: 07531 22813

Dietlinde van der Zalm, Hochstraße 6, 65558 Isselbach-Ruppenrod, Tel.: 06439 1069

Edelkastanienhölzer, Spazierstöcke, Greiflinge:

Rebholz KG, Pommernweg 5, 71720 Oberstenfeld, Tel.: 07062 5535

Biologischer Weinbau:

Hotel Sponheimer Hof, Fam. Heinz Schütz, Sponheimer Straße 19-23, 56850 Enkirch/Mosel, Tel.: 06541 6628 oder 4204

Ökologisch gebrautes Dinkelbier:

Apostelbräu, Dinkel-Brauerei, Eben 11-15, 94051 Hauzenberg, Tel.: 08586 2200

Riedenburger Brauhaus, 93339 Riedenburg/Altmühltal, Tel.: 09442 644

Kräuter und Gewürze:

Gärtnerei Bornträger und Schlemmer, 67591 Offstein, Tel.: 06243 905326

Bio-Wein und Elixiere:

Maria Adam, Au bei der Traun 44, A-4603 Bunskirchen, Tel.: 0043 72468451

Kontaktadressen

Deutschland:

Hildegard-Zentrum Bodensee, Dr. Wighard Strehlow, Hildegard-Praxis, Strandweg 1, 78476 Allensbach am Bodensee, Tel.: 07533 7433, Fax: 07533 7479, E-Mail:praxis@st-hildegard.com

Österreich:

Helmut Posch, Am Weinberg 23, A-4800 St. Georgen/Attergau, Tel.: 0043 7667 8131

Schweiz:

Hildegard-Vertriebs AG, Aeschenvorstadt 24, CH-4010 Basel, Tel.: 0041 61279 9151

Förderkreis Hildegard von Bingen e.V., Konstanz

Der »Förderkreis Hildegard von Bingen e.V.« wurde 1987 von Herrn Dr. Gottfried Hertzka gegründet mit dem Ziel, das Gesamtwerk der heiligen Hildegard von Bingen weiter zu erforschen, anzuwenden und zu verbreiten. Wir sehen hier großartige, bisher noch ungenutzte Möglichkeiten, zum Beispiel eine neuartige Heilkunde, die die komplizierte klinische Medizin mit naturheilkundiger Einfachheit und Ungiftigkeit verbindet. Diese Chance bietet die Hildegard-Medizin. Darüber und über das, was damit zusammenhängt, will Sie der »Förderkreis Hildegard von Bingen e.V.« unterrichten.

Es ist auch unser Anliegen, möglichst viele Menschen mit den aus den Büchern Hildegards geschöpften Erkenntnissen vertraut zu machen. Unsere Aufgabe und die Ihre – falls Sie mitmachen wollen – soll es sein zu zeigen, welch großartigen Schätze und Möglichkeiten für die Heilkunde und eine konsequente Lebensweise im Corpus Hildegardicum bisher ungehoben schlummern. Dazu erscheinen viermal im Jahr die St. Hildegard Gesundheitsbriefe.

Siehe auch das Video auf youtube: »Ein Tag in der Hildegard-Küche«.

Informationen zur Stiftung und zum Förderkreis Hildegard von Bingen e.V.:

Hildegard-Zentrum Bodensee
Dr. W. Strehlow
Strandweg 1
78476 Allensbach
Tel.: 0 75 33 74 33
Fax: 0 75 33 74 79
E-Mail: praxis@st-hildegard.com

Weitere Informationen und kostenlose Sprechstunde:
www.st-hildegard.com, www.hildegardmed.com

Internationale Hildegard-von-Bingen-Stiftung

Sicherlich schätzen Sie die Hildegard-Heilkunde und wünschen, dass vielen anderen Menschen damit auch geholfen wird. Dafür haben wir die Internationale Hildegard-von-Bingen-Stiftung gegründet, um diese einzigartige Heilkunde für künftige Generationen zu erhalten. Dazu bitten wir um Ihre Hilfe. Mit Ihrer Spende leisten Sie einen entscheidenden Beitrag, um den Zustand der Volksgesundheit zu verbessern. Weltweite Studien bestätigen, was Hildegard konkret beschreibt, nämlich dass man mit einer guten Ernährung und einem sinnvollen Lebensstil die Rate der chronischen Autoaggressionskrankheiten wie Herzinfarkt, Schlaganfall, Krebs, Rheuma um 80 Prozent senken könnte.

Es gibt verschiedene Möglichkeiten, den Stiftungszweck zu unterstützen oder sich an der Stiftung zu beteiligen. Das gilt für Privatpersonen, Personengruppen, juristische Personen und Unternehmen. In Konstanz ist die Stiftung als gemeinnützig anerkannt, und alle zugewendeten Spenden können Sie steuerrechtlich geltend machen.

Bei einer Zustiftung fließt das Kapital in das Vermögen der Stiftung. Dadurch wird das finanzielle Fundament gestärkt, und mit den zusätzlichen Erträgen können weitere Aktivitäten zur Erfüllung des Stiftungszweckes gefördert werden. Der Zustifter erhält eine Spendenbescheinigung für die abzugsfähige Anerkennung der Spende durch das Finanzamt.

Wighard Strehlow

Die Ernährungstherapie der Hildegard von Bingen

Rezepte, Kuren und Diäten

Lebensmittel sind Mittel zum Leben, mit denen man die Gesundheit optimal erhalten oder sie wiederherstellen kann. Wighard Strehlow hat in seiner über 25-jährigen Praxistätigkeit ein Hildegard-Kurprogramm entwickelt, das bei der Behandlung und Vorbeugung ernährungsbedingter Krankheiten Tausenden von Patienten nachhaltig geholfen hat. Er erläutert die Heilkraft der einzelnen Lebensmittel, stellt eine Vielfalt von Rezepten vor und beschreibt spezielle Kuren und Diäten für viele weit verbreitete Krankheitsbilder.

Ein zeitlos gültiger Klassiker ganzheitlicher Medizin

KNAUR
MENSSANA

Wighard Strehlow

Der Aderlass nach Hildegard von Bingen

Reinigung, Selbstheilung und Soforthilfe fürs Immunsystem

Der Aderlass reinigt und entgiftet den gesamten Organismus. Er hilft gegen Bluthochdruck, erhöhtes Cholesterin, Hormonmangel, Immunschwäche, Blutarmut, Arteriosklerose, Toxine und Stoffwechselschlacken. Sämtliche Körperzellen und Gewebe werden besser durchblutet, gereinigt, regeneriert und vitalisiert. Wissenschaftliche Studien bestätigen heute, dass es kaum eine Krankheit gibt, bei der ein Aderlass nicht vorbeugend oder heilend wirken könnte. Wighard Strehlow hat hier aus seiner über 30-jährigen Praxiserfahrung alles Wissenswerte zu dieser hochwirksamen Methode auf den Punkt gebracht.

KNAUR
MENSSANA